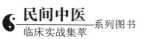

民间中医
临床实战集萃 系列图书

U0694509

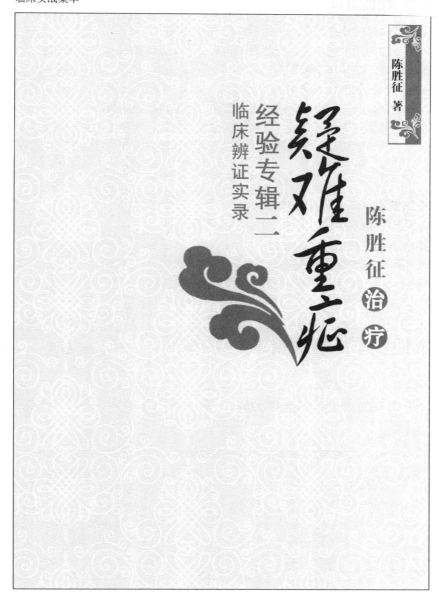

陈胜征 著

疑难重症

经验专辑二
临床辨证实录

陈胜征治疗

中国医药科技出版社

内容提要

病况，即身体的异常反应，是中医辨证论治的镜和尺。

用任何缺少考虑时空环境、场能波粒及社会人际等诸多因素的线性图像，去认识人体的生理、病理，都不可避免存在片面之嫌！不可能有效把握人体的动变趋势。

本书系一位民间中医40年临床经验总结，其用"病况"来确定病、证，是一个严丝合缝的过程，比较于当下中医诊断流于一般化、主要症状化的做法，是更为原生态的中医"辨证"方法。不管您是功成名就的中医专家、教授，或是初出茅庐的在校学生，还是对中医满腔热情的发烧友、爱好者，相信本书能让您在医理与哲学层面上有更为深刻的思考。

图书在版编目（ＣＩＰ）数据

陈胜征治疗疑难重症经验专辑. 2 ／陈胜征著. ――

北京：中国医药科技出版社，2012.1

（民间中医临床实战集萃）

ISBN 978－7－5067－5208－4

Ⅰ.①陈… Ⅱ.①陈… Ⅲ.①中医急症学－经验－中

国－现代 Ⅳ.① R278

中国版本图书馆 CIP 数据核字 (2011) 第 213500 号

出版　中国医药科技出版社

地址　北京市海淀区文慧园北路甲 22 号

邮编　100082

电话　发行：010-62227427　邮购：010-62236938

网址　www.cmstp.cn

规格　710×1020mm $^1/_{16}$

印张　16.25

字数　218 千字

初版　2011 年 11 月第 1 版

印次　2024 年 7 月第 3 次印刷

印刷　北京印刷集团有限责任公司

经销　全国各地新华书店

书号　ISBN 978-7-5067-5208-4

定价　38.00 元

本社图书如存在印装质量问题请与本社联系调换

编者前言

说起民间中医，你会想到什么？古道仙风……穿梭于深山老林之间……采集奇花异果，吐纳天地之气，日出而作，日落而息……又或者，他们炼金成丹，他们手中的奇方妙药，可以起死回生、益寿延年……秘方！绝技！或许这正是你拿起本书，翻及此页的重要原因之一。相信你也确实能从本丛书之中，找到自己感兴趣的、行之有效的方法。

民间，是中医生长的土壤。经过万千年的进化与演变，中医枝繁叶茂、流派纷呈，但也正因其庞杂的体系，让后人望而生畏。北宋邵康节依其掌握的易学原理，编成大部头占卜"实用指南"，以备邵家子孙随时翻阅；东汉医圣张仲景将医易学原理与民间实践经验相结合，著成《伤寒杂病论》，传于后人，却未留下其思辨之过程；而《黄帝内经》、《难经》、《神农本草经》等医学经典，其经典结论最初是如何在民间生的根、发的芽，却被淹没在时间的长河之中，今人无以得知，更无从查证。

源于此，《民间中医临床实战集萃》丛书，本着挖掘民间中医之宝藏、整理并保留民间中医临床实战之精华为宗旨，将他们的医案、医理、用药经验等结集出版，以助于大众对中医和生命的新理解，唤起人们对源远流长的中华医易文化的重视。虽然他们的体系可能并不完备，逻辑仍欠严密，却是临床当中，实实在在发生的、经过民众检验的实践过程与总结，里边透着中医理论及原理正在发生时的细微之处，同时也赋予了人们看待中医、看待疾病、看待人与自然之间关系的新的视角。拥有了这些原生态的视角，你会体会到庞杂知识体系之外带给你的无尽乐趣，这也正是绝学、绝技、经方的无尽生命源泉。

本辑为民间中医陈胜征临床 40 余年医理之精华。作者认为：病况，即身体的异常反应，是中医辨证论治的镜和尺。其用病况来确定病与证，是一个严丝合缝的过程，比较于当下中医诊断流于一般化、主要症状化的做法，是更为原生态的中医"辨证"方法。

在此仍需强调：任何医家都会受到成长环境、时代地域等自然或社会环境的限制，没有谁的理论是完美无缺的。本丛书出版的目的，更希望传递的是原生态的中医生命力，予有志于中医精研的同道以启迪，而不仅仅是某一医家的一方一技。

我们衷心欢迎有志于传播、振兴中医文化的读者提出宝贵意见。

"中医民间行动"编辑部

如果您及亲友了解身怀绝技的民间隐医的线索，或拥有中医孤本、珍本、相关书稿，请与我们联系。

我们的联系方式：

中国医药科技出版社中医药文化编辑中心

地　　址：北京市海淀区文慧园北路甲 22 号 602 室

邮　　编：100082

电话传真：010-62261976，010-62260256

投稿信箱：zhzyml@126.com

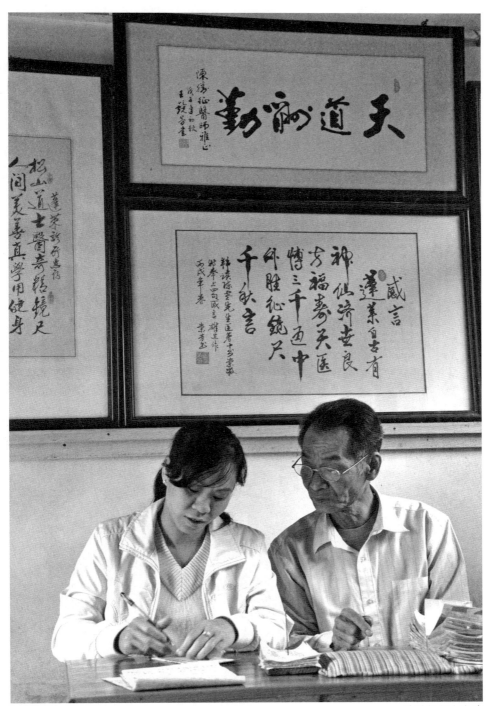

陈胜征父女出诊

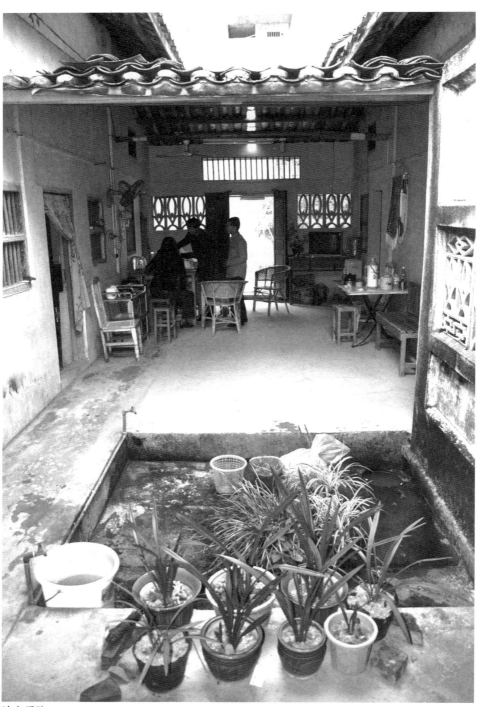

诊室后院

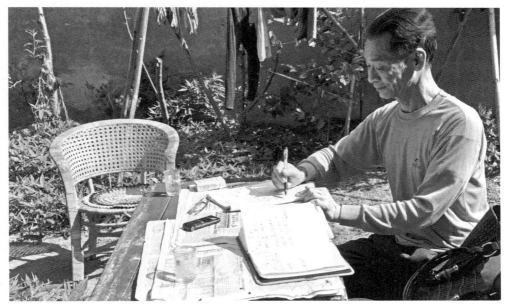

作医案

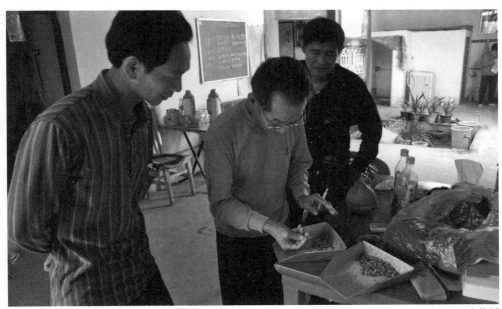

选药材

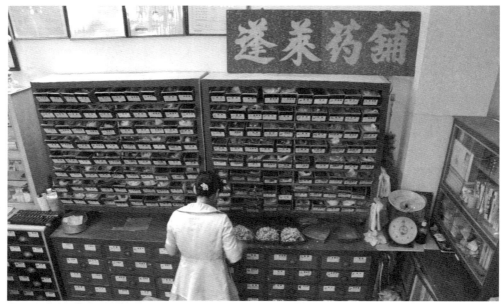

蓬莱药铺

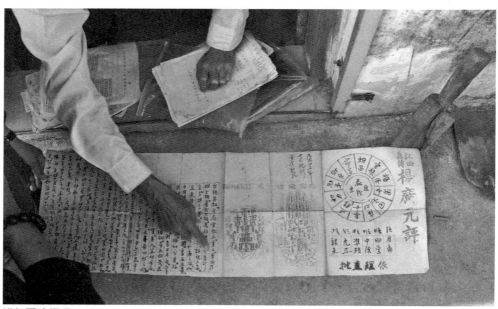

讲解面诊原理

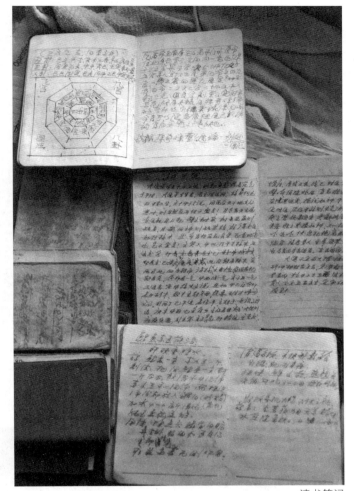

读书笔记

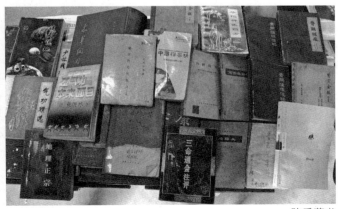

陈氏藏书

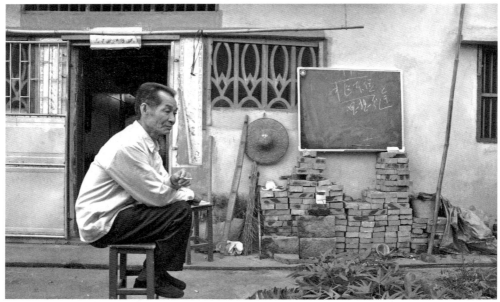

主人

猫

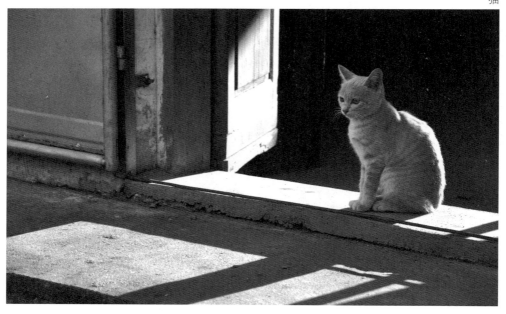

导言
病况——辨证论治的镜与尺

　　"疾病"这一概念，寄意外受箭伤矢石等侵害，蕴含体内具有水火煎熬之苦。是对机体受创伤、遇侵害、被扰乱、遭摧残等致病因素所导致或引起的传导受阻、生化紊乱、痒痛麻痹、形态改变、协调丧失、思行失常甚至残缺等令人苦恼可悲的不幸状况的寄意性表达。

　　1980 年版的《辞海》中仅以"失去健康状态"为注脚，也许值得商榷，因为还有亚健康状态等。

　　面对令人苦恼不安且又难于免受其纠缠的疾病，人类从未停止过对它的探索与研究，中华文化将此过程总称为医疗学科、保健养生；并对以此为业者冠名为医生、大夫或郎中等；而且有疾医、疡医、食医、兽医及内科、外科、妇科、儿科、五官科等之分。

　　病名——中医对疾病的命名，有依据其外象，如头疮、足癣、水肿、癃闭、月经崩淋；有依其内在，如食积、肠痈、肝积、石淋；有依据其感受，如恶风、恶水、耳鸣、梦遗、不寝；有依据其思行，如痴呆、偏瘫、癫狂；有依据其因缘，如伤食、伤寒、色感、瘟疫、精冷不育、花柳；有单一、有复合，具有中华文化象形象神及取意达义的特色，方便于民众对疾病的了解与认识。

　　称体征及感受等为"症"或"症状"。为了便于学习及把握运用，依据症状、感受，或病因、病灶的共性给予恰当的名称是谓之"病名"或"症名"——如头痛、发热、咳嗽、吐泻、耳鸣、盗汗、痛经、遗精、带下、癃闭、不孕不育、哮喘、肺痿、阴肿、阴吹、不乳、夜啼、秃疮、脱疽、骨折、脓漏、内障等。

医务工作者对疾病的认识捕捉、分析解剖、作出判断的全过程称为"诊断"，或名"辨病识证"。

通过诊断向患者阐明病因、病机及疾病传变的可能趋势，依据已有经验及原则要求，言明实施手术或用药后的预期概况；引导患者实施药物治疗或手术摘除，建议患者感受及观察内服或外用药物的客观疗效、变化状况；叮嘱注意事项及戒口须知等。此谓之"辨证论治"，缩称"论治"。

"论治"是个合词，在此书中既属于对中医实施辨病识证与辨证论治的融和，又可视为对诊断及治疗的诠释，其内涵非常丰富。请看下面的分述。

论——具有据理说明、取证解释、言明观点、阐述主张等内涵。如辩论、概论、论点、论据、公论、谬论、一元论、二元论、论病、论治、论效益等。

治——与"乱"相对，具有疏导管理使之有序、惩处邪恶、护育正气、促求和谐、乐业安居、阴平阳秘等内涵。如治山、治水、治风沙，治病、治罪、治贪淫，治家、治国、治人，阴平阳秘、精神乃治，人治、法治等。

辨——取意于对花瓣的观察，寄意对事物的研究，必须分层次由外至内、由浅入深地作解剖及分辨；具有剖析察看及分门别类等内涵。如辨认、辨别、辨析、明辨是非、明辨证候等。

证——具有客观存在、不可抹煞，合乎情理、无可非议，可作凭据等内涵。如症状体征、取证、考证、证券、证据、论证、资证、证候、辨证等。

证候——是指证的外候，即疾病过程一定阶段的病位、病性、病因、病势及机体抗病能力等阶段性病理病况的综合性概括。

既往众多的中医古籍中，"证"、"征"、"症"常作通假字使用，如《黄帝内经》中"气有高下，病有远近，证有中外，治有轻重"，《伤寒论》第十六条中"观其脉证，知犯何逆，随证治之"中的"证"字，前者是指征象，后者则具有证候的内涵。这是造成后人难于把握其确切意义及认识上难于统一的原因所在。所以说要想学好用好中医，首先必需学好汉语，都应选读《易经》、《黄帝内经》、《神农本草经》、《伤寒论》、《三（生）命通会》等古籍，训诂释义，理解并体会每个字词的征象与内涵。

信息时代，数控技术及互联网络的迅猛发展，促成了民众对诊断及疗效的更高要求——既希望治病求本，又期盼能快速去标及随心所欲。面对汗牛充栋的医学论著，面对日益繁多的科目与规范，身为临床工作者，既不应该只剖释其点线，不察其面体，只知其质能，不注重协调，亦不应该忽略个性与社会性、自然性等之间的动变关系，否则难于执简驭繁地把握矛盾的主次。面对具体的病员，必须明察轻重缓急、病之所处，合理提取临床所需的君、臣、佐、使之药物组成对证之方剂，才有可能为患者解除倒悬之危，才有可能为肿瘤癌症、疑难恶疾患者减轻痛苦、延长寿命、争取康复，才能合乎仁心仁术的医道，无愧于白衣天使的称号！

❖ 本人对生命现象的认识

谈论生命现象，不应离开究识其所具有的质与能，体与用（中医学上称"形与神"），所处位置、运动趋势、变化状况等相关内涵。

质，本质的东西，即组成该生命体的器官组织，团粒结构，及其内部所具有的基本粒子、不同层次所体现的色素、气味等。

能，功能、力量，其所具有的能动作用，即对该生命体及构成该生命体的器官组织，及其不同层次之团粒所具有的动变能力，场能波射，冷热吸斥等。

体，形体状态、组合状况、所占空间、所处位置等。

用，功用，能动作用、力量趋势——向东或向西、吸引或排斥、伸展或收缩、集纳或散解、思维与行为等。

西方医学对生命现象之本质的认识，已经由器官组织、分子细胞深入到了细胞核的染色体、染色质及绘制细胞核内 DNA 的单双螺旋结构图等。然而，本人认为这种方法所揭示的线性键链关系，未能反映所处时空环境的宇宙射线及风寒暑湿燥火等对生命现象及其 DNA 之动变的影响；面对人与自然的息息相通及整体恒动，对于具有复杂系统工程之称的人体生理病理的认识，任何缺少考虑时空环境、场能波粒及社会人际等诸多因素的线性图像，都不可避免地存在片面之嫌！不可能引导学者有效把握其动变趋势。

中华文化、中华传统医学对生命现象及其起源的认识是"生之来者谓之精，两精相搏谓之神"，是"道生一，一生二，二生三，三生万物"……

中华先贤将无穷宇宙称为"无极"，长期观察后认识到宇宙间存在两个对立统一的、你中有我、我中有你的巨大开放性系统——"黑洞"与"白洞"。依据其性状关系分别把它们抽象为阴阳鱼——"◐"和"◑"，称之为阴与阳的代表，将它们的客观关系，相互拥抱为太极图"☯"，言明"无极生太极，太极生两仪，两仪生四象，四象生八卦……"等。并且，将宇宙间白洞与黑洞所具有的十种最基本粒子，命名为"十天干"，分别称为甲、乙、丙、丁、戊、己、庚、辛、壬、癸；将地球环境所具有的十二种最基本团粒结构体，命名为"十二地支"，分别称为子、丑、寅、卯、辰、巳、午、未、申、酉、戌、亥。在此基础上进而利用十天干与十二地支排列组合而成的六十花甲子（即甲子、乙丑、丙寅、丁卯……庚申、辛酉、壬戌、癸亥）作为记载年、月、日、时的参数。此后中华祖先又在对物象与天象不断深入认识的基础上，对十天干及十二地支，分别赋予其所对应之物象的内涵——称甲乙属木位居东方，丙丁属火位居南方，庚辛属金位居西方，壬癸属水位居北方，戊己属土位居中央，能生万物、联姻四方。称子中藏有癸水，丑中有癸己辛、寅中甲丙戊，卯中独乙木，辰藏乙戊癸，巳中丙戊庚，午中丁己土，未中乙己丁，申中庚壬戊，酉中独辛金，戌中戊丁辛，亥中壬甲木。因此，使代表时空的参数（坐标点）亦有了物性的内涵。

中华祖先在观察灾病与时空参数关系的过程中，逐步认识到其人出生之年、月、日、时所处的时空坐标，与其人基因的喜忌具有规律性的对应关系，据此中华先贤创立生命基因行列式。由于具体推算过程中，又认识到动变趋势，而且受太阳系外诸多星座所具场能波粒的影响，因此又引进了"大运"及"流年"等时空参数，使推演趋于臻致。

上述利用具有人性与物性的时空坐标所组建的生命基因立体方程的确立，以及对十二地支的起用，不仅提示了人体是具有二十四对染色体的道理所在，而且充分体现"人以天地之气生，四时之法成"的这一客观关系。综上所言，中医对生命现象的认识比现代医学仍具有超前性。

中华医药起源于远古祖先的言传口授，起源于劳动生产生活中与野兽搏斗、采食中毒、疮疖痒痛，起源于跟风火水的抗争，与寒暑湿的周旋过程。

中华医学自轩辕创制九针，神农品尝百草，仓颉创造文字，伏羲排列象数，至《黄帝内经》传世，所以能历经千年的不衰，不仅因为它具有独特所长的理论基础，而且因为它广深地扎根于观察(仰观天文、俯察地理、中研人事)和实践——在实践中接受检验，在临床和教学研究中不断地吐故纳新，丰富和发展自己。

世界卫生组织(WHO)颁布的健康新概念，对医学提出了必须以生理、心理、社会适应等方面综合评估的要求，这正是以"以人为本、整体恒动"为精髓，天人合一、辨病识证为灵魂的中华医学之传统。

疾病，是一个复杂的动变过程。由于人体小天地与宇宙大天地之间的息息相通，因此不可忽视时空动迁、气候变化、劳作食饮对生理与心理、生化与生殖等方面具有的制约和影响。此乃导致基因序列中的时空坐标参数不同时地对声色味触之需求会有所改变，以及同一药物在同一或不同个体中，会有疗效差异的道理所在。这又是历代前贤在实施治疗过程中，都会有"同病异治或异病同治"及"病无定证、治无定法"、贵在"机圆法活"等主张的道理所在；是对中医辨证论治，不能教条主义地理解与执行的注释。远近众多临床名家的经验之谈都在告诫我们：立法选方时，必须依据病者的具体症状谨守病机，切切不可死记硬背，僵硬理解人为的标准或规范；应该因人、因时地辨病识证，捕捉矛盾的主次，依据质能体用、精气血液等方面的强弱盛衰、生克侮乘的具体状况，灵活把握急则治标、缓则治本或标本兼顾的原则。若能如此，则可无愧于患者，无愧于祖先！

目 录

上篇 病况与症解

中篇　疾病症解篇

下篇 身体的内忧和外患

上篇 病况与症解

第一章
眼疾病况与症解

目珠是心灵的窗户,通联十二经脉,内集五脏六腑之精而为己用。具有"日"、"月"、"命门"、"心之使、神之舍"及"灵泉"等美誉,是生命现象强弱盛衰最为可捕可视之处。

眼疾——古人对眼睛的"五轮"("风轮",指黑睛,即黄仁,对应于肝;"气轮",指白睛,对应于肺;"水轮",指瞳神,黄仁之中央,对应于肾;"血轮",指两眦,即目珠两侧之内角,对应于心和小肠;"肉轮",指上下胞睑,对应于脾。)及"八廓"的认识与划分。"五轮",是以分部及形色辨五脏之所苦;"八廓",是以眼之血脉、丝络、痕纹、痣疣等识体内气血营卫、水液津精之荣枯。

就本人的临床所见而言,眼疾主要具有如下病况。

❖ 胞睑弱陷

对应脾肺气阴两虚。宜补脾益气,滋肾填精。

| 经验方 | 黄芪八珍汤加枸杞子、谷精子组方——当归身 12~20g、白芍 10~20g、黄芪 12~20g、旱莲草 10~12g、白术 12~20g、人参 10~12g、泽泻 10~12g、茯苓 10~12g、枸杞子 15~20g、谷精子 8~12g、生地 20~30g、白茅根 15~20g。

目珠内陷、肝肾阴虚、日久失治而致上睑下垂甚者，宜加升麻 8~10g、柴胡 8~12g、蔓荆子 8~12g、五味子 8~10g 等。

❖ 睑胞胀肿

上睑胞胀肿者，对应上焦胸肺间必有雾状的浊逆为患；

下睑胞胀肿呈囊袋样下坠者，其人之下焦必苦累于湿饮，须知膀胱有伏湿滞留（如尿浊排不净、尿糖、尿中蛋白或脂类等偏高）已非三天两日。

驱化上焦之浊逆，宜酌选苏叶、薄荷、荆芥、前胡，或选苏子、莱菔子、葶苈子、贝母；

排解下焦之湿饮，宜酌选白花蛇舌草、黄芪、海金沙、六一散，或选泽泻、萆薢、桂枝、茯苓，或选大黄、桃仁、牛膝、车前子。

❖ 上睑胞内角皮表内黄色毒聚

上睑胞位内角，若有半片花生或黄豆样的浅黄色毒聚者（尤其是左上睑内角），对应其人之胆囊内已有浊毒，呈泥浆或砂粒状停积。

其治宜以鸡内金、郁金、柴胡、当归身、大黄、牛膝、金钱草、地龙、生地、藿香、芦根、茜根、威灵仙等化解排除。通过促使大便带气泡大量排出时，则胆内之浊毒或结聚可以由大便排出体外，且无副作用。

❖ 胞睑椒疮、粟粒

睑胞隐伏虫卵样毒结者，多起于脾肠及肾湿，对应于下焦的器官组织或肛周部位，有因瘀脂浊毒滞留而致的囊肿、息肉，或蛲虫集结，或肛周疮痈。

方药宜用：降香、苏木、夏枯草、败酱草、茜草、连翘、槟榔片、乌梅、鹤虱、雷丸、前胡，或以牡蛎、夏枯草、败酱草、薏苡仁、卷柏、槐花、蒲黄、田七、芒硝、蒲公英、炮刺猬皮等组方，则可以逐步化解排除。

❖ 睑胞疣息

无论尖锐湿疣或扁平疣，都对应肺胃或上焦系膜具有瘀脂毒聚。

宜投蔓荆子、谷精子、蒲黄、田七、赤芍、土牛膝、怀牛膝、夏枯草、蒲公英、蝉蜕、连翘、败酱草、薏苡仁等内促化排、外促枯脱。

❖ 迎风流泪

主责肝肾。因于益阴过度或脾为湿困，清浊升降紊乱，气机宣发受挫。

宜戒口鱼腥、高异蛋白，空腹勿吃酸寒生冷的食物。其治宜酌选防风、白术、木贼、谷精子、泽泻、茯神、前胡、车前子等。

既往若具有牙痛或耳鸣病史反复发作者，宜加熟地、磨盘草（王不流行草），或加骨碎补、土牛膝、怀牛膝，或加川连、木香、当归、大黄、牛膝、赤芍、灯心草、鱼腥草等，能有效解除迎风流泪的苦楚！

❖ 目赤痒痛

因于其人之肺肝受侮于脾肠失运而起的浊毒蕴火（即小便赤浊短或大便结团秘阻），或遭风寒、风热合疫毒的侵袭。脾肾本欠妥，肺肝又受扰，此乃酿成目赤痒痛肿的前因与后果（"天行赤眼"及现代医学名"流行性结膜炎"等亦属此范畴）。

其治宜去伏湿，泄浊毒，清肺润燥，解邪淫。

方药以川连、白头翁、山楂、莱菔子、石膏、神曲、生地、香附、前胡、车前子、白茅根、红茜根、木贼、谷精子、密蒙花等。

习惯性便秘者，宜依气血状况酌加大黄、桃仁、牛膝，或加青葙子、草决明，或加蓣仁、杏仁、郁李仁等；

对于因以手揉擦目涩干痒或风砂异物所致目珠不适后引起的目赤肿痛者，又应以密蒙花、菊花、甘草、苦参、杏仁、枇杷叶、红茜根、白茅根、生地、泽泻、车前草组方，或用连翘、大黄、牛膝、赤芍、麦冬、灯心草等依诱因和解。

❖ 胬肉攀睛

是对羽毛状或蘑菇状向瞳孔延伸的絮膜样附生物的命名。呈头尖体厚指向瞳孔者，容易继续快速向瞳孔侵害；头部呈圆钝者，发展缓慢或称处于停止侵害期。此症临床并非少见，究由对于肠滞发热咳嗽、浊毒逆冲所致的扁桃体肿大或血脂偏高等的治疗过程中缺少排解地对抗，使浊毒痰脂在肺肝肾等脏器滞聚为患，因此称胬肉是内象外现的具体反映。

对于胬肉的认识，应综合分析，明辨虚实之所在（气滞、湿阻、浊毒为主要矛盾，伏湿蕴火、痰浊瘀脂属病理产物）。

┃经验方┃本人治胬之经验，宜鼓舞肺卫，化解痰浊瘀脂，通过咳咯或二便促诱化解排除。常以下列药物——赤芍 8~12g、牛膝 8~12g、蒲黄 10~12g、田七 7g、贝母 6~12g、全瓜蒌 12~15g、前胡 8~12g、陈皮 8~12g、蔓荆子 8~12g、柴胡 8~12g、藿香 8~12g、生地 20~30g、密蒙花 8~12g、谷精子 8~12g、蒺藜 8~12g、蝉蜕 6~10g，组成内服促化排的方剂。

心阳偏弱者，选加菖蒲 8~12g、灵芝 8~12g、大枣 3~5 枚、葶苈子 10~15g，或选加桂枝 8~12g、白芍 8~12g、附片 10~15g、败酱草 8~12g、灯心草 5~8g、橘络 5~8g；

经常便秘者，选加大黄 8~15g、枳实 10~12g，或加苏子 10~15g、郁李仁 10~15g 等；

肺肾阳虚、形寒肢冷、小便清长多溲者，选加白蒺藜 10~15g、破故纸（补骨脂）10~15g，或加枸杞子 15~20g、谷精子 8~12g、蝉花 6~12g、菟丝子 12~20g、覆盆子 10~15g。

❖ 白内障

是对自觉视物被云雾或烟尘遮隔、视力昏蒙可逐步加深至失视之病况的命名。某些患者可感觉眼内有如丝如絮之不适。

此症多起于脾失健运、气滞血湿、尿浊血脂高，浊逆累及肝肺肾。治宜醒脾化浊，疏络疏肝，清肺除痰，祛翳明目。

内服处方以枸杞子、菊花、密蒙花、谷精子、败酱草、薏苡仁、前胡、陈皮、全瓜蒌、贝母，或以牡丹皮、泽泻、藿香、生地、柴胡、蔓荆子、连翘、蝉蜕（或蝉花）、赭石、神曲、礞石、蕤仁等组方，随症灵活作加减，则可以使白内障逐步退脱、视力提高。

在内服中药之后的 20~30 分钟左右时间，如果能够适当结合保眼散，疗效一定更加显著！

中华先贤所传的金针拔障术，虽然可以使处于非发作期的老年性白内障、胬肉攀睛的患者快速重见光明。但是如果对引起白内障的内在因素不进一步疏理，如果仍不注重食饮的影响，则白内障有重起之势，因此敬请医患双方能够标本兼顾！

至于某些古籍中所言的、以野芹菜捣烂敷于脉门，可以促成快速去除翳翕及内障的方法，用者不可不慎。对无须施药的部位，操作过程应牢记以保护膜或铜钱隔离，当置于钱孔中或保护圈内的野芹菜酱之药力使"寸"、"关"或"尺"部位具有一定程度的灼热感之后，应该将所贴敷的药酱迅速取去。药力促使所对应的逆向位置之目珠产生某种程度的痒痛感觉，此时不能随心所欲乱作搓揉，宜撒少许保眼散于目内角，或以清水润涤，亦可外滴中药配制而成的"千里光"或"珍珠明目眼药水"，帮助眼球将其内所藏之浊毒转化为泪液或目眵渗泄于目珠外，白内障可获减轻。以内服中药为主，结合手术或外敷为辅者，疗效可观而且能够避免感染。

❖ 昏花复视

昏花是对视力模糊、有飞蚊样感觉或羞光目涩，目冒金星等伴有头晕目眩之现象的总揽；复视者，视一物呈二相，或前或后，或左或右，使人尴尬异常。

究其所以，双目之聚焦失于和合，关系于肝肾心肺的不协调，女性占多数且与妇科疾病密切关联。本人曾经接治过的3例女性、2例男性患者（其中一位为市府某干部之妻），经过宣肺疏肝及益肾之纯中药治疗，在治愈妇科或前列腺疾病的同时使复视亦消失。

外观而言，复视严重者，左右睑胞或瞳仁是存在不同程度之差异的。以本人的经验而言：女性复视之治，应主责肝脾及妇科之疾；男性复视之治，应围绕肺肾及前列腺。因此称复视是脾肾及肝肺等之间的动态失衡，导致双目之聚焦错位之疾。

复视之治无论男女，药力所及后如果睡眠、食饮及大小便排解能够逐步趋于正常良好，气血能趋于和谐，则复视趋于消失。

┃经验方┃处方主药——当归12~30g、熟地20~30g、金钱草20~30g、石韦10~12g、枸杞子12~20g、菊花8~12g、密蒙花10~15g、谷精子8~12g、杏仁10~12g、郁李仁12~20g、杜仲10~12g、牛膝10~12g、白芍10~15g、桂枝10~12g等。

眉棱骨作痛者，宜加柴胡8~12g、蔓荆子8~12g；

白带内阻、经行不畅、腰腹疼痛者，宜加川芎8~12g、牛膝8~12g、蒲黄10~12g、五灵脂10~12g等；

心悸失眠者，可加元肉12~20g、茯神10~15g、合欢皮10~15g，或加夜交藤12~15g、柏子仁12~15g、酸枣仁12~15g；

自汗严重者，可加麦冬10~12g、五味子6~10g，或加浮小麦10~12g、黄芪15~30g等；

嗳腐吐酸者，可加龙骨20~30g、牡蛎20~30g，或加藿香10~12g、瓦楞子12~20g；

睾丸偏坠、神疲乏力者，宜加荔核12~15g、桃仁10~15g、金樱子12~20g，或加升麻6~10g、黄芪20~30g、白花蛇舌草15~20g等。

总之宜标本兼顾，促左右目聚焦成像趋于和谐协调，则复视解除。

❖ 睑缘赤烂

俗称烂眼边、烂眼眶。婴儿患此病者，胎毒所致也。

此症属于脾为湿困、营卫失正，伏湿伤肾、浊毒扰肺，或血虚风燥、正邪相搏。其治宜健脾益气、解毒宣肺、化浊清营。

┃经验方┃蒲黄 8~12g、田七 8~12g、赤芍 10~12g、牛膝 10~12g、炒莱菔子 10~12g、炒山楂 10~12g、生地 15~30g、泽泻 10~12g、夏枯草 20~30g、蒲公英 12~15g、萹蓄 8~12g、石韦 8~12g、甘草 6~8g、杏仁 8~12g、连翘 12~15g、蝉蜕 6~8g、土茯苓 15~20g、侧柏叶 10~12g 等为主药，酌情加减，则疗效良好。

新生儿睑缘赤烂、疹毒感染者，大多数为胎毒淫于肺肾，患儿多有哭尿或不安的现象，源头多在于父母有淋病或霉菌感染史。本人曾经接治多例眼睑赤烂、常作惊叫或哭尿的婴儿，80% 以上其人之唇舌、外阴、尿道口都具有不同程度的感染——严重者，尿道口长有菌丝样侵淫物；甚者，双目之上下睑，被恶臭之分泌物所黏合，其苦惨令人心酸。询问于其父母，大多数曾有嗜于生冷甜滞或不洁性交所致之淋病、梅毒感染史。因此对新生儿霉毒性眼睑炎的治疗，原则上必须母子同时服饮上述药物，可以获取良好效果。

❖ 近视、远视、弱视

对于近视、远视、弱视及色盲等之治，"搓手擦脸三五遍，双目平视或微闭，面对朝阳微目究，抱拥大阴深呼吸"之功法，对于具有"近视"、"远视"或"色盲"之疾者，若能坚持半年至 1 年时间，对于改善眼球的屈光度，提高目珠的辨色能力都会有令人振奋之良好效果。

第二章
头面疔疮病况与症解

疔疮可分为急性及慢性，对应于气滞、气热，伏湿蕴火，瘀毒浊毒；多由鼻炎咽炎、慢性咳嗽（即肠道伏湿所致的鼻塞头晕、发热咳嗽）、妇科经带失正或男性前列腺增生等所致的逆冲之浊毒，未被及时排解所致。

是以其疮形虽小，却有毒根，按之坚硬如钉，及因其好发生于颜面，故命名"颜面疔疮"。又因颜面各部位与脏腑经络之间存在着某种对应关系，因此诊疗时又有额疔、鼻疔、颧疔、人中疔、唇疔、锁口疔（生于咽项正中则名"对口疮"，生于后颈正中靠近毛发处则名"毛下虎"）。

本病多由火热之毒欲外透，宣发受阻促成；急性发作者，赤红热痛。中有脓状，顶尖粟米样毒结者，若妄加挤压，或外用具有闭锁性的油膏类药物，可以促成脓毒与邪热的迅速内窜，入络侵损营血，造成毒邪走散，内攻脏腑的危重险恶之症。其中，以长在人中、眉心、咽嗌处及后脑项部位之疮最为险恶。

❖ 印堂及头额部位之疔痤或疔疮

80%以上缘于鼻炎之浊。其治应围绕肺胃及大小肠，以夏枯草、牡蛎、紫花地丁、蒲公英、生地、赤芍、大黄、牛膝、侧柏叶、苍耳子、贝母、桃仁、前胡等为要药。色暗晦者，可酌加熟附片或降香。

❖ 鱼尾部位之彩斑疣痣或疖痤

治宜抓住肺肾、尿浊或结石，宜以金钱草、败酱草、连翘、蒲公英、赤小豆、薏苡仁、蒲黄、田七、白茅根、生地、赤芍、牛膝为要药。

❖ 准头部位之赤砂或疮毒

对应于脾肠及肺胸，示意鼻衄或鼻息肉。其治宜选取醒脾化浊、清肠解毒、宣肺祛瘀（下气逐毒）的药物。

❙ 经验方 ❙ 侧柏叶 8~15g、土牛膝 8~12g、紫花地丁 12~15g、蒲公英 12~15g、赤小豆 15~30g、薏苡仁 15~30g、白茅根 15~30g、生地 15~30g、红茜根 10~20g、炒蚕沙 15~20g、甘草 4~8g、杏仁 6~12g、陈皮 6~8g、前胡 8~12g。

大便实秘者，加大黄 8~12g、枳实 8~12g组成方剂，疗效毋庸置疑。

❖ 上唇人中部位及其两侧之疹毒

对应于脾肠及中焦。其治宜调和脾肠、去伏湿、解热毒。

❙ 经验方 ❙ 川连 4~8g、白头翁 8~12g、土茯苓 12~30g、当归尾或全当归 10~20g、赤芍 8~15g、生地 15~30g、甘草 4~8g、杏仁 8~12g、蒲黄 6~12g、田七 6~12g、侧柏叶 10~15g、牛膝 10~15g、夏枯草 15~30g、蒲公英 10~15g、旱莲草 8~12g、牡蛎 15~30g 等。

❖ 唇口下方及口角两侧之疮毒

女性而言，凡月经下行期间表现更为明显者，对应于既往经行腹痛、淋沥欠畅被误治或失治，示意宫内有瘀毒滞聚；男性而言，对应内痔、结肠炎、前列腺有毒积。其治宜清脾肠、益气血、解浊毒。

❙ 经验方 ❙ 赤芍 8~12g、牛膝 8~12g、蒲黄 8~12g、五灵脂 8~12g、紫花地丁 10~15g、蒲公英 10~15g、藿香或香附 8~12g、生地 15~30g、大黄 8~12g、当归 10~30g、桃仁 8~15g、田七 8~15g、败酱草 15~30g、薏苡仁 15~30g 等，依其他症状加减。

颧腮多彩蝶斑者, 可加白面风 15~20g、蝉蜕 6~10g、连翘 10~20g;

喜热饮者, 可加薄荷 8~12g、荆芥 8~12g,或砂仁 6~10g、白蔻仁 6~10g;

易饥作渴者, 可加川连 4~8g、甘草 4~8g,或加石膏 20~30g、神曲 8~12g。

服药后能够促使滞留于下焦的浊毒逐步外排,则唇下(颏位)伏藏的疔疮亦会逐步消失。

总之不可被分割过细的条条束缚,对古方不可死记硬背,必须围绕营卫气血、升降开阖、经带二便等,针对主要病根组织君臣佐使,则可求药到病除。

❖ 颧腮及山根部位之疮毒

反复痒痛,外呈紫暗,内呈结节或盘状,中位下陷,按之肿硬者,此类疮疔多由伏湿蕴火所致之咽嗌不适、发热咳嗽或鼻衄、鼻炎误治失治而肺失宣肃、浊毒阻于肝肺引发,其根源在于脾肠及膀胱。

治宜醒脾化浊、宣肺通络、清解瘀毒。患者多有二便欠畅,前列腺增生或经带异常。其治宜注重上中下三焦,下焦必有伏湿蕴火,上焦宿有浊毒瘀痰。此类颜面疮青少年及中青年皆有日益增多之势,一般外用药物短期能奏效,却有缓标误本之嫌。两腮角及腮下有紫暗之疔疮者,还对应大腿内侧有远年湿疹误治并逆传形成。

内治宜清化浊毒,通便解毒。

❘经验方❘ 夏枯草 15~20g、蒲公英 12~20g、连翘 12~20g、陈皮 8~10g、土茯苓 15~20g、萆薢 15~20g、赤芍 8~15g、牛膝 8~15g、大黄 8~15g、桃仁 8~15g,或茜根 8~12g、田七 8~12g 等随症加减。

面红口渴者, 宜加杏仁 8~12g、生石膏 15~30g,或黄连 6~8g、吴茱萸 6~8g 等。

第三章
神识思行异常病况与症解

神识，是对精神意识的缩称。思行，是对思维与行为的总揽。上述标题不仅是对中风偏瘫、脑血栓、脑萎缩、脑膜炎后遗症的缩称，而且是对疯癫、狂痫、癔病、幻觉、痉症、痴呆、躁动、抽动秽语综合征等过程所具有的语言失常，四肢失灵，或逆反之势等的总揽。

此症不仅与寒热虚实、浊毒痰瘀关联密切，而且与气血运行、经络传导、心脑系统之紊乱或壅塞等多方因素不可分割。是属于质与能、体与用、形与神等之协作、调和程度的认识与捕捉。如果无视整体恒动，背离因人、因时辨证论治，则难于达求无愧于患者的疗效，切切不可妄施强抑制、抗过敏的治标而误本之对抗疗法，否则，可能酿成病情进一步复杂及恶化。

❖ 疯症

是对非主意识指导下的情绪异常、奔走荡游、言笑歌舞等失常行为的称谓。多起于血弱肝虚、风动心神不宁。如疯子、疯疯癫癫等。其治宜导滞息风、定志宁神。

处方主药为白芍、桂枝、泽泻、茯神、防风、竹茹、牡蛎、龙骨、地龙、卷柏、柴胡、薄荷、大黄、当归、牛膝等。

❖ 癫症

是对神思迷惘、表情呆钝、说话做事颠三倒四、目瞪不瞬、前后主次混淆不分等症状的称谓。如癫鬼、癫狂、癫痫。

此症多起于心脾两虚或痰迷心窍。治宜豁痰开窍，理气散结。先用苏合香丸开窍，继用顺气导痰汤治之。

痰热交蒸而致神志不宁者，治宜清热化痰、安神镇惊。方药为黄连温胆汤加朱砂、远志、姜黄、天竺黄等。

心脾两虚致易惊善悲者，宜以养心汤加减，或琥珀镇惊丸合归脾汤。

若见高声吵闹，甚至动手毁物、扬言打杀，即属于狂病也。

丨广谱之方丨 大枣5~7枚、葶苈子10~15g、灯心草5~7g、鱼腥草10~20g、赭石20~30g、神曲8~12g、菖蒲8~12g、茯苓8~12g、大黄8~15g、桃仁8~15g、赤芍8~12g、牛膝8~12g等。

面红尿赤的癫狂者，宜重用地龙15~30g，或加白茅根15~30g、生地20~30g。

❖ 痫症

是对时休时止的、呈脑中空白后突然跌倒，不省人事、四肢抽搐、口吐泡沫、两目上视，或者会发出似猪羊之叫声此类病况的命名。俗称"癫痫"、"羊痫风"、"发假死"。

痫症发作者，经一段时间后往往可自行苏醒，苏醒之后除感觉乏力之外，其他行为似与平常无异，但对发作过程，自认空白并无记忆。既往不少著述对"痫"及"癫"的解释有含混之嫌。

痫症，多见于妇女经行前后发作，亦有小儿患此者。经验表明痫症患者，无论男女老少普遍具有慢性口腔溃疡、小便短浊或大便多天不下解的症状。因此对于痫症，无论是风痰上扰、痰火闭窍还是脾虚痰阻，治疗过程都必须时刻注重大小便的形态及排解状况。治以化排浊毒、疏络清窍、调和经带、下气涤痰为大法。处方主药为：川连、白头翁、土茯苓、当归、大黄、桃仁、地龙、鱼腥草、桔梗、陈皮、甘草、杏仁、钩藤、柴胡、侧柏叶、牛膝等。

❖ 狂病

是对无缘无故的情绪激动，亲疏不分、喜欢怒骂、驱赶殴打、冒险攀登、急速奔跑、多怒不卧，甚至不知羞耻、凶狂欲杀等病况的命名。有疯狂、癫狂、善狂、恶狂等命名与划分。

狂病，多起于食饮燥热，误于温补致痰火上扰使心神散乱。

┃经验方┃燥急暴怒者，宜速服安宫牛黄丸以清心开窍，继后服礞石滚痰丸以泻火逐痰；或以大承气汤合生石膏 30~50g，杏仁 10g，车前子 10g，牛膝 10~12g，地龙 10~30g，鱼腥草 15g 等，泄热涤痰、排除浊毒、化解痰火。

服 2~3 剂药恶臭粪便排解后，选用能益阴安神的药物组方——麦冬 10~15g、沙参 15~30g、石斛 10~15g、知母 10~15g、川连 8~12g、神曲 6~10g、贝母 8~12g、全瓜蒌 12~20g、远志 8~12g、茯神 8~12g、地龙 15~30g、鱼腥草 15~20g、牛膝 10~15g、赤芍 10~12g 等加减。

❖ 癔症（癔病）

是对自我猜测怀疑，但客观却并非存在的致病因素（如诬告、陷害、放毒、气功点穴、"致邪物品"），强求医者认可，并且执意谋求解除其臆想之中的可伤害因素之症状的命名。

癔症（癔病）与恐惧及抑郁密切关联。其治宜于心理开导的基础上，给予疏肝解郁、理气醒脑、化浊除恐之药物，如用生地、藿香、金钱草、柴胡、当归、大黄、薄荷、荆芥、郁金、川贝母、竹茹、姜黄、橘络组方，或川贝散合苏合香丸。

❖ 幻觉

是指幻音幻影，缘于痰气逆乱于心肺耳脑，引起脑转耳鸣，并由此感觉有"怪异之音"或"离奇图像"。

依据《黄帝内经》等著述中关于六欲七情、思、虑、志等方面的论述，本人认为幻觉多起于脾虚水泛或反侮于土。其治宜温肾醒脾、泄浊安神，或顺气涤痰、疏肝定志。方药以菖蒲、灵芝、灯心草、茯苓、熟地、磨盘草、葶苈子、贝母、远志、益智仁、前胡、侧柏叶、郁金、郁李仁等依情加减，则疗效明显。

第四章
睡眠失常病况与症解

　　睡眠是制约影响健康的重要因素——其失常主要有如下几个方面：①难于入睡；②醒后难于再入眠；③心烦多梦睡不熟；④嗜睡倦怠；⑤心烦意乱不得安眠；⑥胸闷气促无法入眠；⑦痒痛所致不能眠；⑧噪音射线环境因素促成的不得眠；⑨药物兴奋促成无睡意等。

　　睡眠，是生命现象对紧张与劳作过后，进行自我调节的最佳选择。睡眠过程中的肌肉放松、心率减慢、呼吸平缓、血压降低、代谢消耗减少，生物磁电收束，不仅促成能量积蓄、疲劳消除，体力恢复，而且能使机体的免疫能力获得充实与提高。睡眠良好与否不仅直接影响精神与体力的恢复，而且明显制约食饮与情志，所以说睡眠是确保健康的基础要素，睡眠失常是健康欠佳的重要信号！因此称睡眠是投入最少，收益甚多，维护生命健康不可缺少，不可等闲视之的重要举措。

　　敬盼有志者能够提高对睡眠之重要性及睡眠失常之危害性的认识。

　　睡眠失常的治疗应围绕病况、病因进行。凡内伤食饮、肝胃不和、劳神过度、心血虚亏、脾虚湿困、心肾失交所致之睡眠失常，只要对症治疗，则容易促成睡眠趋于正常。若属情志因素，癌肿痒痛或环境等因素所致之睡眠失常，则较为难治，宜因人、因时对症辨证组方遣药，切勿乱用安眠镇静类化学药物，因为该药物容易构成肝肾积毒性伤害。

　　近代中医教科书，对于睡眠失常的论述仅局限于多寝、不寝、阴虚火旺、肝郁化火、心脾两虚、心肾不交、痰热内扰、心虚神怯或脾虚气陷、痰湿内阻、痰阻脑窍、胆热痰扰，以及卑谍、神劳、脏躁、百合病，神经衰弱，功能紊乱或大脑活动失调等，浅薄了环境因素及人体生物磁电与心肺脑、脾肾肝等脏腑虚与实，天人合一的整体恒动关系。

睡眠质量欠佳，既可因于环境因素——如空气污浊，射线噪音，温度湿压，气味色素等；亦可咎由内伤食饮，房劳过度，脏腑生化紊乱失衡，肝胃失和，腹中不适，虚实抗争，浊逆之气、湿蕴之火，痰饮瘀毒，虫虱痒痛等。

环境中的有害因素，可使人烦乱或抑郁、恐忌或昏沉；

伤食可使人胃失和降、饱气满闷，或腹痛泻痢而致卧不得安；

愁思忧虑者，气机受阻，升降失调而难于入睡；

劳伤筋骨者，酸痛不适、辗转难眠；

房劳伤肾者，精枯气血损，气阴两亏而潮热心悸。

肾阴亏虚者，水火不济，心火独亢则心烦失眠；

气热血不能归藏者，魂不得归舍，可使人多梦易醒；

紊乱于内者，心悸睡不安；

生化失衡者，因乘侮而目不暝；

下焦湿蕴者，醒后难续眠；

虚实之争者，梦语或惊悸（忡征）；

浊逆上冲者，心脑肺不适，烦乱难入睡；

湿蕴生热者，痰火必合杂；

菌毒虫虱痒痛者，难于入寝且易醒；

噩梦常缠者，水火不相济，胃肠有恶疾。

因临床所见的睡眠失常者，除因于痒痛、家庭不睦及劳伤或食伤者外，普遍具有慢性胃肠炎、结肠炎、肝胃失和（即肝气犯胃）、肠滞纳呆、寒热不适的状况。所以说注重肝胃、调和心肾、解除痛痒是治疗睡眠失常的总原则。这既符合前贤关于"胃不和则卧不安"的共识，亦顺应《黄帝内经》中"随神往来者，谓之魂。并精而出入者，谓之魄"（心为君主，藏神……肝为将军，"护卫保驾"）等的阐述。

中外养生学，对睡眠都非常注重——对睡眠机理、注意事项、诱导入睡、应取姿势等方面都有精辟的见解。

从机理而言：

《灵枢·大惑论》中：阳气尽则卧，阴气尽则寤（白天阳气当令，夜晚阴气司职；"尽"为界临终始交替，故称日出宜思醒、日入宜思睡）。

《灵枢·口问》中：阳气尽而阴气盛则目瞑，阴气尽而阳气盛则寤矣。

《素问·逆调论》中：胃不和则卧不安。

《素问·病能论》中：人有卧而有所不安者，何也？脏有所伤、及精有所之寄则安，故人不能悬其病也。人云不得偃卧者，何也？岐伯曰：肺五脏之盖也，肺气盛则脉大，脉大则不得偃卧。

《灵枢·邪客》中：邪气侵犯人体，有使人目睁睁不能入睡者，道理何也？体内营卫气血运行输布，有其规律及时序……有厥逆之气滞留在五脏六腑时，卫气仅能捍卫体表，行于阳分而难于入于阴分。仅止行于阳分，就会构成阳气偏盛；阳气偏盛，可导致阳跷脉气之充塞，卫气因此而不能入于阴分，而导致阴虚，此时就令人不能闭目难于入睡……采用补其不足，泻其有余，调和虚实，沟通阴阳的治疗原则，以半夏秫米汤消除厥逆邪气，使内外阴阳之气通利无阻，便可促成安然入睡。

《素问·刺热篇》中：肝热病者，小便先黄，腹痛、多卧、身热；热则狂言及惊，胁满痛、手足躁、不得安卧。

古人倡导日入而息、日出而作。《抱朴子》有言：不欲起早，不欲多睡。早起不在鸡（鸟雀）鸣叫之前，晚起不在日出之后。另外，早睡不取日落前，晚宿不过戌亥子时。

《孔子家语》中：夫寝处不和适，饮食不节、劳逸过度者，疾共杀之。此外，《老老恒言》中：少寝乃老年人之大忌。

《睡诀》中：睡侧而屈，觉正而伸，早晚以时，先睡心，后睡眼。总之，睡宜情绪放松，讲究姿势，结合睡前热水洗脚或温水洗澡，注重居室空气的清新，温湿适宜，明暗适度，衣被洁净轻宽松，枕头高矮适中，晚餐清淡、腹不满饱，亦不空虚而过饥；"夏室虚敞、冬室温窑"，则可以促求睡眠的良好！

❖ 失眠

失眠，是对睡眠状况、睡眠时间、睡眠质量及其效益等，非偶尔间失于正常为主要特征的现象之称谓。在《黄帝内经》等文献中，称之为不寝、不得眠，不得卧或不瞑等。

统计结果表明，活动正常的人，睡眠的总需求，约占其人生总时间的三分之一。一般而言：新生儿在襁褓期间，每天所需的睡眠时间为 14~18 小时；2 岁以内的幼婴儿，约需 12~14 小时；2~7 岁幼儿，每天约需 10~12 小时；8~15 岁少年儿童期，每天约需 8~10 个小时；青壮年时期 7~9 个小时；60 岁以上者的睡眠时间，每天应有 6~8 个小时。工作学习紧张繁重者，中午吃饭之后应当争取半小时至一个半小时的午睡，幼儿亦然。

睡眠时间经常不足者，不仅影响精力与体能的恢复，不能有效地消除疲劳，影响工作与学习，而且影响食饮及情思，容易诱发头晕耳鸣、身倦心悸、自汗牙痛等症状。所以善于工作者，应善于休息。

教科书中对于失眠有如下分类：

1. 心脾亏虚型　以失眠、多梦易醒兼见头晕目眩、心悸气短、食饮不香、乏力健忘为主症。治法补益心脾，养血安神。方药：归脾汤加减。

2. 心虚胆怯型　以平素胆怯、常从梦中惊醒而难于再入睡为主症。治法补心益气、安定神志。方药：安神定志丸加减。

3. 痰热内扰型　失眠的同时，胸闷痰多、心烦不安、头晕目眩、口咽干苦、时有恶心为主症。治法清热化痰，镇惊安神。方药：黄连温胆汤加减。

4. 阴虚火旺型　心烦失眠的同时，伴有头晕耳鸣、五心烦热、健忘腰酸。治法滋肾阴，降心火。方药：黄连阿胶汤加减。

5. 肝火上炎型　肝郁日久、化火上炎，失眠、急燥易怒，目赤口苦，便秘尿赤为主症。治法清肝泄热安神。方药：龙胆泻肝汤酌加磁石、灯心草、大黄、牛膝。

6. 宿食中阻型　饱气嗳呃、腹中胀痛，保和丸化裁。

本人在临床上对于睡眠失常之治，无论心烦失眠或醒后难眠，还是多梦易醒，原则上坚持主要责之肝胃、痒痛虚实，兼顾心肾。治疗睡眠失常的常用药物，以川连、白头翁、生地、香附为主药，或加菖蒲、灵芝、灯心草、茯神，或加夜交藤、合欢皮、柏子仁、郁李仁，或加苦参、甘草、当归、大黄、牛膝、赤芍等。依据气血、胃纳、二便、经带、汗释及痒痛等选药组方，则可以执简驭繁且疗效良好。

对多梦睡眠不熟者，勿忘灯心草、茯神或龙骨、牡蛎；如醒后难眠者，须知肛肠有隐疾，或上焦有浊逆、腹中作饥等。此时之治常用槟榔片、白头翁、石韦、萹蓄、生地、香附，或杏仁、甘草、侧柏叶、牛膝、前胡、陈皮等。

总之，对于睡眠失常的治疗，宜标本兼顾。痒痛未除、生化未正、湿郁未解、虚实未平，则难求安眠静睡。

❖ 嗜睡

嗜睡，或名为多寝，是对经常性不自主入睡，或睡眠时间已经明显超过了正常人体之所需后，仍形疲力乏，无法振奋精神，昏沉如醉，欲求继续睡卧之状况的称谓。

脾主思，主运化；肺主忧，主清肃；心主喜，主奋起；肝主怒，主条达。脾喜燥而恶湿，职司升清。若过思伤脾，嗜于冷甜滞腻则脾气受损，脾为湿困。受损受困则运化失常，运化力弱则易生湿饮；湿浊困阻于肝肺，则倦怠乏力、纳呆嗜睡。湿浊下注伤肾则腰腿困重无力，因之亦困乏嗜卧；脾为湿困，清阳不升，肺失濡养，则浊阴难降；清浊失正则五脏受累，功能懈怠，则精神萎靡、乏力纳呆、喜卧嗜睡。据此对于嗜睡身倦者，宜主责脾肺兼疏理肝肾。

其治疗原则宜益气醒脾，升清降浊，宣肺疏肝。

方药主药：白术、黄芪、白芍、桂枝、柴胡、当归、生地、藿香、佩兰、菖蒲、远志等。

第五章
声嘶失语病况与症解

浊毒痰瘀阻于咽嗌，气逆、咽痒咳嗽咽干、异物吭咯等的误治失治，皆可导致咽壁起滤泡、扁桃体充血肿大、声带水肿或起息肉，是引起声嘶失语的主要原因。乳蛾或喉痹、喉癣是其主要临床表现。亦有个别产妇因湿郁于内而引起突发性失语者，或咽嗌手术后引起完全性失语者。

究其原因，多由下焦伏湿蕴火，浊逆上窜于咽咙所致；亦有阴虚火旺，肺咽焦弛，长期缺少濡润所致者。其治以益阴清虚，排解浊毒，上病下治为原则。不可反复含服具有清散刺激之药品，若此可致颈椎骨质增生，或项侧淋巴肿大等。宜以升清降浊，釜底抽薪之法较为稳妥。

处方主药如下：乌梅、马勃、射干、玄参、生地、旱莲草、白花蛇舌草；或桔梗、夏枯草、莪术、威灵仙、紫菀、前胡、陈皮；或赤芍、牛膝、天花粉、泽泻、萆薢、千张纸等。

第六章
耳鸣和耳聋病况与症解

　　耳鸣,耳中有嗡鸣声或鼓角声,根由阴虚或湿阻,气热上冲于耳腮,久病多虚湿、新病则多实火。耳聋,根于耳膜受损,或耳耵秽垢积于耳道后。

　　本人的临床经验是以磨盘草、熟地、车前子、牛膝,或以地龙、鱼腥草(佛耳草)、山楂、炒莱菔子等为要药,促求降解排除。

　　耳聋,亦有虚实之分。多起于气弱、气滞或湿郁而致的耳鸣或脓耳、异物入耳的误治失治,迁延日久逐步促成。关系于脾肾胱肠及肝肺。

　　脓耳者,以桔梗、败酱草、薏苡仁、赤芍、牛膝、大黄、桃仁等组方,或以生地、藿香、金钱草、地龙、鱼腥草、红茜根、降香、丹参、田七等组方。不可妄投燥热,切忌泛补滞腻升散品,服药后适当使用双氧水清洗耳蜗,具有一定的帮助作用。须以内服涤荡排解,下气化浊、益阴和营为根本大法。

第七章
恶风病况与症解

　　恶风，是指对"风"（流动速度相对较快的空气）忌怕不适，或言坐在静处却自我仍有受风吹拂的不舒服感觉（对腹内不正常的气体窜动现象则称之"肠风内动"）。恶风现象的发生，外因是风邪乘虚侵袭毛皮；内因是肺卫失固、伏湿蕴火致浊毒上冲，脾肺气虚、阳不密固，内伤饮食，嘈杂肠鸣，肝风内动等。

❖ 风寒束表导致恶风

　　药用防风、荆芥、生姜、白芷，或用白芍、桂枝、旱莲草、黄芪等组方。

❖ 风热燥肺引起恶风汗出

　　宜以玄参、白花蛇舌草、浮小麦、麻黄根、牡蛎、旱莲草等组方。

　　汗后肢冷者，宜以金银花、白术、白芍、桂枝、藿香、生地、桑枝、地骨皮等组方。

❖ 肝风内动引起恶风头晕作眩

　　药用防风、白术、龙胆草、姜竹茹、柴胡、蔓荆子、灯心草、鱼腥草（佛耳草）、大黄、当归、藁本、牛膝等。

　　抽搐者，宜加钩藤、白僵蚕、地龙、白茅根、淡竹叶、桂枝或桑枝等。

嘈杂肠鸣引起恶风者，药用麦芽、神曲、竹茹、防风、川连、白头翁、山楂、槟榔片、炒莱菔子等。

风湿引起恶风及关节肌肤酸痛者，可选用葛根、羌活、独活、防风、茯苓、苍术、黄柏、大黄、桃仁、赤芍、桂枝等。

第八章
恶寒病况与症解

恶寒，是对在气候平和、温暖适宜的情况下，自我仍然感觉遭受寒冷之袭击的不适；或者已经以超常衣被鞋帽包裹的情况下，仍起寒战（颤）、鸡皮疙瘩，严重者会具有上下牙作不自主的咬合之寒战抖嗦现象的称谓；或者是对食饮生冷寒凉、果冻类后会产生忌怕寒冷、腹中不适等病况之称谓。

风寒束表，肺卫失固，伤于生冷寒凉，脾肺之阳被湿郁困阻；或者疟原虫、病毒性炎症发热等，皆可引起恶寒之症状。

其治宜温通散寒，用理中汤或桂枝汤。

不效者，宜加川连、木香、白头翁、青蒿；

虚实合杂者，或以防风、竹茹、川连、吴茱萸、人中白、鬼羽箭、白芍、桂枝、柴胡、茵陈、鱼腥草等组方；

因疟原虫而起者，常山、青蒿、柴胡为截疟之要药。

❖ 外寒

伤于风寒，肌肤体表有寒意，表现为毛囊起鸡皮疙瘩状。

其治宜辛温解表，疏散寒邪，药用荆芥、防风、桂枝、麻黄、薄荷等。

❖ 内寒

腹中冷痛，喜暖喜按。伤于寒凉生冷、冻品饮料或败散性药物，阳气受损、代谢低弱。

其治宜温里散寒，药用酌选干姜、附片、香附、吴茱萸、细辛，酌加防风、竹茹、白芍、桂枝牵制。

❖ 疟疾引起的恶寒（又名"打摆子"）

发病较急，初起恶寒，甚则寒战鼓颌。卫气与疟邪交争，以往来寒热，休作有时，头痛、汗出而解，日久则左胁下有痞块等为主要表现的疫毒性病症。多起于被疟蚊叮咬后，疟邪侵淫于营血所导致。

其治宜行气化浊，除湿截疟。

药选常山、草果、青蒿、柴胡、白芷、防风、旱莲草、黄芪、白芍、桂枝组成方剂，或以奎宁、柴胡、青蒿素注射等。

病毒性炎症，如扁桃体化脓引起恶寒者，宜上下焦同治，以通便解毒、清热和营为总则。处方以大黄、桃仁、赤芍、牛膝、败酱草、薏苡仁、地龙、鱼腥草为主药。

第九章
恶水病况与症解

　　恶水，是指四肢或头面身躯，与冷水或热水接触所发生的不舒服的对水畏缩之感觉的称谓。恶水与恐水有本质的差异，不可混淆不分。

　　恐水，是狂犬病患者的重要临床表现之一。进入恐水时刻的患者，不仅害怕与水接触，甚至望见水或听到流水的响声时，都要表现异常的惊慌及恐惧。

　　引起恶水现象的主要缘由，是风邪合水湿共凑肺脾肾。多由风雨猝不及防，或洗澡、浇水的过程中，肌肤不适而突发寒慄之后引起。此外食饮或药物引起汗泄过度，月经期间或小便时受突发之惊恐亦可引起恶水现象。民间称之为"水风"或"肾风"。

　　治疗恶水之症常须防风、鬼羽箭、荆芥、薄荷、甘草、杏仁、人中白；民间常有人以肥皂株子树根，或墙树叶、桃树叶，或渍于水中多年后，表层附生有青绿色苔藓的竹木适量煎汤温服，取其微汗后使恶水症状解除。须知适量服饮，且不可多次服饮。

　　狂犬病毒所致之恐水者，属血中浊毒已传于肺肾，其治宜多方兼顾。

　　▎经验方▎处方主药为——柴胡 5~12g，全当归 12~15g，大黄 10~15g，桃仁 10~12g，杏仁 10~12g，甘草 6~8g，桂枝 10~12g，白芍 12~15g，人中白 15~30g，鬼羽箭 12~15g，防风 8~12g，姜竹茹 6~10g。

第十章
发热病况与症解

发热（发烧），是指体温升高，是对身体具有似遭受炉火烘烤或被闷热之气夹裹之感受的称谓。可表现于局部或全身，是临床极为常见的症状。外感六淫、内伤食饮、情志劳倦、疫毒浊邪等皆可引起发热的现象或感受。

近代西方医学，将体温升高至 37.5℃ 以上时，皆可视为发热（以口探为 37℃~37.5℃，直肠探温约高 0.5℃，腋下温度约低 0.5℃ 定为成人的正常标准）。并以 38℃~39℃ 为中等发热，以 39℃ 以上视为高热（高烧）。但从中医的角度来说，对于"发热"之症状的认识仅凭口探、腋探或肛探的温度值为依据，是有失偏颇的。因为大多数奇难恶疾之患者，不仅其头面、身躯、四肢间存在着明显的温差现象，而且其人的头面五官：准头、唇口、眼睑、颧、腮、颏等之间都经常存在明显的温度差异现象。此类"温差"现象还与所对应脏腑的气血之间，存在明显的对应关系。

温差状况与脏腑功能之奋亢或衰退的对应关系，促使本人经常以微屈食指的外端，去触切了解患者之不同部位的即时温度，以此帮助明辨所对应部位功能活动的强弱盛衰。本人认为发热现象，有外感发热、内伤发热，不规则发热、波动式发热、持续高热，局部发热、全身发热，气分热、血分热、湿郁热、痰毒热、脓瘀热，低热、高热等划分；亦有主动发热（即有益于健康的发热）和被动发热（即有损于健康的发热），虚热和实热等之分。

化学上关于"温度是分子平均动能的标志"的定义，可以帮助我们认识体温变化所具有的正反两方面内涵——即人体之发热现象，既可以视为病毒淫胜、病邪作恶、湿蕴生热或阴虚阳亢；又可视为机体之正气奋起抗御外邪的表现。

发热过程，如果对肺表及器官组织的新陈代谢不构成伤害，可称为有益于健康的主动发热。如服用疏风散寒、辛温解表药后的微热微汗，麻疹初期透毒外出的轻宣解毒之发热，温药促使寒凝所致之肿聚散解过程的发热，皆属于有积极意义的主动发热。反之，凡是能够对肺表及器官组织构成伤害的发热，属于被动发热，宜对证排除。

医学上有个别肿瘤癌症患者，经过一场"原因不明"的奇妙高热之后，病灶之肿瘤奇迹般消失的报导，及古今中外关于某些具有令人不解之特异功能者，其功能启开之前往往都经历过一场似疯似癫的高热现象，或者遭受雷击等怪遇之后促使其人的第六、第七或第八、第九感官获得启开现象等说明，主动发热往往有益于健全体智。

此乃传统中医对小儿麻疹初起时发热现象的处理，也与近代西方医学并不相同的道理所在。

本人曾经在不同场合多次提出小儿麻疹之发热是具有主动与被动之分的机体正气自我奋起、驱逐病邪的过程，或药物、食物促成的无损于肺脑心肾的局部或肌表之发热，皆属于有益于健康的主动发热。凡因肠滞伏湿所致之浊毒，反复侵阻肺肾所致的反复性发热属有损于健康的被动发热。

对小儿麻疹欲出及初出者的发热，决不能给予对抗解热，而是采用轻清之药，如小儿麻疹初起的3~4天期间，宜以连翘、蝉蜕、薄荷、荆芥穗、升麻、葛根、大黄、牛膝、泽泻、生地、白茅根、鱼腥草等组成轻宣透解方药，帮助机体继续振奋气机并适度发热，促使肌肤中的麻疹之毒邪外透于肌表，内脏之毒素则通过二便化解排泄，以此获得不留后患的疗效。

对阴虚所引起的发热现象（午后或夜间发热、手足心热、骨蒸劳热、潮红盗汗者），治以滋阴清热；对于虚阳浮越所引起的自觉发热现象（面红如妆、触之却冷、阵发烘热，但下肢却偏冷的小便清长者），则适于采用引火归原的潜阳退热之方法，使药到病除。

又如对寒邪导致的肿瘤患者，施以温阳益气、逐毒散解之方药时（此法须防耗气伤阴，不宜用于咽干声嘶、饱气纳呆、大小便闭阻者），药力可以促成具有积极意义的发热或高热间作现象，从而促使寒凝之聚结、化解为脓浊或泡沫，由大小便或肿瘤破口处排出体外。

风寒束表，肌肤内郁郁蒸蒸、浊汗欲出不出时，投以白芍桂枝汤或柴葛解肌汤，从而促使束表的寒邪及风邪，通过发热泄汗、使病邪排除的发热，都是具有积极意义的发热。所以说医者及患者或其父母，对发热这一病况，不可忘记有主动与被动之分。尤其是对于 6 个月以上至 5~7 岁时期的小儿，机体正气奋起促使体内麻疹外透时的发热属自我清除浊毒的表现。这一过程所表现的发热，绝不应该青红皂白不分而妄加制止，因为主动发热对帮助肌肤排解其内之浊毒湿瘀，是具有难言可贵之积极意义。

此外，本人认为对于发热分类如果过细，则具有割裂之嫌。若能参悟下列所言的几个类型的发热之治，则对任何原因不明性因素所引起的发热，在客观上都可归属于虚实合杂的伏湿蕴火及二便失正。咽炎、扁桃体炎、腮腺炎、中耳炎等所致之发热，以及对于肿瘤癌症之发热，皆可责之浊毒为患，肺卫失于清肃。

❖ 外感发热

外感发热具有发病较为急速，而且常伴有恶风现象为主要症状，初起常伴恶寒或恶水，鼻塞、头晕、声重等现象。

外感发热主要有以下几种类型：

1. 风寒束表者，新起时恶寒发热，头身疼痛无汗、鼻塞流清涕、脉浮紧。宜辛温解表，药用荆芥、防风、甘草、薄荷、柴胡、桔梗、羌活、川芎、生姜、竹茹、茯神、前胡、葶苈子等加减。

2. 风热外袭者，发热微恶风寒，少汗或无汗，口渴、咽痛、头痛、咳嗽，或伴有出疹（风疹、湿疹等），舌尖红，脉浮数。宜疏风清热，银翘散加减：金银花、连翘、荆芥穗、薄荷、芦根、淡竹叶、甘草、桔梗、牛蒡子、淡豆豉等。

3. 外燥袭表者，发热微恶风寒，头痛咽干，口渴少汗，皮肤干燥，咳嗽少痰，舌红少津，脉浮数。宜解表润燥，桑杏汤：桑叶、杏仁、沙参、浙贝母、淡豆豉、山栀子、梨皮加减。

4. 疫毒发热者，高热、微恶风、头痛剧烈、面红目赤、口干渴、时呕恶，甚者起斑疹，语言错乱、神志不清；舌红、苔黄、脉洪数。治宜清热解毒，宣肺解表。清瘟败毒饮：生地、生石膏、水牛角、黄连、栀子、桔梗、黄芩、知母、赤芍、玄参、连翘、牡丹皮、竹叶、甘草加减，或用败酱草、白头翁、生石膏、六神曲、大黄、牡丹皮、桔梗、前胡、蓼苈子、桂枝、赤芍、金银花、甘草加减。

5. 暑湿袭表者，发热微恶寒，无汗或少汗，头身困重、纳呆恶心、口渴喜饮，舌苔浊腻，脉滑数。宜祛暑化湿解表，药用金银花、连翘、香薷、沙参、白茅根、淡竹叶、甜溪黄等。

❖ 内伤发热

内伤发热，又名伏湿蕴火所致之发热。其症身热不扬，微恶风寒，头晕身倦，肠滞纳呆，舌苔浊黄腐，唇舌虽干涩却不欲多饮。

此类发热时高时低，一般起病相对徐缓，以头晕阵热、潮红、自汗、盗汗，苔剥或浊腻，常伴有二便皆不爽利的现象，多表现为低热反复缠绵。若遇疫疠之气或误治失治转为高热发作时，则头面五官、身躯四肢有明显的温差现象，即额热腮冷，准头热下唇冷，或头项热甚而下肢偏冷的状况，此乃因湿郁阻滞而致寒热错杂也。

上述原因在于浊毒逆乱于上焦、伏湿则阻害于下焦而致，表现为此起彼伏的身热不扬。小便畅则热稍退，大便阻闭则发热反复；食饮甜滞则蕴火愈烈，投以寒凉则湿阻加重，湿阻重则脾肾愈受其伤害，若此则蕴火愈烈、发热飙高；并可诱发咳嗽加重，扁桃体肿大化脓，鼻炎头晕转为头痛。

其治切切不可妄加对抗、过度散解，过分宣散则耗气伤阴而致肺络受损，对抗过程的病理产物往往酿成胸肺积毒，甚至可促使浊毒窜脑或伤肾等。其治宜通便泄热，助运化浊，通淋达窍，益阴清虚。

切记食饮宜淡清，切勿误补伤人；若病情恶化至高热阵作而抽颤时，千万不可往胸脑部位敷置冰袋，因为此举往往可以促成胸肺积液、脑积液或病毒性脑炎等。本人曾经多次应邀出诊医院病房，对此类危重症患者给予2~3剂中药，促使从大便小便中排出恶积后，在严格要求清淡食饮的前提下，遵嘱出院，以纯中药为几十位乳婴或孩童解除了倒悬之危，而且无后遗症之忧。

化解因伏湿蕴火所致咽炎咳嗽或扁桃体肿大化脓，误治失治引起反复发热，甚至已酿成胸肺积液、脑积液、病毒性脑炎等婴幼儿危重症患者的有效方剂如下：

┃**经验方**┃大黄6~8g、牛膝6~8g、灯心草3~6g、鱼腥草10~15g、炒山楂8~10g、炒莱菔子6~8g、炒牛蒡子8~12g、炒葶苈子8~12g、川连3~6g、白头翁6~8g、生地12~15g、香附6~10g、前胡6~8g、陈皮6~8g。

便秘多天未排者，大黄宜后下，同时可以在服药后约10~20分钟结合推入适量开塞露或甘油栓于肛门内；

痰多者，加羚竺散，或加贝母4~8g、姜竹茹4~8g；

小便短赤者，可酌加白茅根或白花蛇舌草15~20g；

口干作渴甚者，宜加川连粉2~3g吞服；

作饥口干、胃火过旺多食多饮发热者，加石膏15~30g、神曲6~10g，或加沙参10~12g、石斛6~8g，或加川连3~6g、白头翁8~10g，堪称灵丹妙药，屡试屡验；

凡白青人、低热反复难退者，宜给以白芍8~10g、桂枝6~8g、川连4~6g、肉桂粉3~4g（冲）、旱莲草8~12g、牡蛎12~20g、羚羊角丝5~10g、灯心草3~5g、茯苓8~10g等。

有鉴于发热病人的胃肠道普遍具有不同程度的失调，因此宜叮嘱清淡食饮，切戒蛋奶类、果汁饮料、肉汁水、猪骨汤、钙片及甜品。每包中药煎2次，每次取汁300~400ml，成人分2次服，孩童分3~5次服。

内伤发热主要有如下类型：

1. 气分热盛者，身壮热不恶寒，发热，多汗，心烦气粗，口渴引饮，头面红赤，准颧尤甚，大便秘结、小便短赤、舌红有赤沙点，苔黄少津，脉洪数。

治宜辛寒清热，白虎汤加减：生石膏、知母、甘草、粳米等，或用沙参、西洋参、白茅根、淡竹叶、桑叶、杏仁、五味子、麦冬、川连、栀子等。

2. 营分热盛，身热夜甚，心烦不寐，口黏气臭，渴不多饮或消谷易饥，湿疹起伏，小便短黄，大便干结，舌绛少津，脉细滑数。

治宜清热凉营，清营汤加减：水牛角、玄参、生地、麦冬、金银花、连翘、黄连、丹参、竹叶等，或以石斛、知母、沙参、生地、白术、金银花、泽泻、炒栀子、葛根、柴胡等组方。

3. 血热内扰者，汗出发热，热仍不解，面赤唇红，斑疮瘀毒，甚者神昏谵语，小便短赤，大便秘结，舌干绛红，脉滑数。

治宜清热凉血，犀角地黄汤加减：犀角、生地黄、牡丹皮、白芍等，或以生地、泽泻、牡丹皮、赤芍、女贞子、旱莲草、甘草、栀子、连翘等组方。

4. 湿郁化火者，或名"肠滞发热"，小儿咽炎肺炎发热多属此类，身热微恶风，汗出不爽，咽干唇红，头晕心烦、情绪波动、腰酸腿重，大便溏薄或秘结，小便黄浊，潮热时起，肝肺受累，苔呈干腻，脉弦数或滑数。

治宜清热降火，祛湿解郁。

▎经验方▎败酱草 10~12g、薏苡仁 15~30g、郁金 8~12g、郁李仁 10~20g、柴胡 6~12g、葛根 15~30g、生地 15~30g、泽泻 8~12g、大黄 8~15g、牡丹皮 8~10g、灯心草 4~6g、麦芽 8~12g、山楂 8~12g、枳实 8~12g 等加减。或丹栀逍遥散合二妙散加减。

5. 痰热内扰者，小儿夏季烧多属此类。隐隐发热，持久不退，咳嗽咯痰，纳呆胸闷，渴不欲饮，关节热痛，尿浊气促，或痫或癫，症变多端。

治宜化痰清热，清气化痰丸加减：胆南星、瓜蒌仁、半夏、黄芩、枳实、麦芽、陈皮、竹茹、玄参、茯神等，或芩连温胆汤加前胡、郁李仁、灯心草、竹叶心等。

6. 瘀热内郁者，午后或夜间发热加重，自觉身体的局部所在有热麻或刺痛，口干燥而不欲饮，痛有定处，起疮痈或紫肿，甚至肌肤甲错，面色彩斑、黄晦，舌质紫暗或可见瘀斑、瘀结，脉涩或有代结。

治宜化瘀清热，血府逐瘀汤加减：当归、生地、红花、桃仁、桔梗、枳壳、柴胡、赤芍、川芎、牛膝、甘草等。

7. 气虚发热者，发热常在劳累后加剧，热势或高或低，头晕乏力、气短懒言，常因自汗而易感风寒，便溏尿浊，脱肛或后重，舌质淡而苔薄白，脉常弱数。

治宜益气清热，补中益气汤加减：柴胡、当归、升麻、炙黄芪、白术、人参、白芍、陈皮等，或以麦冬、北五味、青蒿、地骨皮、人参、茯神、核桃、金樱子、北芪、糯稻根等加减。

8. 血虚发热者，多为低热，身倦乏力，面色少华，怕噪闹，喜宁静，时作心悸，眼花头晕，唇甲色淡白，舌淡或伸久则作颤，六脉细弱。

治宜养血清热，归脾汤加减：党参、黄芪、白术、茯神、木香、当归、桂圆肉（元肉）、酸枣仁、大枣、生姜、炙甘草、远志等；或以人参养营汤加减：人参、甘草、白术、茯神、当归、黄芪、白芍、熟地、官桂（油桂、越南肉桂）、大枣、北五味子、远志、生姜、陈皮等。

9. 阴虚内热者，午后或夜间发热，手足心热，或骨蒸潮热，心烦少寝，盗汗多梦，口咽干燥，大便干结，尿少色黄，舌质红干或有裂纹、无苔或少苔，脉细数，或濡弱。

治宜滋阴清热，知柏地黄丸加减：熟地、淮山药、山茱萸、茯神、牡丹皮、泽泻、知母、黄柏；或以青蒿鳖甲汤加减：青蒿、鳖甲、知母、生地、牡丹皮等。

10. 虚阳浮越者，自觉发热，触之反冷；面红如妆，阵发烘热、四肢头面汗冷而黏，额汗冷而欲裹衣帽；下肢偏冷，小便清长。舌淡苔浊，脉浮无根。

凡属于脾肾综合性病变的肥胖尿浊、气滞湿郁症等患者，若长期抗生素治疗，寒凉攻伐或过分燥热温补，都会导致气滞郁热、血湿痰阻、代谢紊乱。尤以慢性肾炎、消渴证、红斑狼疮等，经过长时间抗生素、激素类药物治疗后进入"血透疗法"前后期的危重之患者常有此症，而且常兼闷满气分促、口干黏腻、头面虚肿、桃红如妆，或下肢湿肿如泥，兼有紫斑或瘀疮溃烂，触之皆冷、痛楚异常，时作嗳呃、大便溏薄、小便清冷或浊短涩，舌质紫淡、剥烂中盖乳腐样物。此症此时，如果把体内脏腑的能动作用之火比作炉内之火，则有如原本燃烧5颗蜂窝煤的炉堂内，其在下之3颗已属烧枯，仅有恰似心肺之火的在上2颗，仍在争扎中燃烧。

欲求炉火不灭而重旺，首先应该将在下已经烧焦的3颗煤渣去除，使上面仍在挣扎燃烧的2颗，往下移至炉堂下部，并在其2颗之间酌量添加能够有效助燃的木炭或硫黄（如果添加少许肉桂，肉桂中的挥发油对帮助火势复旺的能力则更加明显和良好），然后再在已经沉降至炉堂下方的2颗蜂窝煤之上方，补加2颗新煤，则炉火将逐步燃烧转旺，否则炉火熄矣。如果下面的炉渣不去除，上面将熄之火不设法使之沉降至炉堂下面，纵使添加木炭、硫黄，或肉桂等能够助燃补火之品，亦只能加速类心肺之能动的2颗燃煤之焦枯，促使心肺之功能加速衰竭也。

所以说，对于虚阳浮越证的治疗，应该遵循导滞化浊，祛积排饮，引火归源等三结合的原则，方选右归饮：熟地、山药、枸杞子、炙甘草、杜仲、山茱萸、附片、甜肉桂（官桂）加减，或者药用炒菱仁、炒葶苈子、赤芍、桂枝、白头翁、败酱草、附片、熟地、甘草、大黄（或草决明）、川连、官桂、麦芽、陈皮等加减。

【附】

退除表热，常用柴胡、防风、金银花、连翘、荆芥穗、薄荷、葛根等。

退里之实热，常用生石膏、知母、黄柏、黄芩、大黄、败酱草、川连、白头翁、白茅根、栀子等。

退除营血之热，常用生地、玄参、牡丹皮、西洋参、牛黄、水牛角、地龙、茜草、赤芍或白芍等。

清除虚热，常用胡黄连、银柴胡、青蒿、鳖甲、龟膏、地骨皮、桑白皮、白茅根、白薇、鱼腥草、石斛、西洋参、羚羊角丝；或川连、木香、附片、官桂等。

第十一章
咳嗽病况与症解

咳嗽，是咽喉及肺系统具有疾患的主要症状之一，是对逆乱之气、浊毒之液对胸肺或咽喉部位构成刺激或伤害时，所导致的自主或不自主地发出咳咳之声，以及舌咽将泡沫状痰涕嗽咯等症状或病况的合称。

严格而言，发出音响之现象为"咳"（很多情况下，是干咳无痰或少痰，而没有咯嗽之现象）；作咳过程或咳声过后，口腔舌咽对被遣送或挤压释出的痰涎或鼻涕状物的咯吐过程称为嗽咯、嗽吐，缩称则为"嗽"。

咳，呛咳，是对胸肺、气管、咽咙等部位因有异物感或漩涡样令人不舒服的气流作用时，不自主促排逆乱之气的音响现象的命名。

嗽，咯嗽、吐嗽等，是口舌咽嗌等对因呃逆、呛咳、湿痰或絮泡、息肉等的分泌物或黏滞物，通过弛张及引伸开合，促使所黏附的有害物质从口咽中排出的现象之命名。因咳与嗽是紧密相连的现象，因此对上述所言的生理或病理现象，常用咳嗽这个词组加以概括。

因为上述所言的咳嗽现象不仅关系于肺部及咽喉，而且关系于风寒、风热、阴虚、湿饮、燥热、肝火、痰毒、虫菌等，因为这些因素都能够对肺部及咽喉构成阻碍或损伤。因此称五脏六腑皆可以引起咳嗽。

对于"咳"，中华祖先在二千多年前所作的《素问·咳论》中已有丰富多彩的论述——

五脏六腑皆令人咳，非独肺也。

肺咳之状，咳而喘息有音，甚则唾血。

心咳之状，咳则心痛，喉中怪怪如梗状，甚则咽肿喉痹。

肝咳之状，咳则两肋下痛，甚则不可以转，转则两肋下满。

脾（胰腺）咳之状，咳则右肋下痛（本人质疑，应属左肋下痛，因为临床所见脾系统，亦即现代医学名胰腺炎患者，以左肋下及其背侧痛情对应更为明显），隐隐然引肩背痛，甚则不可以动，动则咳剧。

肾咳之状，咳则腰背相引而痛，甚则咳涎。

五脏咳嗽日久不愈，就要传病于六腑：脾咳不愈，则胃受病，胃咳之症状，咳而呕吐，甚至呕出蛔虫；肝咳不愈，则胆受病，胆咳之症状，咳而呕吐胆汁；肺咳不愈，则大肠受病，大肠咳的症状，可以咳至大便失禁；心咳不愈，则小肠受病，小肠咳的主症是咳而放屁，而且往往是咳嗽与放屁同时出现；肾咳不愈，则膀胱受病，膀胱咳的症状是咳引遗尿。

以上各种咳嗽，如果经久不愈，就要构成三焦之疾病。三焦受病的咳嗽，是咳而腹满，纳呆不思饮食等。凡此久咳，无论哪一个脏腑病变，都要累及肺肾，表现为咳嗽气逆、头面虚湿。治五脏咳取其俞穴，六腑咳取合穴。

本人的经验而言，凡久咳需注重协调三焦之质能，以醒脾化浊、通调二便、顺气益胃、宣窍逐毒为总则，下列方药可供参考：

▌经验方▌久咳综合调治方——款冬花 8~10g、紫菀 10~12g、前胡 10~12g、白前 10~12g、牛膝 10~12g、牛蒡子 10~12g、葶苈子 10~12g、苏子 12~15g、枇杷叶 12~15g、桔梗 10~12g、陈皮 10g、甘草 6g、杏仁 10g、鱼腥草或白茅根 15~20g 等为首选，依痰浊、气血、经带等酌情加减，可以收到令患者及家属满意的疗效，但需戒口食饮，尤忌生冷甜腻、虾蟹、蚌蚬腥燥等。

❖ 外感风寒之咳

咽痒作咳，声重鼻塞，恶寒无汗，痰清稀，苔薄白，脉浮。

宜疏风散寒，宣肺止咳。杏苏散加减：苏叶、杏仁、前胡、桔梗、厚朴、荆芥穗等。

❖ 外感风热之咳

口渴咽痛，咳嗽不爽，痰黄稠难咯，发热恶风有汗，脉浮数。

宜疏风清热，宣肺止咳。桑菊饮加减：桑叶、菊花、连翘、枳壳、瓜蒌、杏仁、薄荷、芦根等。

❖ 燥热伤肺之咳

咽干鼻燥、咳引胸痛，干咳无痰或少痰带血，便干溲黄，苔薄黄干，脉数大。

宜清热润燥，生津止咳。清燥救肺汤加减：沙参、贝母、桑叶、杏仁、生石膏、枇杷叶、麦冬、灯心草、鱼腥草等。

❖ 湿痰咳嗽

所嗽痰有如羹糊样，痰被咳嗽咯吐之后，咳嗽则停。痰多白黏、胸脘闷满、四肢困倦，苔白腻，脉滑濡。

宜健脾化湿，理气止咳。二陈汤加味：半夏、陈皮、甘草、茯神、苍术、败酱草、苏子、前胡、款冬花、炒葶苈子；或加贝母、玄参、白花蛇舌草等。

❖ 肝火咳嗽

咽干口苦，咳引肋痛，痰黄黏，心烦失眠，苔黄少津、脉弦。治宜平肝泄火，清肺降逆。丹栀逍遥散加减：牡丹皮、泽泻、生地、栀子、黄芩、枳壳、丝瓜络、青黛、前胡、玄参、淡竹叶等。

❖ 肺部感染引发的咳嗽

对于扁桃体炎、慢性咽炎、慢性支气管炎、肠滞发热咳嗽、静滴消炎药液后引起肺部感染的咳嗽胸痛兼肩项不适者，万万不可再治标而误本；必须清理六腑，宣肺和胃，顺气逐浊，清虚解毒。

本人曾经以蒲黄、田七、侧柏叶、土牛膝、败酱草、薏苡仁，或以桔梗、芦根、红茜根、姜黄、丝瓜络、鱼腥草，或以贝母、瓜蒌、葶苈子、牛蒡子，或以礞石、赭石、土牛膝、侧柏叶为主药，替众多因咳嗽误治促成肺气肿、胸肺积液、肺脓疡、肺痈、肺癌或背项生恶疮痈疽者，解除或减轻了痛苦。

❖ 痨症咳嗽

其痰如胶如虫，或卵状颗粒状，胸痛颧红，咽干气逆咳嗽，或干咳无痰，潮热盗汗，便秘纳呆，少气懒言，气阴两亏。

治宜补气益阴，攻毒杀虫。药用百合、沙参、百部、光慈姑、桔梗、前胡、炒山楂、鸡内金、槟榔片、乌梅、佛手、蚕砂等，或以麻杏石甘汤加紫菀、百部、贝母、竹茹等。

第十二章
运化与营血症解

正常生理代谢的过程和节律而言：五谷米面进入体内，胃部停留粗加工约 1~2 小时，停留胃部腐熟过程所产生的、呈气态可供吸取利用的物质被遣送于胸肺，构成对体内正气与卫气的补给；液态混合物移送于小肠大肠所在，混合物中的呈混悬状、乳浑样的营养液升浮于小肠所在段域，粗糙成分则沉降于升、横、降结肠段域。

浮游于小肠段域的具有营养作用的浆乳样液态物（《黄帝内经》中名为"营液"），接受肝胆及脾系统（现代医学称"胰腺"）所释放和分泌的胆汁、胰岛素等多种活性物质的联合作用后，转化为可供小肠内壁之绒毛样腺体吸取利用的营养液。

小肠内壁对营养液的摄取，通过小肠外的诸多系膜及管腺状体，渗透至全身，荣养濡润肌肤筋骨及动静脉交汇处的毛细血管之伞端；上述输送于毛细血管伞端的乳白微黄的营液在毛细血管伞端停留期间，接受气道所释放的氧气之氧化和动脉毛细血管之血液的同化后，营液则转化成红色的血，此后被静脉毛细血管的伞端所摄取。这是本人在临床中，对体内血液生成过程的真实捕捉。

停留于大肠段域的沉淀物，经肠道内多种消化酶的进一步腐熟筛选，这一回收过程在《黄帝内经》中谓之"泌清浊"，是对大肠具有"金能生水"等功能的揭示。

大肠段域所回收之营液，对前庭大腺、前列腺、骨膜及关节腔等是具有保护及濡润作用的精华物质。

饮食物在小肠及大肠部位停留约 2~4 小时的泌别过程，将代谢产生的可供吸取利用的酸碱盐、碳水化合物等传于腰肾，接受肾小球体的再次泌别后将未能吸取利用的尿液输送于膀胱。肾与膀胱所具有的类酿酒过程的蒸化器，能将类乙醇的精气进一步回收并遣送于肝肺系统（此乃水能生木及水能涵金）。此后大肠将残渣遣送至直肠，成为粪便。粪便在直肠合理停留的时间约 4~10 小时。因此就正常生理代谢而言：人体有便意后的可忍耐时间，最好不要超过 6~8 小时。这是因为有大便意向后，如果忍耐超过代谢的合理时限，会产生能对肺肝具有摧残与伤害的浊毒或引起目疾等。

上述本人对运化与营血关系的认识，现代医学不知是否认同，然而它却符合《黄帝内经》之经旨；认识上述生化过程，可以帮助医务工作者明确凡属关系于血液、尿液成份失常的疾病的捕捉认识，如果忽视其生化的全过程，则属片面的，其治往往有顾此失彼之嫌；同时也是为什么肿瘤癌症手术或放化疗后会复发及转移的道理所在；而且是脾肾综合性疾病，如慢性肾炎、再生障碍性贫血、慢性粒细胞性白血病等，成为抗菌消炎、抗生素、激素类等药物不可逆转的道理所在。

身为整体恒动的营卫气血紊乱失常的疾病，其治疗过程只有综合考虑，才不至于片面错误……这也是促使本人对综合性患者之治疗，始终坚持守护肺胃、调和肝肾、侧重于脾肠的道理所在，也是能为诸多疑难病危重症者减轻痛苦、延长寿命的道理所在。

调理运化与营血处方中常常选用下列对药——

大黄、当归、柴胡、茵陈；

藿香、生地、川金钱草、石韦；

侧柏叶、红茜根、鸡内金、枳实；

田七、丹参、地榆、白豆蔻；

桃仁、红花、赤芍、牛膝；

地龙、威灵仙、黄芪、旱莲草；

川连、肉桂、夏枯草、牡蛎；

败酱草、薏苡仁、地骨皮、前胡；

水蛭、虻虫、全蝎、蜈蚣；

白花蛇舌草、人参须、海金沙、六一散；

田七、败酱草、赤小豆、薏苡仁；

牛蒡子、葶苈子、贝母、瓜蒌等。

每4味组成1个小处方，并以3~4个小处方去组成对营卫气血、及上中下三焦兼顾的大处方，以确保治疗过程中的扶正不留邪、排解能不伤正、攻逐而不误失；使升降有序、出入遵轨，让生化生殖能趋于常态，促质能体用趋于协调，使痛苦减轻，将有效的生命（无须助理地食饮及大便）延长，求无愧于患者。

上述原则及宗旨，促使本人不仅勇于接治地中海贫血、再生障碍性贫血、广泛性皮下紫绀、粒细胞型败血症，而且应邀出诊大医院接治三高综合征患者，尿毒败血施于血透仍肺部感染的危重患者，多发性骨癌广泛转移合并肺部感染、皮下紫绀、齿龈出血危重症患者，以及齿龈、黑色素癌等营血系统恶疾患者。经过1~3个月的纯中药内服治疗，均取得了令患者感恩及家属夸赞的疗效。具体治疗过程，敬请参阅《民间中医临床实战集萃专辑Ⅰ》中相关医案。

第十三章
大便失正病况症解

依据上述章节所言，可知饮食物消化过程所需的时间约 3~6 小时，化生代谢后允许废秽继续停留的无危害时间约 6~12 小时。综合运化与排解时限为 13~28 小时；此 13~28 小时的间隔时限，亦可视为排解大便的最佳间隔。但未必需要如此斤斤计较，因为不少长寿妇女，常常 3 天或 5 天大便 1 次。

大便失正，是对大便呈泄泻、阻秘、溏薄、后重等状况的总揽。是导致发热和引起咳嗽、气喘的重要缘由，是诸多急慢性恶疾的诱因。既因为肺与大肠相表里，又因为大便失正可引起大便中的浊毒，逆传于脏腑为害（机体对大小便的排解，如汽车飞机，必须排放尾气）。

大便失正的主要表现形式有：泄泻、便秘、溏薄、便中带脓血、后重等。

❖ 泄泻

泄——是对排解流衍失于常态的称谓。如水泄不通、大便溏泄（泄泻）、泄气、早泄、梦泄等。

泻——取意于水势急剧直下，是对大便呈水液状、喷射状急剧排解之势的命名。

泄泻——主要病因在于脾虚食伤及小便与汗泄等的分导失正。若伤于生冷寒凉、嗜于饮料冻品使小便短涩分导失正，其治既要戒口食饮，又必须促使小便转清长。

泄者势缓，泻者急逼。常伴大便不化或稀薄如水浆、排便次数增多。其势如浊水之渗泄或如急水暴注直下。此症多由内伤食饮，脾胃功能紊乱失和，胃肠对水谷精微清浊不分，混杂而下、并走大肠所致；亦可由暴饮之后汗尿皆少所致。

大便溏泄，是脾为湿困、脾肾阳虚、气弱肠滞、慢性胃肠炎患者的共有症状，而且这些患者常具有小便浊短及腹中饱气、纳呆乏力等症状。其治宜醒脾温肾，益气化浊，切切不可妄加阻止，否则容易促成满闷嗳呃，咽炎、扁桃体炎急性发作或发热咳嗽，头晕气促等。

▎经验方▎川连 6g、白头翁 12g、炒山楂 12g、神曲 10~12g、前胡 10g、陈皮 10g、茯苓 12g、灯心草 5g、白花蛇舌草 15~20g、白豆蔻 6~8g（碎，后下）。

此组方剂具有广谱性及稳妥性（附注：如果以土霉素或磺胺类药治疗，切切不可用药过量而急速止泻，否则可能引起溃疡性胃肠炎或肺炎，如果用氯霉素急速止除泄泻，伤害往往更苦情），务必牢记兼顾助运、清利小便，否则可因二便阻闭而发生急性肺源性心脏病。

1. 大便稀薄腥秽。

可有肠鸣腹痛，纳呆欲呕。治宜芳香化浊，散寒燥湿。藿香正气散，或麦芽、神曲、防风、竹茹、旱莲草、牡蛎、砂仁、白豆蔻等加减。

2. 暴注下逼，肛门灼热。

常有口渴身热，腹痛心烦，便急不可忍耐。治宜清热利湿，调理胃肠。方药以柴胡、葛根、黄芩、黄连、神曲、旱莲草、萹蓄、白头翁等加减。

3. 腹痛即泄泻，泄后痛减。

每因愤郁而发者，其治宜疏肝理气，健脾止泻。方药以痛泻要方加减：白芍、白术、陈皮、竹茹、防风、香附、砂仁。

4. 黎明腹痛即泄，便急泻后则安。

又名"五更泻"，脾肾虚寒也，宜温补脾肾，固肠止泻。四神丸加减：吴茱萸、煨肉蔻、补骨脂、诃子、白术、防风、五味子等。

❖ 便秘

是对大便秘结不通，干燥坚结（如羊屎或煎丸）数日不下，坚涩不畅，或无力排便之状况的命名。大便秘涩之所以发生，多因燥热伤津或气机郁滞，阴寒固结，阳气不运，气虚血少，大肠传导无力，或者痔疮引起。长期如此便毒要逆乱为害。

1. **热秘者**，大便干结如丸子，常伴身热面赤、口臭唇疮、小便短赤。治宜清热润肠。麻子仁丸加减。大黄、枳实、杏仁、火麻仁，或加芒硝、石膏、神曲等。

2. **气郁滞秘者**，腹胀欲便，排而不畅，嗳气频作。宜顺气行滞。六磨汤加减：柴胡、木香、乌药、槟榔、枳实、大黄、郁李仁等。

3. **冷秘者**，腹中攻痛，大便艰涩（呈小条状），面青肢冷、喜暖喜按。治宜温通开秘。济川煎加减：当归、白术、泽泻、牛膝、肉苁蓉、官桂、枳壳等。

4. **气虚便秘者**，便干不硬无力下排，便后乏力；气怯神疲、自汗气短。宜益气通便。补中益气汤加减：柴胡、当归、升麻、黄芪、陈皮、党参、白术、茯神、何首乌、青葙子、火麻仁等。

5. **血虚便秘者**，大便干燥难解下，面色萎黄无血色、唇舌指甲色淡。治宜养血润肠。润肠丸加减：当归、生地、白芍、女贞子、火麻仁、肉苁蓉、陈皮、苏子、桃仁等。

6. **阴虚便秘者**，口干盗汗、五心烦热、大便干涩，便意缺乏。宜滋阴通便。五仁丸加减：桃仁、郁李仁、柏子仁、枸杞子、元参（玄参）、苏子、草决明、何首乌、当归身、生地等。

7. **便秘呈羊屎状者**，初始所排之粪便由多颗黑色似羊屎样小团粒便丸子聚成。经常排此类大便者，不仅常伴有肛裂，而且往往具有结核性肠炎或肺结核病史。

丨经验方丨其治宜标本兼顾，以槐花、地榆、苏子、火麻仁治标，依据脏腑及气血寒热治其本。

大黄 10g、当归身 12~20g、生地 30g、藿香 12g、金银花 12g、炒槐花 12~15g、苏子 12g、火麻仁 12g、甘草 6g、杏仁 10g、前胡 10g、陈皮 10g、旱莲草 12g、地榆12g 等。

8. 大便结团呈"年糕"或名"糯米煎丸"状者，往往 3~5 天甚至 7~10 天才排解 1 次。临床资料表明，众多八九十岁高龄的女性可具有这种便秘史，因此无须过分惊恐及胡乱服食通便类药物，宜以食疗调治最为无害。

｜经验方｜ 可用地瓜（即甘薯），以每星期煲食 2 次或 3 次，对缓解排便困难有益无害；亦可每隔一段时间以炒槐花 12~15g、白术 15~30g，或者何首乌 20~30g、炒蚕砂 12~15g 煎汤作茶饮，亦甚妙。此方老少皆宜，而且绝无副作用。

凡便秘而引起肛裂者， 建议外搽"跌打万花油"或痔疮膏，疗效确凿且无副作用。如果外用激素类膏，则可能引起肛周湿疹或内痔恶化，盼能引起高度重视。

❖ 便溏

指粪便呈稀薄、溏黏、量少。排便次数偏多，大便过后，常有粪便未排净的沉重之感觉，而且伴有肛周不适。可因食滞，食饮寒凉或燥热，中气薄弱、脾虚湿蕴或胃肠出血，慢性胃肠炎，少食五谷及青蔬菜或长期静脉滴注等因素都可促成，并会引起项咽不适或肠鸣腹痛等症状。

经常大便溏薄者，往往具有慢性疑难性病疾，对应于脾、肠的疾病；从某种意义上讲，其生命方程中五行具有侮乘。其治宜综合兼顾，脾肠及肝肺务必时刻促求其协调。此外，经常深思熟虑、烦恼事情较多者，则大便多呈油膏状。

本人治疗溏薄或油膏状大便之经验，不敢妄言趋于成熟。瞿麦、白头翁、秦皮、旱莲草、蒲黄、萹蓄、藿香、生地、卷柏，或炒槐花、神曲、芡实、莲子、白鲜皮、土茯苓、薏苡仁、败酱草等，有一定的疗效。

1. 食滞引起大便溏薄后重、呈赤青黑黏臭者，胃脘常痞满，腹痛欲呕。其治宜消食导滞。木香槟榔丸加减：木香、槟榔、枳壳、大黄、败酱草、萹蓄、陈皮、神曲等。

2. 脾虚湿蕴者，大便溏薄，时青时黄，肠鸣时作，小便清长。治宜健脾祛湿。参苓白术散加减：人参、白（苍）术、茯神、白扁豆、莲子肉、诃子肉、薏苡仁、旱莲草、砂仁等。

3.酗酒及燥补或肝木犯脾所致者，药选芍药、败酱草、旱莲草、虎杖、地榆、槐花、大黄、甘草、葛根、柴胡、白茅根、生地、红茜根、陈皮、青皮、防风、竹茹等。

4.大便长期呈溏鸡粪或柏油状黏滞不畅、色呈赤青黑者，既是众多肿瘤恶疾中晚期患者的共有现象之一，又是因胱肠湿蕴所导致之发热或湿火引起咽炎发热咳嗽者，如采用抗生素类药物静滴多天，期间又缺少进食五谷粗粮，症情反反复复，进入恶化或危重时大便之共象。其治宜综合权衡。

┃经验方┃牡蛎20~30g，旱莲草10~15g，地榆12~15g，白豆蔻6~10g，萹蓄10~12g，白头翁10~15g，苍术10~12g，卷柏10~15g，炒槐花8~12g，红茜根10~15g，仙鹤草10~15g，茯苓10~12g，沙参或人参须12~15g等加减。

❖ 便血

是对所排大便中带有血液或排渗出纯脓血样物时的称谓。

大便外层黏有新鲜血液者，多由大便团结导致肛裂或外痔破裂出血所致；大便中间杂有脓腐样暗红色黏稠之血液者，多由肠痈或内痔之积毒溃烂所构成；凡大便中合杂有似半生熟样之猪血者，多由远端的胃部或肠道破损或溃疡之渗透性出血所致，不可掉以轻心！

常以下列药物：败酱草、白头翁、旱莲草、防风、茜草、萹蓄、仙鹤草、石斛、石膏、神曲、青蒿、虎杖、佛手、大黄、苍术、胡黄连、银柴胡、地榆、槐花、芦根、黑蒲黄等，从中选取三五味，酌加它药组成方剂。

❖ 鼻涕样或脓血样便

是直肠或肛周有疮痈潜伏的反映。恶痔、直肠癌患者，其大便经常带有泡积或脓血。

┃经验方┃治以夏枯草20g、牡蛎30g、蒲公英12g、败酱草15g、土茯苓15g、当归身20g、白花蛇舌草15g、黄芪15g、卷柏12g、炒槐花12g、炒刺猬皮10g等，具有显著促排之效。

❖ **大便后重**

是对大便后仍具有未排解干净之感觉的称呼。可因湿浊下注、内痔、子宫肥大或前列腺积毒所致。经常后重及大便呈柏油样、溏鸡粪状者,肠道内有恶疾无疑。

其治以扶正祛邪促化排、益气健脾为稳妥,宜降中有升、补中有清、止中有活。宜对症下药,如湿浊阻滞引起者,苍术、黄柏、槟榔片为要药,白头翁、萹蓄及茜草亦常取用。

可参阅《肿瘤癌症防治之我见》及《景岳全书》中的相关论述。

第十四章
小便失常病况与症解

小便正常与否与脾肾膀胱、三焦小肠关系密切。其失常主要以尿黄、短赤、尿浊臭、尿频、尿急、尿痛、淋病、遗尿、尿血、癃闭等为主要类型。小便、大便的质地及排解之异常，是导致许多综合性病疾缠绵难愈的重要因素之一。

❖ 癃闭

癃闭是对因排尿困难或小便闭塞不通及由此引起的膀胱所在之少腹发生癃胀不适的症状之称谓。此病首见于《黄帝内经》，东汉时期因需避讳将"癃"改为"淋"。

《黄帝内经》中言："膀胱不利为癃"。引起癃闭的原因，既取决于膀胱自体是否健全，又受制于脾肠的运化（即尿液成份之清浊）及三焦的输布是否正常。

本人的临床经验表明，目前的癃闭，既起于食伤生冷甜滞致寒凝下焦，亦起于药物的刺激。近期中老年人住院治疗过程，凡反复接受激素类及利尿药物治疗而致癃闭，甚至并发肺心疾病者日益递增，并非虚言。

住院至已插导尿管 7 天至半个月，因此需要隔天冲洗膀胱，苦不堪言，求治于本所，凡在服饮本所发给第一剂中药（头煎药汁约 300~500ml）前后的 20~30 分钟时间里遵嘱拔除导尿管者，十有八九都能达到小便逐步畅排而痛苦减轻的疗效；再经二诊或三诊的中药调治，且又能够遵嘱避防食饮之伤害者，百分之八十以上，此后三年五年或十年八年，都未见癃闭复作。

小便点滴难下者，可因阴虚火旺、肺燥导致，或者膀胱伏湿久蕴、化热而成，亦可因瘀毒或结石阻塞造成。治宜益阴润下，或者解癃排石。

1. 阴虚火旺肺燥所致点滴难下者，宜沙参、玄参、生地、麦冬、白茅根、淡竹叶、黄芩、茯神，或以大黄、牛膝、灯心草、鱼腥草等组方。

2. 膀胱湿阻化热，小便繁数，茎中热痛者，药用瞿麦、萹蓄、桃仁、石韦、鱼腥草、地龙、滑石粉、甘草梢、木通或芦根、车前子或车前草等组方。

3. 膀胱瘀阻促成滴沥不通者，宜抵当丸加减：炮山甲、当归尾、大黄、桃仁、鬼羽箭、车前子、地龙、威灵仙、海金沙、六一散等。

4. 膀胱结石所致小便不通者：

▎经验方▎宜用金龙排石饮加减——海金沙20~30g、金钱草20~30g、地龙10~12g、滑石35g、甘草梢5g、冬葵子12g、威灵仙12~20g、金沙牛6~8g、鸡内金10~15g、藿香12~15g、生地30~40g、茜草8~12g、火麻仁12~15g等。

既往尿频余沥者，酌加桑螵蛸8~12g，益智仁8~12g，疗效毋庸置疑，且稳妥无副作用。

5. 多食冷冻饮料、汽水、冰琪琳、冻奶等引起脾肾之阳受损者，小便稠浊、气滞冷阻、排尿无力频短或滴沥者，治宜温通。宜以白芍、桂枝、制香附、生地、乌药、田七、车前子、牛膝、苍术、陈皮、泽泻、茯苓等组方。

6. 阳虚寒凝、气虚、缩阳尿闭者，宜以附片、熟地、白芍、桂枝、石菖蒲、茯苓、泽泻、车前子等组方。

7. 前列腺增生有毒积者，宜以田七、蒲黄、苏木、降香、土茯苓、当归、大黄、桃仁等组方。

▎经验方▎本人在此公开对于癃闭标本兼治的处方主药——海金沙15~30g、六一散20~30g、白花蛇舌草15~20g、黄芪15~20g、大黄8~12g、桃仁10~12g、车前子10g、牛膝10~12g、前胡10g、陈皮10g、芦根12~15g、瞿麦10g、郁李仁12g。

口舌咽干者，可加天花粉、泽泻，或加川连、肉桂，或加葛根、柴胡；

舌尖收紧且下垂、肢冷而汗出不爽者，可加白芍、桂枝；

肥人、气促心悸者，应加苏子、葶苈子；

瘦人、阴虚而面赤红者，宜加红萆根、白茅根、生地；

瘦人白青、气弱血虚者，应酌加当归身、白芍、黄芪等。

总之在抓住主要矛盾的前提之下，宜依据脏腑气血、寒热、虚实的具体状况，有是症用是药，则百分之九十以上都可以药到病除！

❖ 淋浊

以小便频数而量少，尿时茎中涩痛，少腹拘急，滴沥不尽为主症。浊淋者，尿液浑浊，如米泔，似乳汁或脓液；混有脂肪、蛋白、糖类、菌毒等。淋浊之所以发生，与脾肺肾、中下焦气虚及不洁之性交密切关联，临床以气淋、血淋、膏淋、石淋、劳淋及性病淋球菌感染等较为常见。

1. 气淋者，小便涩滞，少腹胀痛。宜降气化浊利导。沉香散加减：滑石、沉香、石韦、川楝子、柴胡、枳壳等。

2. 血淋者，尿血紫红、尿道灼热。治宜清热凉血，利湿解淋。小蓟饮子加减：泽泻、牡丹皮、生地、小蓟、藕节、瞿麦、木通、山栀子等（结石引起者石淋论治）。

3. 膏淋者，小便混浊如米泔或奶油。宜清热化浊、通利膀胱。萆薢分清饮加减：萆薢、茯苓、石（川）菖蒲、石韦、乌药、丹参、苍术、甘草、石膏、神曲、仙茅、桃仁、地龙等。

4. 石淋者，因结石移动可使尿液中带有红色血液，背腰常困痛或作难忍之创痛及绞痛，因砂石移动过程，刺激损伤肾内壁或膀胱输尿管道所致。其治宜化石排浊、益气通淋。宜以海金沙、滑石粉、甘草梢、威灵仙、地龙、冬葵子、鸡内金、金沙牛、石韦、黄芪、杜仲、牛膝、川楝子等组方。

5. 劳淋者，房劳伤于肝肺肾，或手淫导致的尿道、阴道损伤及发炎，前庭大腺、前列腺湿郁性肥大等患者之尿中混杂着白带或前列腺液等。宜补益肺脾肾、补气益阴、清利化浊解淋。药用牡丹皮、泽泻、山药、熟地、菟丝子、金樱子或金樱根、白术、白芷、萆薢、菖蒲、灵芝、黄芪、田七、丹参等。

6. 浊淋，小便如米泔，隔宿尿臭，内有悬浮或沉淀物。多由脾为湿困、气虚失运所引起。肥胖症、蛋白尿者是也。经验而言，治宜益气宣开、温通化浊。

┃经验方┃草薢 20~30g、菖蒲 10~12g、山楂 12g、莱菔子 12g、川连 12g、白头翁 12g、桂枝 12g、仙茅 15g、田七 10~12g、桃仁 10~12g、车前子 12g、前胡 12g、白花蛇舌草 15~20g、北芪 15~20g、红茜根 12g、丹参 12g 等加减。

7. 性病（浊毒），感染于霉毒、淋球菌等，分泌物似乳汁或如油如膏，女男之间不洁之性交传感所致。嗜于冷冻饮品、气虚湿郁、膀胱湿蕴、自盗汗严重、包皮过长、尿道或宫颈具有慢性炎症时，混杂性交皆容易沾染此疾。表现为小便前后皆不适，内裤皆脏臭等。其治应围绕气血及脾肾，扶正祛邪、化解排毒。药选赤芍、桂枝、甘草、白芷、土茯苓、草薢、泽泻、车前子、败酱草、桃仁、土鳖虫、降香、苏木、红花、怀牛膝等。

上述所言之性病淋浊等，如果仅仅采用治标的抗生素消炎药去对抗，不仅因为所感染之菌毒没有驱化排除，而积于前列腺，或阴道及子宫内产生缠绵之苦，而且往往酿成龟头或阴道内等部位孳生乳头疣或尖锐湿疣；湿疣若再误治失治（即不是化瘀排解，促成消脱，而是电灼或外用腐蚀药液，往往造成假愈现象），则可以酿成瘀毒为害的阴茎癌或子宫癌等。

❖ 遗尿

遗尿，又名"遗溺"或"尿床"，是对不能控制而自行排尿，睡眠中的小便自遗（民间俗称为"尿床"），或运动过程中主导意识无法控制之排尿现象之称谓。

有睡眠中遗尿、咳引性遗尿、智力未健全时的懒懈型遗尿或瘘管型遗尿。

遗尿之所以发生，多由肾虚不固、膀胱失约（约束无权）；禀赋不足，脾肺气虚；或因浊热瘀毒内蕴于下焦导致。治以健脾益气、固纳化浊。常用缩泉丸合补中益气汤化裁。

小便排泄的正常与否，是与膀胱、三焦的气化及约束功能是否健全关系最密。如《黄帝内经》中所言："膀胱者，州都之官，津液藏焉，气化则能出矣"；"三焦者，决渎之官，水道出焉"。若三焦输布气化失常，膀胱力弱不能约束，则易发生小便不（失）禁的遗尿现象。

睡眠中遗尿、醒后方知者，多见于 3 岁以内的小儿。智力仍未健全，或者由于为人之父母懒于观察，及未曾养成定时托抱小孩排尿而造成的遗尿，可不属于病态考虑。如果 3 周岁以后睡眠时或玩耍时仍经常对遗尿无知，或常作急逼难忍不能自控的排尿，则应视之为病态。脾肾气虚、膀胱虚冷、制约无力所致的遗尿之治，绝不能片面地施以强缩或涩止，必须考虑病因的饮食失当或分导失正，才能避免此伏彼起的麻烦。

老年人、重病期间及病后体弱者的咳引尿遗，或不能忍耐的尿遗，是脾失健运，肺肾虚亏，下元不固，多属脾肾功能低弱，膀气（膀胱的束力）不固所致，应以固纳肾气为基本治则。

1. 睡中遗尿，尿量多，尿色清，不易叫醒，面色淡白，精神不振，形寒肢冷，舌质淡苔白，脉沉迟无力者，多属肾气不固及脾肺阳虚。治宜补气固膀，药用缩泉丸（淮山药、乌药、益智仁）加人参、黄芪、白术、桂枝、甘草、茯神、金樱根，或以菟丝子丸（菟丝子、肉苁蓉、牡蛎、附子、五味子、鹿茸、鸡内金、桑螵蛸）加减。

2. 咳引遗尿又名"摄失"，此症多发于气滞湿阻的肥胖者，或慢性尿道炎、宫颈炎导致滤泡性咽炎所引起的缠绵日久的气逆、咽痒、咳嗽等失于正治。其治宜益气与化浊，补虚与解毒。宜以治疗梅核气或滤泡性咽炎的方剂酌加覆盆子、金樱子、夏枯草、牡蛎，同时佐以白花蛇舌草、六一散，或佐以大黄、桃仁、桔梗、莪术。

至于脾肾综合征、糖尿病、红斑狼疮、中风后遗症、风湿性关节肿痛、水肿、湿肿等疑难性疾病进入咳引遗尿的摄失者，宜综合权衡，应固中有化、解中有和、托中有排（请参阅《民间中医临床实战集萃专辑Ⅰ》中相关医案例举）。

3. 气虚气陷导致尿意繁数，滴沥不禁或时作自流者，少腹胀坠、气短懒言、四肢困倦、食少便溏、舌质淡尖下垂、脉弱无力。治宜益气升阳。方药以补中益气汤加减：黄芪、当归、升麻、柴胡、白术、陈皮、白芍、桂枝、桑螵蛸、芡实、牛膝、车前子等。

4. 阳虚下焦湿滞者，小便清长或浊涩，多饮则尿频，急逼不能忍耐、约束无力，形寒肢冷，两腮时肿、腰腿倦困，易作腹满，苔白腻，脉细滑。其治宜温阳化浊，固涩止遗。方药巩堤丸加减：熟地、破故纸（补骨脂）、菟丝子、益智仁、菖蒲、茯苓、萆薢、炒韭子、鸡内金、炒麦芽、附片、桂枝等。

5. 伤于食饮者，宜节制有损于脾肾及膀胱的果汁、饮料、豆浆、蜂糖及奶制品等。脾肾气虚所致者，采用前贤传下的缩泉丸或桑螵蛸散，并依患者气血寒热酌情加减，对各种形式的遗尿都具有良好效果。

┃经验方┃缩泉丸——乌药 3~6g、淮山药 10~15g、益智仁 3~6g。

瘦人，宜加泽泻 3~6g、生地 10~15g、白芍 6~8g、桂枝 4~6g；

肥人，宜加白花蛇舌草 10~12g、黄芪 10~12g；或加贝母 3~5g、竹茹 3~4g；或加田七 3~6g、桃仁 3~6g。

口干多饮者，加川连 2~3g、白头翁 3~6g；或加石膏 10~15g、神曲 3~6g；或加泽泻 4~6g、天花粉 6~8g。

每剂中药煎 2 次，每次取药汁 300ml 左右，每次所煎药汁分 2~3 次服，可每隔 1~2 小时服 1 次。服 3~5 剂后，总体上都能日益体现其良好效果。切切不可急于速止！凡是缺少化浊及分导的止遗，可能酿成饱气闷满、气逆咳嗽，甚至产生脾肺肾的急性病变。慎之谨之，切嘱切记——万万不可止遗过甚！（附注：上述方剂所标示克重为 3~5 岁小孩的用量，成人宜依情势及肥瘦等提高为 1~2 倍。）

此外，桑螵蛸散——桑螵蛸、龙骨、远志、菖蒲、当归、茯神等，若添加白芍、桂枝、灯心草、桃仁、覆盆子或金樱根组方，对脾肺气虚且睾丸下坠、日间尿频、夜间遗尿的人疗效确实无疑。

❖ 尿崩

多饮多溲，尿下如崩，难于控制，若然缩尿止排过甚，势必饱气烦满，心悸欲绝。其治宜清解虚热，调和脾肾。

┃经验方┃川连 8g、木香 10g、熟地 20g、金钱草 20g、赤芍 12g、牛膝 12g、天花粉 12g、葛根 15g、泽泻 12g、柴胡 12g、桑螵蛸 10g、车前草 12g、覆盆子 12g、鱼腥草（佛耳草）15g、地龙 10g、旱莲草 10g、黄芪 15g 等加减（此为成人量）。

对于小便失禁，尿频遗溺的治疗，决不能仅仅使用固涩止遗的药物，必须分辨是肺脾肾的气虚、气弱、气滞或阳虚，或是下焦湿蕴而失约。补肾纳气结合醒脾、化浊，才能达到良好的效果。

预防而言，父母对二三岁以内的小儿，不应该因贪睡怕麻烦，对小儿欲尿哭闹之时无动于衷，应将小儿抱起叫尿，培养自控排尿的良好习惯。此外葡萄糖、酸奶、果汁饮料等须知多食必然损伤脾肾，并且可促成下焦湿蕴、膀胱浊毒为害并引发一系列综合征。

尿血者，因小便中潜血而呈赤红色，应以白茅根、红茜根、旱莲草、石韦为要药。

❖ 尿短、尿赤

多与阴虚、缺少饮水、伤于燥热或汗泄过度等因素关系密切。

瘦人阴虚面赤、尿液短少者，宜益阴煎加减：用沙参、玄参、生地、麦冬、石斛、知母，酌加茯苓、白茅根、白花蛇舌草、旱莲草等益气导利之品。

尿黄赤者，往往起于燥热或伏湿蕴火。宜清热除湿，可用导赤散或湿热散，加生地、茵陈等。

❖ 血尿

因结石或尿道炎引起尿中潜血而尿色呈红赤者：

┃经验方┃灵龙排石汤加减：地龙10g，威灵仙15g，石韦10g，川金钱草30g，火麻仁12g，冬葵12g，藿香12g，生地30g，红茜根15g，白茅根15g，鸡内金12g，枳实10g，滑石粉20g，海金沙20g等。

❖ 尿浊臭

究由营养过剩、脾肺气虚、运化失正，导致尿中所含蛋白质、脂类、糖类等超标。是脾失健运、下焦伏湿及慢性肾炎、高血脂、肺源性心脏病、类风湿、肥胖症、气促哮喘等患者共有的症状，其浊臭源于运化失常及排解不畅。其治宜以佩兰、苍术、神曲、萆薢、土茯苓、白鲜皮、桃仁、田七、败酱草、薏苡仁等为要药。

❖ 尿频、尿急

多因伤于冷甜沉降、果汁饮料，反复受累于甜滞，致使膀胱弛缓、约束力衰退，因此呈尿频而排解不净或急逼不可忍耐状。凡下午肆饮橙汁、蜂蜜等饮料冻品者，受害更为明显。此外，小便不适或腰腿之疾，滥用激素类药物治疗者，亦可罹难于此疾。

其治宜温阳化浊、缩中有通利。宜以大黄、桃仁、生地、藿香、海金沙、六一散，加乌药、益智仁，或加桑螵蛸、金樱子，或加旱莲草、白花蛇舌草等组方。

❖ 尿痛

多由尿浊、尿酸、尿糖长期偏高，治标误本而酿成急慢性尿道炎及尿结石，或与淋病、梅毒感染失治有关，宜对症治疗，注重饮食及防止不洁性交等。其治参阅上下相关病况解析。

❖ 乳浑尿

是对小便频数且呈滴沥不尽状、浊稠如乳汁或黏稠如脓毒状的命名。多起于营养过剩吸收不良，或因尿道口感染菌毒而呈涩痛，且牵引脐腹及腰脊亦有痛楚。此病多起于尿道、阴道、前庭大腺或前列腺球状体遭受衣原体、支原体、淋球菌等侵淫，致使分泌液变质腐败，并进一步侵害邻近的器官组织。凡起于不洁性交或性爱不和谐而致的尿道口受创、感染，或淫乱促成的三精合一毒，女性若不促排解，则淋浊可内聚为黄淫或白淫。

对于此症，《黄帝内经》、《中藏经》及《金匮要略》等书中已有相关论述。医仙孙思邈集诸家之言，将此病归纳为气淋、血淋、膏淋、石淋、劳淋五大类，实际上是对泌尿系统因受感染、积毒、结石及阴道、阴茎、性腺内膜遭受菌毒伤害等因素所成之疾的归类。劳淋、石淋是依据病因病况的命名；气淋、血淋、膏淋或热淋、寒淋之名，是依据其性状而命名。

在这里，主要补充对劳淋、膏淋，即性病前列腺疾所导致的、亦可称之为气滞血湿或浊毒下聚所致的脓涕状乳浑尿之治法。近十多年时间用纯中药内服结合苦参、夏枯草、牡蛎、败酱草等外洗或蘸渍，曾为几百例受此反复折磨之苦者施治，促其康复。

┃经验方┃ 此类病症虚实夹杂，其治宜清热利湿，化浊泄毒。方药以草薢分清饮加减为代表——草薢 15~20g、菖蒲 10~12g、田七 10~12g、丹参 12g、生地 20g、泽泻 10g、土茯苓 15~20g、白鲜皮 10~20g、大黄 10g、桃仁 12g、降香或苏木 10~12g、车前子 10g、牛膝 10g 等。

体虚者，加白花蛇舌草 15~20g、黄芪 15~20g；

血虚者，加白芍 12g、当归身 20g；

便秘者，加枳实 10g 或炒苏子 12g；

膏淋反复日久已引起冠状沟有疱疹或疣息者，宜酌加炮山甲 8~12g、蒲公英 12~15g、夏枯草 15~20g、牡蛎 20~30g。

总之，宜依据气血升降及食饮睡眠等状况遣药组方。

第十五章
痰饮病况与症解

❖ 痰

痰，是对痰邪的缩称。"痰"在中医学里是具有广义和狭义之分的。狭义而言，是对咳嗽、呲咯及抽吐等过程中由口咽所促排的似鼻涕、如羹糊、奶油状、泡沫状、脓液状、蚬肉状、卵核或肉芽样浆胶状物的命名。

广义而言的痰，是对营养肌肤、筋骨、脏腑经络的营液失于常态，对体内浊腻稠滞的湿饮类有害物质之统称。狭义之痰名为"有形之痰"；而广义之痰在体内不容易被人们所觉察，因此被称为"无形之痰"，或称为"痰邪"。

中华医学认为体内脏腑功能失调、代谢紊乱、生化失正、卫气营血失和的情况下，体内会出现有损于健康的"水液"、"营津"，在《黄帝内经》中称之为"饮"，后续被分为水饮、湿饮、痰饮等。

痰饮在体内随气流行及合杂瘀毒滞聚为害，是引起诸多疑难杂病的重要渊源。痰邪可导致多种症象，如咳嗽气喘、身热不扬、咽喉不利、胸中闷痛、大便溏薄、纳呆身倦、乏力嗜睡、心情郁闷、身重晕眩、肢体麻木，合燥合火则神志恍惚、疯癫痫狂、瘿瘤瘰疬、肿块结节或肥胖不育等。

因为"痰"属于肺、肝、脾、肾及三焦的生化与输布交换失常的产物，因此其治宜综合分析，标本兼顾。既要了解"怪病多痰"、"无痰不作眩"等的原理，更要悟透"脾为生痰之源，肺为贮痰之器"的道理所在。

汉代医圣张仲景提出了可以觉察的有形之痰是"饮"的衍生物。后来的医家经过对痰饮的进一步考察，不仅作出"清稀者为饮，稠浊者为痰"的解释，并将痰邪分为风痰、湿痰、热痰、郁痰、气痰、酒痰等；对痰所致之疾病划分为寒痰束肺、热痰犯肺、燥痰伤肺、痰热内结、痰火扰心、风痰阻络、痰阻中焦、痰迷心窍、痰湿流注、痰积瘰疬、肺虚痰恋、脾虚痰盛、肾虚痰泛等。

1. 识痰

（1）痰如清涕样者，多由脾肺偏弱合风寒所致。宜药选：法半夏、陈皮、苍术、茯神、防风、荆芥、甘草、桔梗、白芷等。

（2）泡沫状呈牵丝样痰者，噎嗝及湿滞喘咳之人多吐此类痰。宜药选：半夏、天南星、前胡、姜竹茹、白蔻仁、苏子、草决明、白僵蚕、壁虎、牵牛子等。

（3）脓脂样痰者，其痰色青黄，如奶油或痈疮所化之脓。重症鼻渊、扁桃体化脓，及肺痈患者所抽吐或咳嗽咯出之痰多属此类型。治宜清肺利咽，解毒排脓。方药：桔梗、败酱草、瓜蒌、丝瓜络、薏苡仁、连翘、前胡、贝母、桃仁、芦根、红紫草、葶苈子等。

（4）痰如蚬肉或蜂蛹样者，腐败组织也。扁桃体癌或肺癌中晚期患者居多。可选用：梗桔、莪术、败酱草、桃仁、蜂房、连翘、黄芪、西洋参、丝瓜络、僵蚕、壁虎等促排恶痰。宜坚持养阴益气，通便解毒，驱邪扶正的原则。

（5）卵核状、胚芽样、肉芽状或脂胶样痰者，多与体肉的寄生虫及菌毒有关。结核病及结核性肠炎患者，咳咯之痰时有卵核状；肺吸虫、肝吸虫、睾吸虫患者，咽嗌不适时所咯之痰可见脂胶状肉芽样，或小蝌蚪样胚芽样。其治宜对症下药，可以酌选下述之药：百部、雷丸、槟榔、草果、白芥子、皂荚、光慈姑、桃仁、桔梗、橘核、鹅不食草、生天南星、生半夏、獭肝、蚕砂等。

2. 治痰

痰毒所致之病，按其病因又分为风痰、寒痰、热痰、湿痰、燥痰等，对经久不愈之痰又称为"顽痰"、"老痰"。

祛痰之法可分为化痰、消痰、涤痰等（化者，化解排除；消者，攻伐消除痰饮及其产生之根源；涤者，涤荡痰毒之害），用药过程往往三者兼顾，但是应有所侧重，急者以化排为先，"顽痰老痰"治以消涤兼扶正。

寒痰宜温化，常用药为白芥子、细辛、法半夏、陈皮、桂枝、茯苓、款冬花、苏子、姜黄等；

热痰宜清化，常用药为清气化痰丸、小陷胸汤、礞石滚痰丸或羚羊钩藤汤等；

燥痰宜润解，常用药为沙参、玄参、贝母、瓜蒌、白前、前胡、葶苈子、竹沥等；

湿痰宜宣散燥湿，常用药为苍术、陈皮、贝母、桃仁、天南星、半夏、神曲、麦芽、泽泻、茯神等；

瘀痰，宜软坚化瘀，常用药夏枯草、玄参、桃仁、贝母、蒲黄、田七、白僵蚕、壁虎、大黄、山慈姑、海藻、昆布、血竭、风化硝等；

风痰，又名流痰，宜疏解，药选防风、羌活、秦艽、金钱白花蛇、前胡、桔梗、苏梗等；

顽痰宜搜剔（疏化涤除），常用药为郁金、桃仁、壁虎、僵蚕、全蝎、蜈蚣、赭石、礞石；或用菖蒲、灵芝、虻虫、水蛭、生天南星、生半夏、土鳖虫、白芥子等。

总之，应紧紧围绕"脾、肺、肾"，明察升降与虚实。知下泻或涌吐应适可而止，以大毒治疗顽痰恶积应谨守分寸，才能攻而不伤正，克剥无害损。

治宜急则治其标，缓则求其本。标本兼顾，有所侧重。

（1）化痰

化痰之法根据生痰的原因及药物的性状，又分为宣肺化痰、清热化痰、润燥化痰、燥湿化痰、祛寒化痰等。

宣肺化痰，适用于外感风寒，症见喉痒咳嗽，痰多清稀，或恶寒微发热等，常用方为止咳散加减，其主要药物是：北杏仁、桔梗、陈皮、紫菀、苏叶、荆芥等。

清热化痰，热痰者症见咳嗽痰黄，或黏稠难咯，舌质红，苔黄脉数。多因邪热内蕴，煎熬津液所致。常用清气化痰丸加减。主要药物：桔梗、前胡、贝母、瓜蒌、桑叶、葶苈子、昆布等。

润燥化痰，燥痰多因肺阴不足，虚火灼肺所致，常用药为瓜蒌散加减：杏仁、川贝母、沙参、玄参、麦冬、瓜蒌、桔梗、天花粉等。

燥湿化痰，湿痰常呈羹粉样，能使人痞满恶心，头项四肢倦困乏力，舌苔白滑而腻等。常用药为二陈汤加减：半夏、陈皮、橘红、苍术、茯神、枇杷叶、苏子等。

温化寒痰，寒痰常呈泡涕状带丝样，形寒肢冷，苔白滑。寒痰多由脾肾阳虚，寒饮内停所致。常用理中化痰丸加减：干姜、白术、半夏、天南星、鹅管石、白芥子、苏子、皂角荚、白蔻仁等组成。

（2）消痰

痰浊内停，上述所言一般化痰之法不能排解时，可采用对痰具有攻伐作用的药物。逐除痰饮必须顾护脾肾，如痰饮伏于肺肾，发为哮喘之症时，应用赭石、神曲、苏子、莱菔子（莱菔子）、风化硝、葶苈子、牛蒡子等药物，常用方剂为定喘汤、三子养亲汤等。

此外痰浊胶结为"痰核"、"瘰疬"等症时，常用具有消痰软坚的药物，如：海藻、昆布、芒硝、浙贝母、白芥子、光慈姑、桃仁、田七、风化硝等，常用方剂为消瘰丸，或消咳喘液等。

（3）涤痰

涤者，涤荡消除经久不愈之顽痰、老痰。如风痰窜脑引起的癫痫，老痰阻肺的干哮症。常用药物有礞石、赭石、胆南星、天竺黄、竹沥、大黄、芒硝、神曲、石膏等，常用方剂为涤痰汤或礞石滚痰丸依情加减。

❖ 饮

是对湿饮的缩称。是对体内失于常态的既不能被吸取利用，又无力将其及时排泄于体外的，有损于健康的水液及营液等的称谓。饮在体内滞留的时间愈长，则可以转化为变化多端的、为害不浅的广义之浊毒或痰邪。

饮病之治，以健脾助运、益气化浊、疏理升降、开鬼门（汗腺也）洁净腑为原则。本人经验而言，若能依理酌选防风、荆芥、苍术、白术、砂仁、白豆蔻、海金沙、六一散；或选菖蒲、灵芝、牛膝、田七、白花蛇舌草、黄芪、泽泻、茯苓；或选前胡、陈皮、香附、生地、贝母、桃仁、草薢、土茯苓等组成方剂者，则浊饮可解、胀肿可消、闷满可除。

【附】祛痰注意事项

凡祛痰之法，方药中应辅以健脾化湿，理气和中，护佑肺肾的药物。

痰症咳喘而有咯血者，慎用能促进血管扩张的药物，即动血燥气之品。

麻疹初起期，即使有咳嗽发热的症状，宜慎用具有收涩作用的祛痰止咳类药物，以免导致阻遏肺气、麻毒内伏之弊。

第十六章
气喘病况与症解

哮，以阵发性喉间有哮鸣声（痰与逆乱之气在咽和喉咙间上下窜动所致）为主症。

喘，以呼吸急促、呼多吸少，甚至张口抬肩为主要特征。哮之因痰气相搏，喘之由肺失宣降、肾失固纳。

哮喘，俗称喘促或气急。是对肺系统病疾及诸多慢性消耗性、阻塞性疾病患者，因浊毒逆乱所引起的气逆上冲、呼吸窘迫、呼多吸少等状况的命名。经云："肺主气司呼吸；肾藏精主纳气"，"脾为生痰之源，肺为贮痰之器"，肺胃合脾肠是营血生化的熔炉……简言之，运化失正、湿饮成痰，肠滞伏毒湿久起蕴火是气乱气逆的缘由；哮喘是肺萎、肺痈、肺心病、肥胖症、糖尿病、慢性肾炎、脾肾综合征、尿毒症、败血症等诸多慢性疑难病患者普遍具有的症状之一。

严格而言，哮与喘有同有异。因为哮必兼喘，喘不一定兼哮。哮须明辨冷热干湿，喘宜究识虚实新旧。其具有如下多种类型。

❖ 冷哮喘息

咽中痰鸣，肢冷心悸，常胸闷气憋，痰白清稀或呈泡沫状，舌常呈淡胖，脉浮紧。治宜温肺散寒，豁痰利窍。射干麻黄汤加减。

┃**方药**┃射干 15g、炙麻黄 10g、炒苏子 12g、生姜 3 片、细辛 6g、半夏 12g、款冬花 12g 等。

❖ 热哮喘促

哮鸣气粗，口渴喜饮，便秘尿赤黄，胸闷烦热，阵作咳呛，痰黄难咯，舌苔黄腻，脉滑数。治宜先清肺热，后化痰降浊。定喘汤加减。

┃**方药**┃石膏 20~30g、炙麻黄 8~10g、黄芩 10g、枳壳 10g、甘草 6g、杏仁 12g、牛膝 10~12g、大黄 10~12g、桑白皮 10~15g、连翘 12~15g 等。

❖ 肺虚喘促

恶风自汗，语怯声低，喘促吸微、气短难续，心悸肢冷、劳则更甚。治宜助运降逆、益气固表、潜阳纳气。

┃**方药**┃熟附片、熟地、前胡、车前子、川连、白头翁、肉桂、牡蛎、炙麻黄、桔梗、甘草、杏仁等。

❖ 痰浊阻肺而喘

喘逆气粗、胸闷痰涌，四肢沉重、食欲不振，苔白腻，脉滑速。治宜降逆化痰、利气止喘。三子养亲汤合二陈汤加减。

┃**方药**┃苏子、炒莱菔子、葶苈子、牛蒡子、川贝母、桔梗、前胡、桃仁、瓜蒌、陈皮、大黄、牛膝等。

❖ 阳虚水泛而致气短喘息

胸胁支满不得卧，心悸尿短，肢冷肿，形寒怕冷白痰多。舌淡苔白，脉沉滑。治宜温阳化浊、利水消肿、降逆定喘。

┃**方药**┃前胡 12g、桔梗 10g、姜黄 12g、附片 12g、熟地 20g、川金钱草 20g、桂枝 12g、白芍 12g、牛膝 12g、大黄 10~12g、杏仁 10g、甘草 6g、降香 12g、前胡 12g 等。

　　风寒或风热袭肺时出现的气喘，一般而言是短暂的；长时间的气逆喘促，与脾肺气虚、运化失正、伏湿蕴火、浊毒逆乱关系最为密切；而气虚则多起于劳伤失治，阻塞则多起于误治或误补。

第十七章
呃逆病况与症解

　　呃逆，是对胃肠及腹膜作异常收缩时所引起的、咽咙间因上逆之气窜犯而发生的作响现象之称谓。

　　临床资料表明，呃逆之所以发生是与脾胃失和、升降失调、下焦伏湿、肺失清肃密切联系。宜以调和肺肾、疏肝和胃、宣肺下气为原则。声雄者，湿阻下焦、浊热逆乱；声弱者，肺胃弱、气阴不足。

❖ 寒呃

　　饮热则减，宜丁香柿蒂汤加减：丁香、柿蒂、生姜、吴茱萸、降香、陈皮、白术、茯神、薄荷、荆芥等。

❖ 热呃

　　饮冷则舒缓，宜泻心汤加减：大黄、黄连、黄芩、石膏、姜竹茹、甘草、枇杷叶、枳实、淡竹叶、陈皮等。

❖ 肺虚作呃

　　呼吸浅薄，少气懒言，乏力神疲，宜益气降逆解呃：白术、黄芪、茯苓、人参、泽泻、熟地、前胡、姜竹茹、麦冬、五味子、法半夏、陈皮等。

❖ 食滞作呃

腹中不适，胀闷欲吐，宜保和丸加减：麦芽、神曲、槟榔片、炒莱菔子、连翘、薄荷、沉香面（吞服）、山楂等。

❖ 肝气不疏作呃

呃引两胁、疼痛、烦闷，咽中不适，口苦，宜柴胡疏肝散加减：柴胡、薄荷、白芍、香附、枳壳、陈皮、赭石、姜竹茹、大黄、当归等。

第十八章
呕吐病况与症解

呕吐，是对胃内所容物经口涌吐而出之现象的命名。其主要原因在于：邪气犯胃，肺失宣降，下不能排，浊无以降。

对于内伤食饮或食物中毒等因素所引起的呕吐现象，属于生理上自我奋起对有害物质的排斥，是有益于解除毒害的，因此对于呕吐现象，切不可皂白不分地凡见呕吐即使用具有收涩性能的止呕药。

本人曾经到医院接治过多例呕吐病例，小儿因内伤食饮、外感风寒等因素所引起的疴吐患者，住院治疗被急速止除之后，往往引起腹胀饱气，造成浊毒冲积于肺脑的肺炎或脑炎危重症患者，改用纯中药促其呕吐或通过大小便排除湿饮浊毒之后，都能达到起死回生之效。

呕——是胃肠对具有不良感受的容留物的奋起自救，促使不良物通过食管反流，并由口腔急速冲出之现象的称谓。可因食伤或肠梗阻而发生，可因咽喉受不适的异味异物之刺激而起呕。乘车船晕眩作呕者，多气虚、血压偏低；孕妇气弱肠滞而作呕吐、嗳呃，是称为"妊娠反应"。

吐——胸肺或胃脘将痰涎或饮食物反流于口腔排出为"吐"。舌咽将痰浊嗽咯排出的现象，称"咯吐"。如吐痰，吐血，吐气，吐水，吐故纳新，春蚕吐丝等。呕吐避开胃癌食道癌而言，多起于内伤食饮，外感风寒；肺失宣肃，胃失和降；气阴两亏或饮食有毒。

风寒犯胃者，用藿香正气散；食伤肠滞者，保和消导煎；胃失和降者，香砂六君加旱莲草。

本人的临床经验表明，凡内伤于食饮杂乱或过量，肆意于冻品及燥热者所引起的饱气呕吐，使用神曲茶或藿香正气丸（水），是行之有效、十分稳妥的方法。食品中毒已严重者的作呕，原则上都应急送县市级医院，作速化检，对症治疗。中医书籍中关于单方草药止疴止呕，或绿豆、甘草解毒的应用，须知适应范围及轻重缓急。

可以说，上述发热汗泄、吐痰、作呕等现象，都可以具有生理反应的积极成分，切切不可皂白不分地采用对抗疗法。以防酿成废秽内聚的恶化趋势。

本人的经验而言，凡呕吐需注重协调三焦之质能，以醒脾化浊、通调二便、顺气益气、宣窍逐毒为总则，下列方药可供参考：

┃经验方 1 ┃广谱之方——前胡 10g、陈皮 10g、白术 12g、茯苓 10g、防风 10g、姜竹茹 6~8g、藿香 10g、生地 20g、丁香 4~6g、白蔻仁 6~8g、杏仁 8~12g、甘草 4~8g、紫菀 10~12g 等，视气血及二便状况而酌情加减。

┃经验方 2 ┃孕妇（妊娠）呕吐方——前胡 10g、陈皮 10g、贝母 8~10g、姜竹茹 6g、黄芩 10g、白术 15g、藿香 12g、生地 30g、当归身 20g、大黄 5~10g、甘草 6g、杏仁 10~12g、益母草 12g，依情势可作增减。

第十九章
积聚病况与症解

　　积聚是对因于正气亏虚、脏腑失和、代谢紊乱所导致的气滞血瘀、浊毒痰脂汇集停留、积淀凝固所致的有形及无形之现象的取意性命名。是对"癥瘕"、"痃癖"、"肥气"、"瘰疬"、"肿瘤"等多种证候的总揽。需知聚为积之始，久聚不去积乃形成。聚起于气滞湿郁，积成形于痰瘀浊毒。

　　其治宜补而不留邪，攻而不伤正，恰到好处，以平为期，才能无愧于患者，无愧于白衣天使的称号。

　　《灵枢·五变》中"人之善病肠中积聚者……皮肤薄而不泽，肉不坚而淖泽。如此则肠胃恶，恶则邪气留止，积聚乃伤"。对于积聚的治疗，《素问·至真要大论》中已明确提出"坚者削之，结者散之，留者去之……"以及"大毒治病，十去其六……"等原则。

❖ 癥瘕

　　癥瘕是中医学特有的名词，是对腹内所具有的结块或滞聚的总名。对结块坚硬、固定不移、推揉不散、痛有定处、病属血分之积肿名为"癥"，如乳岩、瘰疬、筋瘤、肝积。对痞满无形、时聚时散、推揉转移、痛无定处、病属气分之聚名为"瘕"，如奔豚、疝气、乳癖。而有些教科书把癥瘕局限于妇科系统肿瘤、盆腔炎性包块、子宫内膜异位、多囊卵巢、输卵管阻塞等病症……本人认为，确凿而言的"癥"与"瘕"是古人对因积聚所引起的病疾处于早期或晚期、良性或恶性的认识及划分。

面对病因错综复杂的癥瘕积聚、肿瘤癌症，其治既要坚守治病求本，又不可呆板执一。须正确理解下列经文及注意事项："正气存内，邪不可干"、"邪之所凑，其气必虚"、"邪气盛则实，精气夺则虚"、"至虚有盛候，大实有羸状"、"开鬼门，洁净府，去菀陈莝"、"虚则补其母，实则泻其子"、"形不足者，温之以气，精不足者，补之以味"、"其高者因而越之，其下者引而竭之"、"救阴不在血，而在津与汗；通阳不在温，而在利小便"、"补上、治上制以缓，补下、治下制以急"、"诸病在脏，当随其所得而攻之"、"大毒治病，十去其六；常毒治病，十去其七；小毒治病，十去其八；无毒治病，十去其九；无伐天和、无盛盛、无虚虚"、"喉风倒其痰，喉蛾烙其核"等。

临床过程如果能够坚持具体问题具体分析，胆大心细组方遣药，因人、因时辨证施治，则癥瘕积聚可以排解。具体针对性论治参见《民间中医临床实战集萃专辑Ⅰ》中对肝积、肺积、骨肿瘤、多囊卵巢及子宫肌瘤等化解排除的医案例举。

❖ **瘰疬**

又名"鼠疬"、"痰火"，现代医学称淋巴结炎、淋巴结核或癌肿之毒向淋巴转移。多发于项下胸前、腋窝或大腿内侧，并于儿童、青年或肿瘤癌症接受放化疗后引起病灶转移者多见。

体内淋巴系统在正常情况下，具有吞噬及化解体内在正邪交争过程中所产生的毒害性物质，相当于体内的环卫工人。瘰疬之所以产生，是体内具有超负荷毒害性物质，清洁系统已无力将体内垃圾及时有效地排解所致，是痰瘀浊毒在机体局部堆聚为害的反映，关系于肺脾肝肾，而且与此前的运化及排解，汗泄或大小便等有失常态不可分割。

病因多属于正虚邪恋，病况虚实合杂；肺肾亏损，浊毒凝聚；肝郁气滞，浊毒蕴火致痰瘀胶结。

治疗原则：益气逐浊、养血疏肝，解郁化痰、软坚散结；或者清热和营、益气养血、托毒透解。

其治宜以小金丹或消瘰丸化解：炮山甲、蜈蚣、夏枯草、连翘、白花蛇舌草、玄参、山慈姑、贝母、黄芩、蒲公英、薄荷、白芥子、壁虎等为常选之药。切忌滞腻及燥补之品。

对肿癌恶疾之毒向淋巴转移的患者，必须戒口鱼腥及高异蛋白，否则加速转移，痛情惨凄！

处方主药以田七、蒲黄、土牛膝、赤芍、生地、香附、瓜蒌、贝母、夏枯草、牡蛎、玄参、莪术、丝瓜络、鱼腥草等为常用药。大腿内侧或腋窝结瘰者，宜加附片、败酱草，或加桃仁、土鳖虫等；纳呆者，加鸡内金、枳实，或加麦芽、蒲公英；气血弱甚者，宜加当归头、黄芪，或加何首乌、枸杞子（民间有祖传拔毒药膏，贴以项侧将患处病肿散解或拔除的医者）。

服药期间能够遵嘱劳作食饮者，可以争取将瘰病化解排除。

❖ 瘿瘤

瘿，是古人对好发于颈项前方的状如缨络的囊肿积聚之命名，俗称"粗脖子"或"瘿袋脖"。其漫肿或聚结，初起不改变肤色，疼痛亦不明显，因此前期常被忽视，往往进展至中期才被亲朋或本人发觉，不易破溃，缠绵难消。古籍有气瘿、肉瘿、血瘿、筋瘿、石瘿等多种分法。

好发于青年，而且女性发病率远远高于男性，既往以孕妇及产妇多见，目前情势而言，女性初中学生发病率居高。

从已经接治的几十例中学女生而言，都具有慢性咽炎、慢性尿道炎、宫颈炎合杂缠绵的情况。究其原因，生冷甜滞及激素类药物或食品促成咽项不适，尿浊及白带稠滞，使颈项内的甲状腺奋亢或衰退，造成该部位浊毒痰脂滞溜，日积月累而成瘿瘤。

化检单表明多数患者并非缺碘，本人以排解下焦之伏湿蕴火、疏肝理气、软坚消肿为治疗原则（放射性药物喷疗，往往引起月经紊乱或闭阻，容易构成不育或怪胎；手术治疗则容易复发及转移）。中药能促使所聚浊毒痰脂，咯排出去者，则囊肿可以逐步消失。

须知病根在于三焦。紧扣尿道及阴道之疾，并且促诱主动咳咯痰涎，则有望治愈且不会有影响生育之弊端。

┃经验方┃ 玄参 20~30g、莪术 12g、昆布 12g、夏枯草 20~30g、田七 10g、桃仁 12g、陈皮 10g、降香 12g、大黄 12g、牛膝 12g、五灵脂 10g、蒲黄 10g、生地 20~30g、赤芍 15g 为组方之要药，此乃本人经验之谈！

第二十章
痒症病况与症解

痒，是对肌肤间所产生的，似有蚂蚁或虫虱在爬行或聚散蠕动，引起喜欢用手指去抓搔或以粗糙物体对该处进行磨擦，抓至皮屑剥脱或促使引起湿痒之液汁渗出之后，才能使人感到缓解性舒服的现象及感受之称谓。

发生瘙痒的主要原因在于肺卫的清肃功能受到阻碍，气血营卫在肌肤循环交换过程中所产生的废气或废液，不能及时通过毛皮的汗泄驱化排除。《黄帝内经》中言："虚邪之中人也，洒淅动形，起毫毛而发腠理……气往来行，则为痒。""诸痛痒疮、皆属于火。"其主要类型有身痒、阴痒，热痱痒、风疹痒，湿毒痒、癣疥痒，麻痘疮毒痒，气滞血湿痒、气热血虚痒，梅毒阴埠痒，蛲虫肛门痒、痈疮（疽）虫菌痒、目痒、咽嗌痒，虫毒所致痒，祛瘀生新痒等。

凡痒之治需循因而治，切勿过分重标，治标而误本，害人之举也。因为痒之所以发生实际上都与气血营卫、风火虫毒、湿燥乱害气机密切关联，重标而误本，害人亦害己。须究所发部位与脏腑经络及气血营卫、寒热虚实、大小便汗泄等之间的整体恒动关系。本人医案中有许多令人可喜的案例。

下面简要分述痒症的几大类型及其相互关系：

能够引起发痒的疾病种类很多，其中，以痱子和各种常在身体上遍布、透发，引起巨痒的"疹"类为普遍。

痱子多发于项下胸前背后，四肢近端的皮肤浅表处，密密麻麻布生内藏汗液的细小丘疱。病因营液稠滞，排汗不畅或受抑所引起。其痒阵发，吃燥热后更甚，痒毒误治失治可以引起湿疮的发生。其治宜轻宣解表，化浊利尿，泄热通便。方药：金银花、连翘、薄荷、荆芥、赤芍、生地、泽泻、牡丹皮、甘草、杏仁、苦参、蝉蜕等。

疹（风疹、麻疹、痘疹、湿疹等），是对头面四肢，胸腹等部位之皮肤皆可发生的起于局部肌表作痒，抓搔之后会起红砂点状小疖，或者抓搔过后，呈片块样略高于浅表皮肤为主要症状的命名。

❖ 风疹痒

风疹，又名"瘾疹"、"风疹块"或"风土疮"等。风疹之发生内以皮肤虚弱，发作之处营卫气血循环受阻，外因风寒束表，或具有刺激性的气液、昆虫之毒黏附于皮肤皆可诱发。当风寒使处于肌表的失正之营液，既不能被气血同化摄取，卫外之气又无力将其异化排解时，出入无门的失正之营液伏于表皮之下，而呈片块样作痒。

"瘾疹"者，形如豆皮或堆累成块，形状大小不一，发无定处，时现时隐，退后可不留痕迹。部分患者有低热或伏热现象，大多数患者发作之前，有不同程度小便短促的情况（药物性过敏者，如磺胺类、青霉素类等药物过敏者，也可表现类似状况，但是药物或花粉中毒者，大多数首先在唇舌部位有胀麻不适感）。

风疹痒或湿疹痒，被抗过敏或激素类药物反复抑压后形成皮肤恶癣而苦不堪言者，近几年的案例急速猛增，令人心寒……

从中医的角度来说，风疹之治宜宣肺和营、解表除湿。宜以甘草、苦参、荆芥、薄荷、莱菔子、山楂、防风、竹茹、生地、香附等为处方主药。

风疹易发于头面、四肢、项下、胸前，常与突遇风寒或饮食甜滞、燥辣相关联，而且兼有二便不畅的情况。风疹之所以发生，其人之营卫，或多或少生化已经失正。胱肠伏湿遇燥而起，或者血虚风动，总与营气关系密切。

风毒蕴肤者，皮疹色泽赤红，受风作痒加剧、口渴心烦，皮肤内有灼热感，脉浮数，苔薄黄。其治宜疏风解毒，以疏风清热饮加减：荆芥、防风、白蒺藜、蝉蜕、连翘、金银花、生地、赤芍、牛蒡子、黄芩、甘草等；或以消风散加减：

生地、当归、防风、荆芥、蝉蜕、苦参、石膏、苍术、知母、牛蒡子、甘草、木通、胡麻仁等。

风寒束表而风疹乍起者，其症遇冷则加重，得暖或暖水洗后自觉减轻或冬重夏轻，苔薄白，脉缓浮。其治宜辛温解表，方药以桃叶泄春汤加减：桃叶、辣蓼草、连根葱、荆芥、苏叶、苦参、甘草、前胡等加减。

血虚风燥者，多发于老年人。皮疹及痒多在午间或夜睡时发作，经久不愈，皮肤干燥，头晕目眩，舌淡少苔，脉细数无力。其治宜养血息风，四物汤加减：川芎、当归、白芍、熟地、赤芍、桂枝、甘草、白芷、葛根、柴胡、青蒿、西洋参、浮萍、泽泻、牡丹皮等加减。

气营两燔，搏于肌肤，皮疹突发者，大片成块、痒痛灼热，心烦不安，面红目赤，口渴喜饮，大便秘结，小便赤短，舌红苔黄。若不急速解除，可以转为丹毒或侵淫疮等顽恶之疾。其治宜清气凉血，方药以清瘟败毒饮加减：败酱草、白头翁、生地、知母、牡丹皮、赤芍、连翘、生石膏、桔梗、甘草、黄连、栀子、玄参、黄芩等。

┃经验方┃ 防风 8~12g、荆芥 10~12g、丝瓜络 10~12g、前胡 10~12g、连翘 12~15g、蝉蜕 6~8g、薄荷 10~12g、蒲公英 12~15g、大黄 8~12g、桃仁 10~12g。

肢肤偏冷者， 加白芍 12~15g、桂枝 10~12g；

肌肤赤晦、内有伏热者， 宜加赤芍 12~15g、桑枝 12g；

肥人头面汗冷或者头面呈过敏状疹痒者， 宜加葛根 20~30g、羌活 10~12g、牛膝 10~12g、车前子 8~12g；

气促喘咳者， 可加麻黄、杏仁、石膏、甘草，或加姜黄、降香；

痒甚而心烦意乱不得眠者， 宜加苦参 12~15g、甘草 6g、灯心草 3~5g。

服药期间如果能够戒口高异蛋白、生冷甜腻壅塞品及燥热上火之品，疗效一定良好。

❖ 湿疹痒

湿疹，是一种变态性皮肤病，有急性、慢性、亚急性等划分。多因食饮失节，脾失健运或素患其他疾病日久耗气伤血，外感风湿热邪而诱发。

湿疹的类型甚多，凡是皮肤因作痒被抓搔后会渗出淡白或淡黄色腥臭黏稠之液汁，并且具有皮肤粗厚之势的皮肤疾病，皆可归属于湿疹或湿毒的范畴。如湿痨（湿疮）、湿癣、麻疹痘疮、湿毒、湿疽等。

湿疹喜发于大腿内侧，颈项及指、趾间等部位，如阴囊湿疹、外阴湿疮、脐周湿癣、肛周湿毒等，其治宜醒脾助运，益气宣肺，除湿解毒。

┃经验方┃土茯苓 15~20g、当归 10~20g、白鲜皮 10~15g、土荆皮 10~15g、甘草 6~8g、苦参 10~15g、连翘 12~20g、蛇蜕 4~8g、赤芍 8~15g、牛膝 8~12g、蒲黄 8~12g、田七 8~12g、赤小豆 20~30g、薏苡仁 20~30g、白头翁 8~12g、萹蓄 8~12g 等。

阴唇、阴囊湿痒者，宜酌加降香 10~15g、桃仁 8~12g；

脐周湿痒者，宜加香附或藿香 10~12g；

反复日久患处皮肤已呈粗厚者，宜加蒺藜或荆芥 10~15g，蚁巢或露蜂房 8~12g；

血弱者，宜加白芍 10~20g、当归 10~20g；

气虚者，宜加黄芪 15~30g、旱莲草 10~15g 等。

总之宜依据具体的气血状况及部位所在遣药组方，祛邪扶正，则病根可以逐步铲除。

湿疹进一步划分，又可以分为以下几种类型：

1. 急性湿疹　又可分为热盛型、湿盛型：

热盛型急性湿疹，发病急骤，皮疹为红斑、丘疹、水泡，糜烂、渗流液汁、起痂，瘙痒甚剧，并带有明显的胀热感，口干作渴、大便干结，舌尖红、脉弦滑。起于湿蕴热盛、血湿蕴毒。其治宜清热利湿、凉血解毒。方药：生地、泽泻、生石膏、六一散、黄芩、龙胆草、赤芍、牡丹皮、车前草等。

湿盛型急性湿疹，发病较缓，皮疹为丘结，轻度潮红，时作瘙痒，抓后易溃烂，渗出液较多，常有四肢湿重、纳食不香、身倦等症，苔白或浊腻，脉滑或弦滑。其治宜健脾利湿，佐以清热解毒。方药：苦参、白术、陈皮、茯神、薏苡仁、地肤子、白鲜皮、狼毒、槟榔片、何首乌等。

2. 慢性湿疹

可由多种类型的与湿相关的皮肤疾病，迁延日久，误治失治（如急性湿疹或药物性皮炎的误治失治）转化而成。其最大特点在于手足关节或凹陷之处对称性、多发性反复丘疮，肿痒糜烂起毒痂，生鳞屑，形态合杂、皮粗色暗赤晦，而且具有明显的浸润变化，反复发作，时轻时重，阵发瘙痒。

此症属难治之列，因为关系于脾虚湿蕴、营卫气血的生化运行，交换输布都已经受到湿蕴之害矣。

其治宜醒脾化浊、益气活血，通腑解毒、宣肺泄秽。围绕去湿化解排，扶正祛邪，内外结合治疗。

内服赤芍、桂枝、甘草、白芷、西洋参（或人参须）、苍术、陈皮、槟榔片、大黄、前胡、败酱草、狼毒、桃仁、甘草、薄荷等；外用青黛散合苦参、白及贴敷，或苦参、蕲艾、桃叶、枯矾、千里光、金银花藤合煎，痒时湿敷或涤洗，而且必须慎戒生冷寒凉及高蛋白、异蛋白（如燕窝、鱼虾、蚬蚌等），烧烤食品及燥辣品亦应少食，否则难于奏效。

服药后，体内之伏湿能够化解呈泡涕样，从大便中排出，苔中浊腐退解之后，大小便能够逐步趋于爽利、气机能够逐步增强，食欲及睡眠能好转，自汗或盗汗、手脚胀滞能减轻，粗厚之皮肤能随湿去而逐渐转皱薄，颜色黄晦或赤暗能脱减是为中效。

连续服用上述祛邪扶正化排煎（或以牡丹皮、泽泻、赤芍、桂枝、甘草、白芷、连翘、荆芥、桃仁、大黄、苍术、黄柏、赤小豆、薏苡仁、白鲜皮、狼毒等加减）3个月或半年以上才能固本强基、防止复发。

3. 亚急性湿疹

是对急性湿疹向慢性过度时期的称谓。此时的肌肤貌似趋于好转，事实上是营血中的瘀湿处于潜伏状态，患处皮肤仍粗厚，内部颜色仍黄晦。

其治宜行气化湿，清营解毒。处方主要药物：柴胡、当归、大黄、茵陈、牡丹皮、泽泻、藿香、生地、金钱草、茜根、蛇蜕、连翘等。

从目前临床所接治的众多麻毒痘疔疮之患者而言，实际上都是由痱子、风疹、麻疹、花粉过敏或药物性皮炎等皮肤湿痒之轻症，接受治标而误本（即有损于脾肾肝肺，有碍于二便排解浊湿）的药物所致，容易导致湿疮或湿疡。如痱子之治背离泄热通便；风疹之治没有围绕宣肺和营、疏风泄热；疮痈之治，背离了活血解毒，通络化排的治则；淋浊或带下之治，背离了益气潜阳，助运排解的原则；崩漏之治，未领悟生新与祛瘀，气陷与湿饮等之间微妙关系。呜呼哉！患者不明利害关系，医者碌碌图于金钱，使恶湿之为害令人心酸。

❖ 癣痒

癣，有圆癣（金钱癣）、阴癣、股癣、顽癣、牛皮癣、湿癣、头癣等的命名及划分。

其症与湿毒、湿疮有许多相同之处，主要区别在于：①凡癣多呈苔藓或枯树皮样，呈圆圈或半弧圈，其外围之皮肤丘疹或痂疱、皮屑常明显高于弧圈之内；而湿毒、湿疮则是血湿、浊毒凝成的丘疹、肿结。②癣疾抓破丘疹后其破处则可见小圈之内有众多的菌丝样突起点；湿毒、湿疮之丘疹抓破后则大多数皆有腥臭之液渗泄现象，其基座则存在针尖状血砂点合小粟米样凹陷圈。

癣毒发作抓烂时常使人痒痛难忍，其中牛皮癣及生于下半身生殖器周围的阴癣治之最难（乃浊毒、血湿合杂为害也）。

牛皮癣，形如长期经受牛颈套压迫磨擦处的牛颈项之粗黑色皮，顽粗且坚，抓之如朽木，抓脱之皮屑有如尼龙塑料化肥袋败解之片块。顽痒抓至渗血仍不知痛。相当于近代医学所说的神经性皮炎或银屑病，多见于情志不遂，夜寝不安的成年人，好发于身体易受磨擦的部位，如颈项部、四肢伸屈部、脚盘等部位，常呈对称性分布，灰白色，枯苔藓样。总与气滞、伏湿、菌毒等关联。

1.肌肤热毒者，皮损色红，心烦易怒，失眠多梦。

治宜清热解毒，以龙胆泻肝汤加减：龙胆草、黄芩、柴胡、薄荷、生地、当归、泽泻、栀子、白鲜皮、连翘、甘草、败酱草等。外擦可用牛皮烟合松节油（敬请审视地塞米松、肤疾宁、皮宝霜等激素类药膏外搽，或激光治疗的客观变化，违嘱使用而且病情已经反复者，癣势必进一步传扩）。

2. 风湿蕴肤者，剧痒时作，夜间尤甚，下眼睑胞、下肢脚盘或两腮角时呈湿肿样。

治宜祛风燥湿，强卫解毒。

| **经验方** | 消风散合二妙散加减——苍术 8~10g、黄柏 6~8g、败酱草 12~15g、薏苡仁 20~30g、苦参 10~15g、甘草 6~8g、土茯苓 15~20g、白鲜皮 12~15g、槟榔片 15~20g、连翘 15~20g、赤芍 10~15g、生地 20~30g、桂枝 10~12g、茯苓 10~12g 等加减。

3. 血虚风燥者，皮肤干痒、皮损灰白；抓脱之皮屑，如枯木、如败纸；失眠健忘、心悸怔忡，瘦而晦暗，经血不调。

治宜养血润燥，祛风拔毒。方选四物消风饮，或当归饮子加减。常用川芎、生地、赤芍、当归、柴胡、黄芩、薄荷、蛇蜕、桃仁、甘草、荆芥穗、狼毒、白鲜皮等组方。

❖ 疥疮痒

疥疮，好发于指间、腕关、肘窝、腋窝前、乳下方、脐周或腹股沟等皱襞部，亦可泛发于全身；少数儿童可发于头面。

疮疥之间可有隧道相通（按之可见黄稠腥臭之液汁渗涌，是疥螨之分泌物及受阻之营液的混合物）。常先起疱疹，实为湿疹感染疥虫所致。

其治宜燥湿杀虫，通便解毒。药用大黄、生硫黄、甘草、连翘、槟榔片、败酱草、夏枯草、赤芍、牡丹皮、泽泻、生地、藿香、白芷、露蜂房等加减；外用百部、夏枯草、苦参煎洗涤或湿敷，或硫黄膏等帮助排解杀虫。

| **经验方** | 百合 15~20g、百部 12~15g、白芥子 12~15g、苦参 10~15g、白芍 12~15g、全当归 15~20g、夏枯草 15~20g、蒲公英 12~15g、薄荷 10~12g、荆芥 10~12g、大黄 10~12g、桃仁 10~12g、连翘 12~15g 等加减。

❖ 虱痒

虱痒乃虫虱抓咬所致，主发于头部、腋窝及阴毛处，是与其人汗中带有甜腻及蛋白质有关，是营液化为血液过程中氧化力度不足，或嗜饮甜冷伤于脾肺有关。

其治宜内服五味消毒饮加减：五味子、麦冬、人参、杏仁、陈皮、生姜、大枣、百部、苦参、薄荷、柴胡等；或芦荟丸加减：芦荟、青皮、雷丸、芜荑、黄连、胡黄连、木香、麝香。

总之，疥疮、虫虱等肌肤之疾，不背离内服排解求治本的前提下，又能适当结合百部、苦参、蛇床子、地肤子、千里光、夏枯草、旱莲草、桃树叶、佩兰、甘草等熬水洗涤或湿敷，个人注意环境食饮的清洁卫生，衣被适当消毒，利用阳光晾晒才能取得良好的防治效果。

❖ 燥痒

是对肌肤失于荣养致使干燥不适，似有虫蚁爬行抓挠，热水浸泡后其痒则或多或少可以缓解之症状的命名。

经验表明：肝失条达、肺失濡润、营卫失和、气阴两虚是燥痒的主要根源；因于误散致气阴两虚，或既往抗过敏药物与滞留于肌肤的浊毒相互拥抱成新的病理产物，构成了对汗腺及皮脂腺的阻塞。

其治宜益气养阴、滋润肌肤、疏肝解毒、清营化浊、引毒外透。

┃ 经验方 ┃ 柴胡 10~12g、葛根 15~30g、荆芥 8~10g、防风 8~10g、白蒺藜 10~12g、何首乌 15~20g、百合 12~15g、沙参 12~15g、当归身 15~30g、赤芍、白芍各 12~15g、甘草 6g、苦参 12~15g、桑枝 10~15g、连翘 12~15g 等依情加减。

治疗期间宜戒口鱼腥及滞腻的食品。治疗至一定程度时，肢肤有类似麻疹之毒外透、轻度发热咳嗽的状况，这是正气奋起驱逐肤内之浊毒的表现，原则上无须恐惧。不能胡乱退热及止咳（可加杏仁、前胡各12g），不应该再次使用抗过敏的激素类乳膏。

❖ 菌毒痒

菌毒痒主要来源于两个方面，一是上述所言的风疹痒、湿痒、燥痒等，以及因受有毒害性气态、液态、放射性物质等引起手指、脚趾、腋窝、大腿内侧等皮肤多皱褶部位的汗液失正、滋生菌毒的各类过敏性反应，因错误使用抗过敏及激素类抗菌药后转为荨麻疹、疥疮、牛皮癣等的阵发性奇痒；二是肌肤创伤后遭受外来的细菌病毒感染引起肌肤作痒。

治疗菌毒之痒必须以内服托毒杀菌，合益气活血之药物为主。如果仅依赖于外部搽贴具有毒杀性或麻醉止痒的药物，不仅会被短时期的假愈现象所蒙蔽，而且往往促成病菌病毒往病灶的纵深部位侵害，表现为向原病灶对应之脏腑、对称的部位作转移性侵淫。

菌毒之痒的具体治疗药物，宜以上述所言治疗风疹痒、湿疹痒、干燥痒及治疗因毒害性气态、液态、放射性物质等所致之痒的方剂中筛选。不同之处在于酌情选加以毒攻毒的药物，如金钱白花蛇、狼毒，蚁巢、露蜂房，硫黄、雄黄，枯矾、铜绿，壁虎、蜈蚣、九香虫等。

凡癣疮严重而奇痒难忍者，宜结合黄柏、苍术、苦参、地榆、狼毒、浮萍、夏枯草、白及等能夺毒外出及收敛止痒的苦参狼毒煎，以内服药后约20分钟左右，对患处洗渍或湿敷。

第二十一章
痛症病况与症解

　　痛，是对病疾或创伤等所引起的令人苦楚之感受的称谓。痛、痒、麻、痹诸症，都与营卫气血、水液津精、风寒湿关系密切。

　　《黄帝内经》中所言："不通则痛"及"不荣则痛"是对痛症病机的总揽，因为不通之痛是围绕脏腑生化的吸收排解、经络气血的输布传导紊乱受阻等失常状况的反应；不荣之痛主要针对精气弱枯、功能衰退所致之失于荣养而痛。

　　无论是不通则痛还是不荣则痛，都属于代谢紊乱、传导受阻，生化生殖、运化排泄失于正常的具体反映。症况之差异，源于各自的体质及病因、病位有所不同，因此具有感觉及症名的差异。

　　把握气滞湿郁、燥热或虫毒、创伤或水火所致之痛的现象与感受的不同——气滞湿阻引起闷痛、胀痛、沉痛；燥热可致胀痛、裂痛；湿郁可致困痛、胀痛、麻痛；瘀血引起刺痛、肿痛；结石引起绞痛、剧痛，如刀捅、破割、针刺；骨哽可引起的创痛、刺痛、掣痛；棒打、碾压可致钝痛、压痛、胀痛、裂痛；水烫火燎造成热痛、灼痛、疡痛；电闪或碰撞可引起抽痛、引痛、酸痛、散痛；虫螫所致的刺痛、麻痛、肿痛；外感时的头痛、身痛；难于言表的各种牙痛、头痛；疝痛、经痛、心痛、胃痛、肿瘤癌症晚期患者强烈持久的凄惨之痛等——对辨病识证，指导用药都具有导向性意义。

　　古人关于"不通则痛"的论述是无可置疑的，但是在论治用药的关键时刻必须深究：引起不通的"虚"、"实"之所在。须知虚者痛绵绵，实者痛暴急；虚者痛隐隐，实者有积肿——有形湿痰瘀，无形风邪毒。总之，千万不能仅求于止痛，不可盲从于麻醉镇静之药物的注射或敷贴，需知该药物的毒副性伤害一言难尽。糊弄无知利害关系的痛症患者之行为，在这里本人要直言指责！

痛，有头痛、牙痛、舌咽痛、肩项痛、四肢痛、胸腹痛、两肋痛、腰脊痛、虫痛、积痛、虚痛、实痛、胀痛、刺痛、钝痛、裂痛、压痛、引痛、剧痛、缓痛、冷痛、热痛等之分。

痛症，可以是局部症状的具体反映，也可以是综合症状在局部的显露。因此对痛症的治疗，既要把握整体恒动，又必须抓住矛盾的主要方面，宜遵循标本兼顾、有是症用是药的原则，才能使饱受痒痛痹苦折磨的患者，树立起战胜病魔的信心。下面分述本人在临床治疗痛证的经验。

❖ 头痛（项咽不适）

头痛之症，关系于五脏六腑，气血经络，其治宜以清肃通降，和解及化浊为主。

头为诸阳之会，三阳之经脉皆上会于头，五脏精华之液、六腑清阳之气都上注于头，这使得头痛成为一种常见的自觉症状，诱因不同痛情各异。凡起居失节，六淫为害，阻碍气血运行，或气血亏虚，阴精内耗、脑失其养及清窍受阻遏等都可以引起头痛。中医学把头痛总分为外感头痛、内伤头痛。气血营卫、寒热虚实、浊毒、痰瘀、六欲七情皆可以引起。

1. 外感风寒头痛者：恶寒发热，头痛项强，鼻塞流涕（风寒所引起的浊饮滞留于胸肺及脑项）。其治宜疏风散寒、利窍止痛。川芎茶调散加减：川芎、白芷、防风、荆芥穗、葛根、薄荷、细辛、甘草、姜片等。

2. 外感风热头痛者：发热恶风、头目胀痛、口渴咽干、尿短黄（胀痛，因于浊热之气上冲，肺失宣肃）。其治宜疏风散热，利窍止痛。桑菊饮加减：桑叶、菊花、芦根、金银花、薄荷、甘草、桔梗、天花粉、泽泻、车前草等。

3. 外感风湿头痛者：纳呆胸闷、头痛如裹、四肢沉重、小便不利、大便或溏，苔浊腻，脉濡（其痛因清阳被湿浊所阻遏）。其治宜祛风胜湿、利窍止痛。羌活胜湿汤加减：羌活、川芎、白蔻仁、草果、半夏、茯神、蔓荆子、防风等。

4.气虚头痛者：体倦无力、懒言少气、头痛绵绵、劳则更甚（气虚头痛头晕者，身倦血压偏低）。治宜补气升阳、养荣清窍。补中益气汤加减：柴胡、当归、升麻、黄芪、人参、白术、核桃仁、金樱子、陈皮、葛根等加减。

5.血虚头痛者，面色苍白、心悸目眩、血压呈波动型，头痛隐隐、如细丝系索，舌质淡、脉细沉。其治宜养血柔肝，荣养清窍。四物汤加味：白芍、当归、川芎、熟地、柴胡、薄荷、蔓荆子、大枣、元肉、茯苓等。

6.阴虚头痛者，腰痛腿倦、头痛隐隐、头昏耳鸣，舒张压有时可偏高。其治宜滋补肾阴、纳气养荣。大补元煎加减：熟地、山药、山茱萸、杜仲、金樱子、莲子、枸杞子、牛膝、天麻、龟板、西洋参、骨碎补等。

7.痰浊头痛者，眩晕欲呕、头痛昏蒙、胸脘闷满、心意烦乱。其治宜化痰运脾，降逆止痛。药用：佩兰、苍术、麦芽、胆南星、半夏、陈皮、前胡、桔梗、赭石、神曲、防风、姜竹茹等加减。

8.血瘀头痛者，痛如针刺，定处不移，舌有暗瘀斑，生气后加重。其治宜活血化瘀，理气通窍。药用：柴胡、薄荷、桃仁、川芎、藁本、牛膝、地龙、威灵仙、全蝎、姜黄、大黄、当归尾等加减。

9.肝寒头痛者，湿郁阻肝胆，干呕吐涎沫，头痛在巅顶。可用暖肝煎或吴茱萸汤加减。

头痛按部位而言：额头前方痛者，关系于鼻炎湿火，药用：牡丹皮、泽泻、生地、藿香、炒山栀、柴胡、桔梗；左右额痛加川芎、白芷、蔓荆子；头顶正中痛者，中焦必有虚火湿郁，引药藁本、牛膝、桃仁、车前子，或柴胡、郁金、山栀子、麦芽、枳壳、防风等。头脑后项困痛，关系于咽嗌湿痰滞留，药用：桔梗、前胡、地龙、牛膝、瓜蒌（仁皮）、桃仁、白茅根、藁本、葶苈子等。

此外，头痛还有喜按或不喜按，欲裂或欲拍打等的不同：喜按者脑中空虚，宜温补脾肾，扶阳填精，以右归丸加减。欲裂不喜按者，燥毒与肝火，目赤口苦，胀热头痛，如劈难受。治宜泄热解毒、清利肝胆，龙胆泻肝汤加减。欲拍打者，湿阻也，二妙散加牛膝、侧柏叶等。

❖ 牙痛

牙痛需知实与虚，实者，主责湿与火；虚者，究其气与阴。

1. 蛀牙湿阻痛绵绵、胸咽闷满兼困乏，二便多不畅，湿滞可寒热。

❘ 经验方 ❘ 二妙散加减：黄柏 8g、苍术 10g、刁竹 6g、威灵仙 12g、麦芽 12g、乌梅 12g、槟榔片 20g，以促化解。

火旺饥渴者， 宜加地骨皮 15g、前胡 12g，或加石膏 20~30g、神曲 10g，或加川连 6~8g、白头翁 8~12g。

2. 阴虚气逆牙松痛者，宜益阴下气兼息风。

❘ 经验方 ❘ 熟地 20~30g、磨盘草 15~20g、骨碎补 12~15g、土牛膝 12g、怀牛膝 12g。

痛甚者， 宜酌加刁竹 4~6g、细辛 3~5g；
牙龈肿积、脓毒者， 宜加皂角刺、败酱草、桃仁。

3. 风火牙痛兼头晕，知柏八味加牡蛎、车前子、牛膝、防风、竹茹，依情选用疗效显著。

4. 牙蛀牙虫因于湿，若食甜腻必更甚。

❘ 经验方 ❘ 槟榔片 20~30g、百部 12g、白头翁 12g、乌梅 12g、土茯苓 12g、威灵仙 15g、刁竹 8g、甘草 6g、苦参 12g、浮海石 10~15g、牡蛎 20~30g，杀蛀虫兼止痛。

5. 牙痛之人面赤红，阴虚火旺肺受侮。宜降火益阴去燥毒。

❘ 经验方 ❘ 栀子 6~8g、白茅根 15~30g、生地 20~30g、前胡 12g、地骨皮 15~30g、赤芍 12g、牛膝 12g、车前子 10g，可伏火止痛，地骨皮、茅根宜重用。

总之，治疗牙痛宜审察气阴及二便，则可以药到痛除。
冷水嗽后痛减者， 宜加地龙 8~12g、鱼腥草 12~15g；
啜热水痛轻者， 宜加细辛 4~6g、石膏 20~30g、杏仁 10g。

❖ 唇舌痛

舌为心之苗，全息着气血荣枯及五脏六腑。舌花斑及溃疡（具有红白斑或溃泡），则表明脾虚肠滞有伏毒。

1. 慢性花斑舌（又名"地图舌"），小儿最常见，对应食伤、经常腹痛、思维难于集中等。建议父母对小儿之关爱切莫过宠；高异蛋白、甜滞品，易伤脾肺及肝肾；食饮粗细求均衡，有益于健全体智及做人！

┃经验方┃川连 2~4g、神曲 4~8g、萹蓄 6~8g、白头翁 6~8g、金银花 6~8g、土茯苓 10~12g、红茜根 8~10g、生地 10~20g、灯心草 3~5g 等。

便秘纳呆者，宜加大黄 6~8g、枳实 6~8g、当归身 5~10g；

气弱倦怠者，可加黄芪 10~15g、旱莲草 8~10g、五味子 6~8g；

尿短赤者，宜加白茅根 10~12g、沙参 10~15g，或加白花蛇舌草 10~12g、玄参 15~20g。

缓缓求愈，愈后仍需戒口食饮，切忌腻补及冷甜果冻。

2. 口舌唇内溃疡疾急起者，脾肠伤于湿燥，肺胃失于清降。

┃经验方┃可用川连 6~10g、白头翁 10~12g、萹蓄 10~12g、牛膝 10~12g、大黄 10~12g（后下）、金银花 10~12g、土茯苓 12~20g、炒山楂 12g、枳实 10g、红茜根 10~12g、败酱草 15g、旱莲草 12g 等。贵在通变巧取用，明察气血促调和，花斑及溃疡可悉除。

3. 口舌唇内慢性溃疡，局部已经附着有瘀腐乳浊者，其人必有慢性胃肠炎史，并且示意既往之治疏于扶正祛邪，致使体内脏腑已有痰脂浊毒潜伏滞留，以致酿成口舌唇内慢性溃疡缠绵难愈。其治必须综合兼顾。

┃经验方┃川连 6~8g、白头翁 10~12g、生地 20~30g、香附 10~12g、丹参 10~12g、田七 8~12g、土茯苓 15~20g、白鲜皮 12~15g、败酱草 12~15g、萹蓄 10~12g 为主药，依据具体情势遣药组方。

气虚者，加旱莲草 10~12g、黄芪 15~30g；

血虚者，加芍药 12~15g、当归身（头）20~30g；

阳虚者，宜酌加附片 12g 或加肉桂粉 4~6g，牡蛎 20~30g。

应该说明的是，此类慢性综合之病疾，决不是三五剂中药可以治愈的，应该以服药后胃纳、睡眠能逐步好转，大便、小便能日趋顺正，精神体力能日趋健强，溃疡浊毒能逐步消失为有益康复之疗效表现。治疗过程个别患者的头面或肢端有疹毒托出，无须恐惧，反而应该视为可喜现象，此乃正气奋起、驱逐毒邪外出的表现，既往治疗肝肺恶积等患者的好转过程中常有此现象出现。

❖ 咽喉痛

项咽是十二经脉通行的会聚之处，是空气及饮食物进入体内之前的调遣处，其结构及能动作用的复杂性可想而知。该部位舌根、咽喉、扁桃体、声带等的痒痛不适，多因于伏湿蕴火、浊毒逆冲、气滞血湿，致声带、扁桃体充血起泡或息肉脓肿。

其治宜标本兼顾，药选桔梗、莪术、夏枯草、牡蛎、赤芍、牛膝（怀牛膝或土牛膝）、前胡、陈皮、蒲黄、田七、生地、侧柏叶等调和气血、助运化痰、疏络逐瘀。

经验表明，项咽部位前后左右的毒积，无论是扁桃体肿大化脓、颈椎骨增生，还是女性气管扩张、项下起喉结、甲亢囊肿、腭下腺囊肿、两项侧瘰疬（淋巴肿大）等，都属于浊毒痰脂在该复杂部位的停滞聚集的表现。其病因、病机在于生化失常、升降紊乱、传导受阻。

对于咽项综合性疾病的治疗，需标本兼顾；化排过程可上促吐咯、下促泄浊；以调和气血、化解排除瘀脂浊毒为原则。针对寒热虚实，可选上述方药加减，或可参阅《民间中医临床实战集萃专辑Ⅰ》中治疗扁桃体蜂窝状肿溃、腭下腺囊肿结石、左右项侧淋巴癌肿溃、甲亢囊肿及舌癌之治的例举。

❖ 腮腺肿痛

腮腺肿痛，源于脾肠及膀胱，对应于牙床（牙龈）及口角内膜。经验表明腮腺部位的肿痛之治，宜用下方。

丨经验方丨 赤芍 10~12g、牛膝 10~12g、地龙 8~12g、鱼腥草 15~20g 联合使用，酌加助运化浊、调和气血之药，能获得稳妥且神奇的疗效。

如果两腮角蛛网状血丝已经明显者，慢性肾炎、小便潜血无疑。此症之治宜以白茅根、红茜根、生地、萆薢、泽泻、川连、神曲、瞿麦、白头翁、白豆蔻等组方，但须戒口冷甜果汁，尤其是空腹时宜少吃。

❖ 中耳炎痛

耳疾对应肺脾肾，耳热耳鸣若误治、失治可导致中耳脓肿，若然再误于升散可以引起脓毒窜脑等疑难险恶之疾。究由气热及燥毒。

丨经验方丨 以甘草 6g、杏仁 10g、地骨皮 12~15g、前胡 10~12g、赤芍 10~12g、牛膝 12g、蒲黄 10~12g、田七 10~12g、败酱草 12~20g、薏苡仁 15~30g、藿香 10~12g、生地 20~30g、金钱草 20~30g 等组方。

纳呆者，加鸡内金 10~12g，或加山楂 12g、菜菔子 10~12g；

耳热者，加地龙 8~12g、鱼腥草 15~20g，或加磨盘草 15~20g 组方，能确保疗效，防止传变。

耳热、耳鸣（慢性中耳炎），多起于食伤劳伤、伏湿蕴火或肾阴虚损，亦可因于游泳或洗澡时水灌于内耳未曾及时排解引起。若然误补及散升，可以促成脓毒窜脑之"怪疾"（即头痛时作、似痫似癫、幻觉失眠等）。

此时之治务必兼顾标本，宜以下列药物组方：

丨经验方丨 山楂 10~12g、菜菔子 10~12g、灯心草 5g、鱼腥草 12~15g、夏枯草 15~20g、牡蛎 20~30g、败酱草 12~15g、薏苡仁 20~30g、前胡 10~12g、陈皮 10g、生地 20~30g、藿香 10~12g、赤芍 10~12g、土牛膝 10~12g、怀牛膝 10~12g、磨盘草 15~20g 等，依据气阴及胃纳二便状况酌情加减，疗效可以达求。

❖ 三叉神经痛

三叉神经痛——多起于牙龈炎、中耳炎、咽腭穹内之积毒未及时化排，使该处之经络穴腧感染受阻，呈隐痛、刺痛；严重时呈放射性痛，可传于中耳及丘脑。常为导致面神经偏瘫、口角歪斜及脑血栓的诱因。

其治宜以炮山甲、皂角刺引毒外透；并以地龙、白僵蚕、橘络、灯心草疏理经络、排除感染；以大黄、牛膝、桃仁、贝母下泄浊毒；以白茅根、侧柏叶、生地、前胡、地骨皮益阴平肝清肺。依据温差等状况，平抑脏腑间的强弱乘侮，则肿痛可消、病根可除。切勿外用散解之药酒，以防浊毒攻冲肺脑心；食饮宜戒燥热及滞腻壅塞之品。治疗期间应密切关注汗泄及二便的通调状况。

❖ 胸痛

胸痛，是对胸腔内外前后，自觉具有疼痛痞塞或痹冷等不适之感受的称谓。主责胸腔内所藏的心肺、宗气以及保护心肺的胸腔、骨膜等组织。

胸部为上焦及心肺之所在，胸中阳气不足，阴寒、痰浊或火邪上犯于胸腔，气滞血瘀闭阻心脉等因素皆可引起胸痛；心脏组织异常而引起的真心痛者，其痛彻背、心悸气促、汗出面青。

外感引起的胸痛，原则上属于对蕴火或浊毒所致的恶寒或发热之治疗有所失误；肺痈引起的胸痛表现为咳引胸痛或呼吸牵引而胸痛，所吐之痰常黄稠，腥臭如脓，不咳则胸肺间隐痛；胸痹之胸痛，则伴有胸痛彻背或背痛彻胸，背心有冷麻不适等。

本人曾接治过心脏巨大血肿、主动脉瘤等危重症患者。对于肺源性心脏病、肺气肿、胸肺积液、肺脓疡、血湿稠滞、心包受邪、心肌劳损等患者，治疗宜审察脾肠、调和气血、疏理脉络、除痰下气、活血化瘀、清化通补。

丨经验方丨 田七 8~12g、蒲黄 8~12g、贝母 8~12g、瓜蒌 10~15g、菖蒲 10~12g、灵芝 10~12g、赤芍 10~12g、牛膝 10~12g、大枣 5~7 枚、葶苈子 10~15g、丝瓜络 10~12g、灯心草 5~7g、鱼腥草 12~20g 等组方。

气阴两虚者，以人参（或西洋参、人参须）12~15g、茯神 12~15g、白芍 12~15g、当归身 12~20g、旱莲草 10~15g、黄芪 12~20g、橘络 6~8g、红茜根 12~15g、桑枝 10~15g、桂枝 10~15g、侧柏叶 10~15g、牛膝 10~12g、田七 10~12g、蒲黄 10~12g、枸杞子 12~20g、败酱草 12~20g 等组方。

治疗贵在分辨气血营卫、血脂、血糖、浊毒、血瘀等的客观趋势。下面分述：

1. 外感风热所引起的胸痛，伴有表症之发热恶寒，盖因胸膜或肺表之膜原苦于风热之邪。

宜疏风清热，宣肺止咳。可用麻杏石甘汤加减：麻黄、石膏、杏仁、甘草、金银花、连翘、瓜蒌、黛蛤散等，或以银翘散加侧柏叶、大黄、牛膝。

2. 肺痈前期之痛，盖因湿饮痰毒滞留于肺部或胸膜。燥热初期，咳引胸痛、干咳少痰，或痰黄黏滞而不易咯出，兼有大便不畅，鼻燥咽干，舌尖红砂。

此时之治宜宣肺清热，化痰止咳。银翘散加减：金银花、连翘、桔梗、枳壳、大黄、牛蒡子、甘草、杏仁、薄荷、野菊花等。

3. 肺痈成痈期之痛，不仅咳则胸痛，发热气促，此时舌之边尖常胖，有溃剥象，所吐黄绿之痰，如奶如脓腐臭，肩背项疼痛、转侧不利，便秘尿短，苔浊黄厚腻、脉滑数。

此时之治宜清肺解浊毒，化瘀排脓。苇茎汤加减：芦根、瓜蒌、桔梗、杏仁、桑叶、金银花、败酱草、薏苡仁、前胡、桃仁、侧柏叶、牛膝、冬瓜子等。

4. 肺痨之胸痛，痨虫作乱（即肺结核或肺吸虫等），蚀肺隐痛，干咳少痰，灰白痰中时有血丝，五心烦热、两颧潮红、气阴两亏、大便团秘或肛周湿毒内有恶痔。

其治宜滋阴润肺、益气杀虫。月华丸加减：百部、川贝母、沙参、麦冬、地骨皮、前胡、阿胶、白及、草决明、生地、桑叶、菊花、獭肝、三七、重楼、橘络等。

5. 胸痹之胸痛，痹者不仁，传导阻滞、胸前背肩、痛麻不适，气滞湿痰裹心肺，舌尖内有痰样聚，牵引背心或肩项疼痛麻痹，脉代结或沉迟。

胸痛痞满者，气滞必无疑；胸前刺痛者，须知有血瘀。阳虚者，形寒肢冷；阴虚者，头昏耳鸣。

治疗胸痹之要药：桔梗、前胡、薤白、瓜蒌、菖蒲、丹参、郁李仁、郁金等。

6. 气滞胸痹者，胸痛、痞满窜肩腋，烦急易怒，头晕心悸。

宜理气活络，养血开痹。桔枳姜黄汤化裁：姜黄、郁金、枳壳、柴胡、生地、香附子、山楂、莱菔子、茜草、丹参。

7. 血瘀胸痹者，心悸气短、胸前刺痛、月经不调，舌尖有瘀点。

宜活血化瘀、活络理气。血府逐瘀汤加减：枳壳、柴胡、川芎、郁金、桃仁、当归尾、甘草、杏仁、大黄、牛膝、郁李仁等。

8. 湿痰型胸痹者，咳吐痰涎，胸憋喘促，痛掣肩背、或冷或热，起卧不宁。

其治宜瓜蒌薤白半夏汤：薤白、瓜蒌、枳壳、前胡、陈皮、半夏、菖蒲、杏仁、茯苓、橘络、桔梗等。

9. 阳虚胸痹者，形寒肢冷夜间甚。药用附片、熟地、干姜、瓜蒌、甘草、茯苓、赤石脂等。

10. 阴虚胸痹者，五心热而夜寝不宁。宜六味地黄丸化裁：菖蒲、远志、麦冬、灯心草、瓜蒌、陈皮、泽泻、熟地、山茱萸、茯苓等。

11. 火热伤肺、胸痛者，宜以知柏地黄汤加沙参、玄参、石膏、神曲等。

❖ 胁痛

胁痛，主要表现为胁肋一侧或两侧疼痛。因肝居右胁，胰脾居左胁，肝脉布列于两胁，所以胁痛与肝脾关系最为密切。

右胁之痛，责之肝胆气滞湿郁、瘀毒或胆囊炎、胆结石。左胁之痛以脾为湿困，或肝气犯脾，克泄过甚。

其治须分虚实、瘀滞或湿郁。实者拒按，恼怒时加重；虚者喜按，劳累后加重。

右胁之痛，须用柴胡、当归、薄荷、川楝子、香附。

胆结石绞痛者，须用鸡内金、金钱草、牛膝、大黄。

左胁之痛，须用青皮、佛手、薄荷、柴胡。

背肋痛者，须用葛根、柴胡、佩兰、土鳖虫、桃仁、大黄、当归、茜草、枳壳等。

应记住"邪在肝，则两胁痛"及"见肝之病，知肝传脾，先当实脾"，肝喜条达，脾欲升散等论述，则不至于妄治。

❖ 腹痛

腹部之痛可分为上腹或下腹、脐腹或少腹，胃脘或胱肠，虚实或寒热等。临床以肝胃不和、慢性胆囊炎、慢性胃肠炎、伤食或胃出血引起的隐痛、胀痛、刺痛为常见。

起因可分为内伤饮食、气滞、血瘀、虫积、溃疡或肠风等。

痛在气分，窜痛隐隐；痛在血分，刺痛不移；痛在腑者，脉弦滑欲呕；痛在脏者，有定处，脉弦涩；喜按者为虚，拒按者为实；久痛多虚，暂痛多实；得食痛减者虚，进食后痛甚者实；喜暖多虚，遇热痛剧则实；痛而徐缓，不得其处为虚，痛剧而坚，定而不移为实；脏腑中有积有滞为实，痛在脘腹无胀无滞多虚。

1. 伤食引起腹痛者，恶食拒按，痛于上腹部为主者，食积也。宜消食导滞，用保和丸，或神曲、麦芽、槟榔片、白头翁、藿香等。

2. 湿热中阻而腹痛者，腹中闷热，绕脐时痛，头晕身倦，大便溏薄或团结，小便赤浊或短热。治宜清热，化湿行滞。枳实导滞丸加减：川连、木香、大黄、茵陈、枳实、槟榔、麦芽、泽泻、连翘等。

3. 肠热腑实腹痛者，拒按，按之有块，身热汗出，口喝引饮，口臭口苦，大便秘结，小便短赤，舌红，苔黄燥，脉沉实而数。治宜清热泻火，攻下里实。大承气汤加减：大黄、芒硝、枳实、厚朴、连翘、金银花、甘草等。

4. 寒滞胃肠（寒实）、腹痛暴急、得温痛减、遇冷更甚者，口不渴，小便清利，大便或泄或秘，苔白润，脉沉迟或紧。治宜温通散寒，理气止痛。良附丸合温脾汤加减：香附、高良姜、陈皮、甘草、附子、人参等；或以附片、败酱草、枳实、大黄、杏仁、甘草组方。

5. 瘀热内郁、腹痛剧烈、腹皮拘急（如急慢性阑尾炎，脐与右大腿股骨连线间中点压痛明显）、胃肠有肿痛者，可触及包块，大便秘结可有潜血，苔黄、脉数或弦涩。宜活血化瘀、泄热止痛。药用大黄、芒硝、桃仁、败酱草、牡丹皮、泽泻、佛手等。

6. 痛在少腹、经行有瘀块者，少腹逐瘀汤加减：元胡、川芎、赤芍、官桂、乌药、当归、大黄、蒲黄、五灵脂、小茴香等。

7. 虫积于肠道、绕脐腹痛者，时作时休，按之腹软或可触及条索样虫团，胃脘嘈杂，嗜食生米喜咬衣物，或痛时吐涎，脉浮洪或乍大乍小。治宜安蛔止痛，乌梅丸加减：乌梅、槟榔片、人参、附片、川楝子、当归、川椒、黄柏等。

8. 少腹因尿闭（如多食冷冻饮料、西瓜、蜂糖、绿豆或蚌蚬汤引起尿浊、寒凝而癃闭）而胀痛或坠痛欲绝者，湿郁阻滞也。宜温通散寒、开闭止痛。

┃ 经验方 ┃ 大黄 8~12g、桃仁 10~12g、白芍 10~12g、桂枝 10~12g、滑石 15~20g、海金沙 15~20g、杏仁 10~12g、甘草梢 4~6g、草薢 15~20g、菖蒲 10~12g、茯苓 10~12g 等。

9. 肝胃不和之腹痛，主要表现为饱气、隐痛及睡眠欠佳。其治宜疏肝和胃，通腑益气，健胃助运。代表方为柴胡疏肝散或藿香正气汤。本人的综合性处方为——柴胡、当归、藿香、生地、白芍、桂枝、川连、木香、甘草、杏仁、虎杖等。

10. 慢性胆囊炎之腹痛，其腹痛以右肋下痛为主，常兼有纳呆饱气、气逆咳嗽、便秘口苦等症状。

┃ 经验方 ┃ 鸡内金 12g、枳实 10g、薄荷 10g、柴胡 10g、大黄 10~12g、当归身 15g、藿香 12g、生地 20g、金钱草 15~20g、龙胆草 6g、陈皮 10g、甘草 6g、杏仁 10g 为基准方，依据患者之兼症作具体加减。

便秘者，加火麻仁、冬葵子各 12g。

11. 慢性胃肠炎患者之腹痛，其痛隐隐，大便溏薄或虚秘，时作肠鸣，寒热不适，气弱血虚，腰腹无力。

丨**经验方**丨川连 6~8g、白头翁 10~12g、炒麦芽 10~12g、神曲 10~12g、生地 20~30g、香附 10~12g、当归身 20~30g、柴胡 10~12g、旱莲草 10~12g、白豆蔻 8~10g（后下）、防风 8~10g、白术 12~15g、前胡 10~12g、陈皮 10g 等煎汤当作茶饮。

若兼有阵热恶寒，切勿峻补及辛散。

经验还表明，对具有肠滞伏湿蕴火者，给予氨基酸或人体白蛋白静滴往往容易导致作饥又不能多纳，进而引起病情加重。此外，夸夸其谈的广告药物不可不慎，更要注意。

总之，服药后食饮、睡眠、二便状况未能逐步好转的方药，均有治标误本，掩盖病情之嫌。

❖ 腰脊痛

腰脊痛，是对腰椎所在（即背腰正中）或腰肾所对应的一侧或两侧酸痛苦楚为主要症状的命名。腰脊之痛，系于肝肾，源于气血，起于劳伤及误补，属于杂病常见证候。

"腰为肾之腑"，腰椎命门穴所在之处为髓之枢输。临床表明腰痛与脾肾膀胱、前列腺、子宫，尿、带之清浊以及是否有结石等关系最为密切。凡腰痛暴急发作者，多因于闪伤或结石；缓痛而绵延发作者，多起于脾为湿困，累及腰肾，失于健运，致尿浊经带失正。肾虚者，房劳后更甚；血虚者，用力后更痛楚。湿阻引起腰椎骨质增生者，缘于痰脂瘀浊毒，缘于子宫肥大的经行不畅及白带内阻；尤其是滥加补钙或经常以猪脊骨参合补益品炖汤饮者，更容易罹难于此疾。

本人的临床经验表明，对腰椎脊骨肿痛者的治疗，处方以牛膝、赤芍、川芎、生地、田七、土鳖虫、大黄、桃仁、入骨丹、透骨草能确保疗效。两侧对应腰肾部位之痛，生地、熟地、川金钱草、鸡内金、威灵仙、地龙敬请遣使。若能结合脏腑、气血营卫、经络调和、寒热温凉因人兼顾，疗效如桴鼓。肾虚腰痛者宜用下列参考方：

ㅣ经验方 1 ㅣ肾虚腰痛方——续断 15g、桑寄生 15g、杜仲 12g、怀牛膝 10g、牡丹皮 10g、泽泻 10g、藿香 10g、生地 20~30g、当归 15~20g、白芍 12~15g、黄芪 15g、旱莲草 12g、牡蛎 30g、入骨丹 20g、骨碎补 12~15g 等。

ㅣ经验方 2 ㅣ腰椎骨质增生方——川芎 10~15g、牛膝 10~12g、土鳖虫 8~12g、桃仁 12g、大黄 10~12g、当归尾或全当归 12~15g、海金沙 12~15g、滑石粉 15~20g、甘草 6~8g、杏仁 10~12g、田七 10~12g、芒硝 12~15g、透骨草 10~12g、地龙 8~10g、威灵仙 12~15g 等，依据气阴、胃纳及睡眠状况等随症加减，可以逐步将增生之骨质化为浊毒或泡积，从二便或经带中排出体外。如果以内服中药后结合川芎 20g、田七 20g、土鳖虫 20g、桃仁 30g、白及 30g、芒硝 30g 对腰脊外敷，拔毒止痛的疗效则更为显著。

❖ 颈椎痛

咽炎咳嗽的误治，滥于对抗及补钙，常常是引起颈椎困痛及骨质增生的重要缘由。其治宜以蒲黄、田七、赤芍、土牛膝、桔梗、陈皮、甘草、杏仁、贝母、瓜蒌为要药。

❖ 肩项困痛

肩项之痛主责痰气及肝肺，凡慢性反复者，食饮及药物切忌燥肝伤肺之品。

治宜疏肝清肺、顺气化浊、通络止痛。常用药物：防风、羌活、甘草、杏仁、前胡、桔梗、丝瓜络、鱼腥草、桂枝、桑枝、赤芍、土牛膝、蒲黄、田七等。

气弱者，加旱莲草、黄芪；

血虚者，加白芍、当归头，或加何首乌、黄精等；

肥人汗出黏腻者，湿浊重，可去防风、羌活，加葛根、芦根、刁竹、络石藤，或加芒硝、大黄、威灵仙、僵蚕、全蝎、金钱白花蛇。

❖ 四肢痛

四肢对应脾肝肺，关节之痛多起于病尿类风湿。骨节肿大、指爪呈弯曲变形者，多因于误治或失治。误者，多误于庸医的治标误（揞）本，或长期自行购买并服食止痛药掩盖了病情。失者，多失于误补或不注意食饮。

凡小孩下肢酸痛者，多起于尿酸高及肝气过分收紧；多因嗜于酸冷肥甘，致营养过剩而尿浊排不净，及由此引起的气促肥胖、痰阻经络。

其治宜活血疏络、导引化排。依据气血营卫及温度差异状况等，权衡取舍下列方药。

｜经验方｜ 四肢酸痛方——桑枝 12g、桂枝 12g、土鳖虫 8~10g、田七 10g、桃仁 12g、贝母 8~12g、络石藤 12~15g、伸筋藤 12~15g、刁竹 6~8g、威灵仙 12~15g、赤芍或白芍 12~15g、全当归 15~20g、杏仁 10~12g、甘草 6g、侧柏叶 12g、牛膝 12g 等，依脾肝肺之虚实，识脉络属于阻滞或不荣而加减化裁。

年老体弱患者的四肢关节肿痛之治，在扶正祛邪过程中，应时刻顾护肺胃脾肠，才能无愧于患者，无愧于白衣天使的称号。

目前的情势而言，众多急于治标止痛的患者，被伪言好药的庸医延误致毒积日甚。能对既往迷误的反思者，建议到中药店取上述四肢酸痛方 3~5 剂试着煎煮服用，若肥人气促关节肿痛，可加蒲黄、细辛、芒硝；瘦人黄晦拘急，可加人参、生地、香附。2 天服完 1 剂，坚持服药 10 天或半个月，通过二便汗泄排解浊毒，疗效一定显著。

❖ 下肢痛

下肢痛主要表现为大腿髋关节酸麻刺痛，或牵引外侧直下而痛（如坐骨神经痛，股骨头坏死等）、膝关节内外疼痛（风湿性关节痛或尿病引起的类风湿痛）等。

1. 经行前后痛情明显、白带浊稠者，主要责之妇科疾病。以赤芍、牛膝、独活、防己、威灵仙、络石藤、鸡血藤、入骨丹、透骨草、当归、桃仁、豨莶草为要药。

2. 踝关节酸痛（多由湿痰阻滞引起），以川芎、牛膝、独活、防己、土鳖虫、田七、香附、桃仁为要药。

3. 小腿肌抽搐痛（主要关系于脾肾），以芍药、桂枝、甘草、陈皮、地龙、鱼腥草、川芎、牛膝、茯苓为要药。

4. 脚盘背酸麻痛者，气弱血湿，用药参考痹症论。

5. 脚趾时作麻痛、抽搐收引者，脾为湿困、气滞血瘀，动静脉气血交换往来不能同步，药用川芎、牛膝、白芍、桂枝、全当归、熟地、柴胡、枳壳、麻黄根、甘草、杏仁、茯苓等。

6. 脚跟皮硬而刺痛、麻痛者，尿浊血湿、痰气交阻，且与大肠、膀胱传导受阻有所关联。其治宜活络通腑、化痰除湿，药用独活、五加皮、降香、川乌、蒲黄、田七、桃仁、红花、乳香、没药、大黄、甘草、杏仁、过山龙、牛大力等。

凡下肢之痛痒，必须围绕气血脾肾、下焦胱肠、妇科胞宫和男子前列腺进行治疗，与气弱气陷、气滞血湿、湿瘀浊痰沉滞于下肢关系至为密切，是二便失正、经带失常等因素所导致的肌肤经脉、新陈代谢、经络场能之交换聚散紊乱或受阻的具体表现。

此外，月经期间诸痛、牙痛、耳痛、目赤肿痛、痈疽疔疮、肿瘤癌症等之痛，请参阅本人在其他相关章节的分述。

❖ 胆囊结石痛

宜逍遥散合龙胆草、陈皮、大黄、牛膝、鸡内金、金钱草、威灵仙等。

❖ 急性阑尾炎痛

宜大黄败酱草煎送元胡止痛片。

|经验方| 大黄败酱草煎——牡丹皮10g、泽泻10g、大黄10~12g、牛膝12g、败酱草15~20g、薏苡仁20~30g、前胡10g、陈皮10g、杏仁10g、甘草6g、蒲黄8g、五灵脂10g。

白净人因慢性阑尾炎急剧发作而痛致肢冷汗出者，宜以上方加桂枝10~12g、白芍12~15g、附片10~12g；

血虚者，宜加当归身20g、生地30g；

气虚者，宜加旱莲草 12g、黄芪 20g；

便秘已多天者，宜先以番泻叶 8~10g 冲开水当茶饮，或者结合使用开塞露。

总之治疗阑尾之痛，首求通腑泄浊毒，使大便能畅排。

❖ 小腹痛

是对脐以下至膀胱所在部位之痛的命名，小腹之两侧名为少腹。小腹是泌尿器官、生殖器官及直肠等多脏器所在部位。其痛既要考究于小便、大便，又要端详于子宫、卵巢或前列腺是否具有浊毒滞留。

小腹之痛若起于排尿受阻或结石窜动，其治宜化浊通络调和肝肾，以八正散或萆薢分清饮加威灵仙、地龙、金钱草、鸡内金、生地、香附等。

宫颈炎、子宫肥大、盆腔积毒引起的小腹不适及尾椎酸痛，常伴有月经、白带、性功能失常者，宜血府逐瘀汤加土茯苓、白鲜皮、田七、蒲黄、五灵脂等。

多囊卵巢、输卵管阻塞的患者，其痛多表现于少腹两侧，而且与乳房之肿痛遥相互应。其治宜少腹逐瘀汤加地龙、蜈蚣、侧柏叶、路路通、蒲公英、麦芽等。

❖ 急性腹痛

多起于食伤、劳伤、肠梗阻、结石窜动或虫毒。肆意食饮可使胃肠内保护性黏膜遭受损伤，甚至"穿孔"而剧痛；胆囊炎、胆结石、蛔虫作乱、阑尾炎、胰腺炎等亦可诱发急性腹痛。宜依据部位及促成急剧作痛的病因对症治疗。

伤于燥热者，可用石膏、神曲煎送服元胡止痛片；

伤于寒凉、饱气闷满者，可用神曲、白豆蔻煎；

胸腹胀满嗳呃者，用保和丸或木香顺气散；

蛔虫窜胆者，用乌梅化虫丸。

❖ 虫积痛

蛔虫引起之腹痛，近几年已较为少见。但是，因过食生冷甜滞、肥甘钙奶导致肉积湿积，引起蛲虫滋生、肛周积毒、躁动失眠的小孩，以及因嗜食鱼生导致肺部等有怪异之扁虫线虫寄生，引起发热、咳嗽致肌肤起怪疾作痒痛者，近十年时间明显递增。

此类虫积之治：宜用乌梅化虫丸加白头翁、槟榔片，或以丹参、田七、大黄、桃仁、夏枯草、蒲公英、薄荷、荆芥、败酱草、薏苡仁、百部、白鲜皮等组方化解。

❖ 痈疡痛

痈疮是指局部肌肤初起有胀热不适，几天之后中间尖顶部位出现少许脓毒，触之甚痛，有毒根植于肌肉之深部的毒疮。

此疮不宜挤压，若施以挤压势必产生剧痛。

长于口唇上下及后项者，对应下焦有伏毒，可以引起痈疮迅速肿大，坚硬状如紫色之"奈李"；

气弱者可促成浊毒内陷之恶症；

发于臀部或四肢肌肉较为丰满部位者，营液失正、交换受阻，若然误用散毒药酒或药膏，则可以促成此起彼伏的转移。

其治宜调和营卫气血，托毒散解及排脓外泄，可用如下败毒饮治疗。

┃经验方┃败毒饮——连翘 12g、陈皮 10g、甘草 6g、杏仁 10g、败酱草 15g、薏苡仁 30g、土茯苓 20g、当归 15g、赤芍 10g、牛膝 10g、蒲黄 10g、田七 10g、蒲公英 15g、麦芽 12g、皂角刺 12g、乳香、没药各 8g 等。

日久反复夜间痛甚者，宜加香附 12g、生地 30g，或加附片 12g、肉桂 4~6g（冲服）；

气弱血虚者，宜加当归身 20g、黄芪 20g；

肥胖小便浊短者，宜加葛根 15g、萆薢 15g、桃仁 12g、白花蛇舌草 15g 等。

第二十二章
痹症病况与症解

痹症是对因风、寒、湿三种邪气杂合纠缠于肌肤筋骨导致气血运行不畅、经络传导受阻、关节伸屈不利、肌肤酸痛、重着麻困等一系列症状为主要表现的疾病的统称。自己难于言表，他人难于确认。

痹者，感觉失灵，麻木不仁。

"麻木"，是指肌肤应对外来刺激的感觉反应迟钝，甚至趋于消失的症状之称谓。肌肤之所以酸麻困乏、手指脚趾之所以僵麻，是因寒邪、湿邪使营卫气血的交换循环失常。

"不仁"，是对不亲和现象的称谓。

因此，凡麻木不仁之处，多表现为缺少润泽、皮质粗厚、紫肿或黄蜡样皮硬，此乃营液失正、气滞血湿、交换循环失于常态的表现。也寄意了此疾的反复难愈，能摧人自卑，是不可掉以轻心的病况。

痹症之说源于《素问·痹论》："风寒湿三气杂至，合而为痹也。"其风气胜者为行痹，寒气胜者为痛痹，湿气胜者为著痹也。此后则有皮痹、筋痹、骨痹、唇痹、舌痹、喉痹、心痹、胸痹、血痹、脉痹、脑络痹、肠痹、食管痹等多种式样的命名与划分。

"风寒湿三气杂至，合而为痹也"是对痹病起因的最高锤炼，是能够驭驾"痹症"的纲领。

"杂至"，合杂为害也。由于"风、寒、湿"合杂为害于人体之后，又有其病理导致的气滞，浊逆，伏湿蕴久所生之火热，寒凝所致的痰郁，痰郁所致的气机阻滞、升降紊乱、运化失常，营卫血津等之输布交换代谢紊乱等，都能进一步成为致病因素，特别是郁痰瘀、湿蕴之火，是后人丰富扩展痹病的重要源头。

所以说，学者对痹症的认识如果能够纲举目张，明透风寒湿对机体代谢整体恒动的不良影响，就可彻悟风、寒、湿与饮痰瘀及气滞、湿郁、浊毒的合杂为害是引起上述所言诸多类型之痹症及所以转为顽痹恶疾的道理所在。

"饮食自倍，肠胃乃伤"，食饮如果是自身正常所需要的 2 倍以上，就要对胃肠构成不堪重负的损伤。"淫气喘息，痹聚在肺；淫气忧思，痹聚在心；淫气遗溺，痹聚在肾；淫气乏竭，痹聚在肝；淫气肌绝，痹聚于脾"；"以冬遇此者为骨痹，以春遇此者为筋痹，以夏遇此者为脉痹，以至阴遇此者为肌痹，以秋遇此者为皮痹"；"痹在于骨则重，痹在于脉则血凝而不流，在于筋则屈不伸，在于肉则不仁，在于皮则寒"。上述摘引表明，中华先贤在二千多年前对痹病的认识，已具广泛纵深之程度。

❖ 治痹总则

本人认为，不管是什么样的"痹"病症状的患者，事实上都不是书本上所讲那样可以机械般分割的，而是与呼吸食饮、二便汗泄、劳逸情志等处于整体互动中。对痹症的认识及治疗，必须围绕风寒湿、饮痰瘀、气滞湿郁，宜针对代谢紊乱、营卫生化、气血交换、运行传导受何阻害，以此为治疗各种痹症的基本原则。

是风寒湿及郁痰瘀、湿痰火、寒湿瘀、风痰瘀等邪气，合凑于气血营卫、肌肤血脉及经络脏腑，促成了痹症的千变万化。其治宜紧扣肺脾肝肾，以宣肺通络、醒脾化浊、通便和营、活血疏肝为大原则——

宣肺是言：通过豁痰化浊，使气机振奋，正气旺则湿可驱，寒可解（因气属阳），郁可散，瘀可化，风不能为害。

醒脾是言：使脾主升清，胃主降浊的运化与腐熟功能发挥正常。肺脾胃功能的健全，湿痰则可以驱化排除。

通便是言：通调大便小便，有助于护育正气（抗体免疫力）。因为大小便的失常是产生湿蕴浊递、搅乱气机、蕴火生热耗气伤阴，是影响食饮及睡眠，有助病邪为害的重要温床。因此必须高度重视大便及小便的质量、数量、排泄状况的正常良好，是达求"通则不痛"的重要环节。

化浊是言：化，生化、排化、同化、异化、吸取运化。浊，混浊。浊乃湿饮之根，清浊不分，则湿饮蜂起。化浊，是要通过调理脾胃，使轻清升散，重浊沉降，浊秽化排等。

和营是言：调和营卫，调和肝脾，使食饮合乎患者的需求；无营养不足之苦，无营养偏盛之嫌，使营血生化趋于正常而有序。

活血是言：活，通变灵活，运行无阻碍。解除血中之湿（血液成份中偏高的脂类、糖类、蛋白、酸碱酶等），使滞聚有害的瘀血散解，使血脉运行交换活泼流畅。

疏肝是言：肝主筋，肝为血之库，静息及睡眠时，部分血液归藏于肝则睡眠良好。劳作花力气时，能将库中所藏之血液调遣出去，供代谢消耗所需，则力气健强。如果肝的疏泄功能受阻，则睡眠失常，筋脉受阻，影响对血液供求的调剂能动，影响胆汁的有序排放与回收，进而影响胃肠的消化吸收、脾肺三焦的输布传送。由此你牵我连，促成肝气郁结、湿浊为害，因此不可忽视疏肝。

通络是言：络，筋络脉络。运动受筋络的佐制，脉络乃气血与感官的载体，是通讯联络的机枢。经络不通则运行受阻，受阻则不仅麻痛，而且影响感觉及生化……故宜疏理条达，促求畅通。

融会贯通上述原则，知晓部位的内外关系，选用药物性味的寒热温凉、归经入络、浮沉升降，结合因人、因时、因地的通变要求，遵循治病求本的原则，不管哪一类型的痹证，原则上都可以促使其药到病除、趋于康复。但必须叮嘱慎戒事宜。

❖ 行痹

又名风痹。以肢体关节疼痛、游走不定、关节伸屈不利为主要症状。

治以祛风通络为主，佐以散寒除湿。方用防风汤加减：防风、络石藤、羌活或独活、秦艽或葛根、桑枝或桂枝、当归或鸡血藤等。

若反复日久已致关节热痛肿大者，宜加地龙、威灵仙、桃仁、田七、透骨草等。

❖ 痛痹

又名"寒痹"。以关节疼痛剧烈，痛有定处，遇寒痛增，得热或揉搓痛情可以减轻为主要临床表现。

治以散寒止痛，佐以益气化浊、伸筋通络。方药以乌头汤加减：草乌或川乌（气寒者草乌、血寒者川乌）、姜黄或麻黄、桑枝或桂枝、赤芍或白芍、威灵仙、伸筋草、大黄、当归、桃仁等。

依气血及部位状况酌加它药：

肩项痛者，加羌活、葛根；

腿膝痛者，加牛膝、田七，或加独活、桃仁；

腰椎增生痛甚者，加川芎、土鳖虫，或加蜈蚣、全蝎等。

❖ 著痹

又名"湿痹"。以痛有定处、肢体重着、肌肤麻木不仁、关节肿大、活动失灵等为主要表现。

著是痹证中的重症，因于既往误治失治而日积月累成为顽疾。

方药：以丹参、田七、败酱草、薏苡仁、大黄、当归、土鳖虫、桃仁、赤芍、白芍、桑枝、桂枝、刁竹、威灵仙、蜈蚣、金钱白花蛇、透骨草、络石藤等加减。

❖ 风寒湿阻痹

肌肤、筋脉、关节呈游走或重着性疼痛，酸楚、胀麻不适，喜欢按摩或拍打则稍觉舒服为主要症状。可兼有恶冷喜暖、弛张伸屈重着不利等。

1. 风气胜者，以游走性疼痛为主要表现，其脉偏浮。

治宜祛风宣痹。防风汤加减：羌活、防风、葛根、秦艽、当归、赤芍、黄芩、甘草、桂枝、麻黄根等。

2. 寒气胜者，以冷痛为主要表现，喜暖恶寒，欲拍打按摩，脉偏弦紧。

其治宜祛寒宣痹，乌头汤加味：川乌、麻黄、芍药、黄芪、甘草，加川芎、羌活、独活等。

3. 湿气胜者，以重着酸楚，麻木为主要表现，脉濡缓。

其治宜祛湿宣痹，薏苡仁汤加减：苍术、薏苡仁、麻黄、桂枝、当归、川芎、羌活或独活、防风、甘草、桃仁、赤芍、生姜等。

❖ 尪痹（湿痰瘀导致的晨僵）

尪痹，教科书言其为焦树德教授提出，是对痹症患者因误治或失治所致，以肢端手指、脚趾之小关节多发性肿痛，活动受阻，早起尤甚，甚至僵硬或肿疡，严重时碗筷难抓举时的顽痹之别称。

本所曾经接治过多位此类患者。经验表明此类患者十有八九，病起尿浊！尿中的蛋白、糖类等化检偏高，及浊逆之气上冲引起舒张压偏高，是动静脉末端的微血管弛张不合拍、对接紊乱，兼有血糖偏高之患者或接受近代医学的降血压、降血糖、止痛等对抗性药物治疗3~5年之后的副作用，促使其人心肺弛焦（自汗冷黏、内热湿蕴）、肝肾毒积、湿痰在肢端关节部位附着引起僵硬。此时此刻如果仍然相信"加强营养及补钙"，则恶化急剧，更为凄惨！

关节之所以晨僵，因早晨寅时肺经当令，气机鼓舞动脉血液输出加速，关系于膀胱的静脉则仍处于低弱（膀胱之纳气，能调节静脉回流），动静脉之间来去的失衡，是引起关节晨僵的道理所在。夜间睡眠时手掌关节相对缺少伸屈的调节亦是原因之一。

患者烦闷不安，源于内热口渴，作饥或饱气；皮下起结节或红斑等状况，源于血湿、糖脂浊毒。

本人在临床上，救治过多例上述所言的危重症患者。本人称此症为"脾肾综合"、病尿引起的高血压、类风湿性关节肿。其中又以40~65岁的女性患者为多。

这些病人中，转经前后普遍存在月经或白带稠滞失常等状况，因此本人又称此症为"湿痰瘀"，伏湿久蕴生热所致之疾。

本人的临床经验表明：长期使用胰岛素等治疗脾肾综合型肥胖性高血压、高血糖、高血脂患者，对于解除痒、痛、痹而言，似有火上加油之势。希望有志于攻克高血糖、高血压、痒痛痹者，能够协助探索，以求认识扩充及提高。

青少年罹难于此症者，多起于嗜食生冷酸甜，致二便失正、尿酸高所引起的类风湿、关节酸痛症的误于补钙及对抗治疗；尤其是对病灶周围定点封闭的麻醉止痛疗法，其副作用势必容易引起由肌肤积毒，致滑膜积液，甚至骨膜炎、骨囊肿，或骨结核、骨坏死等。

【附】下文摘引自《中医诊断与鉴别诊断学》（朱文锋主编：1 版，755~756 页，人民卫生出版社，1999 年 10 月），有关于"三痹"的辨证论治——

1. 风寒湿阻证：关节肿痛，屈伸不利，或疼痛游足不定；自汗恶风，或痛有定处，得温痛减，遇寒痛增；或酸痛沉重，麻木不仁，苔白、脉弦紧或濡、或浮。祛风化湿，散寒宣痹。蠲痹汤（独活、羌活、秦艽、威灵仙、续断、当归、红花、乳香、没药）加减。

2. 热邪阻痹证：关节红肿热痛，得冷稍舒，痛不可触，多兼有发热、恶风、口渴、烦闷不得安等全身症状，苔黄燥、脉滑数。疏风清热祛湿。白虎加桂枝汤（知母、甘草、石膏、粳米、桂枝）、（牡丹皮、赤芍、防风、防己、金银花藤、麻黄根）加减。

3. 痰瘀互结证：关节漫肿，僵硬变形，活动不便，痛有定处，或痛如针刺、口燥、舌质紫暗、苔腻、脉涩或弦或滑。祛痰化瘀。小活络丹（川乌、草乌、地龙、炮天南星、乳香、没药）加减。

4. 肝肾亏虚证：病情较长，关节屈伸不利，或麻木不仁，腰膝酸痛、头晕耳鸣、舌质淡、苔白、脉细弱。滋补肝肾，祛风宣痹。虎潜丸（狗骨、干姜、陈皮、白芍、锁阳、熟地、龟甲、知母、黄柏）加减。

5. 阴虚内热证：关节酸痛，屈伸不利，形体消瘦，潮热盗汗，口干欲饮，小便短黄，大便干结，皮肤干燥，舌红少津，脉细数。滋阴清热。知柏地黄汤（淮山药、山茱萸、泽泻、牡丹皮、熟地、茯苓、知母、黄柏）加减。

6. 肾阳虚证：关节肿大、僵硬冷痛、恶寒、四肢厥冷、小便清长、舌质淡、苔白、脉沉迟，温补肾阳。金匮肾气丸（炮附子、肉桂、熟地、山茱萸、山药、茯苓、牡丹皮、泽泻）加减。

7. 阴阳两虚证：关节肿大，僵硬疼痛，畏冷肢凉，眩晕耳鸣，体瘦神疲，五心烦热，腰脊酸软，舌淡少津，脉弱而数。滋阴补阳。补天大造丸（人参、白术、当归、黄芪、酸枣仁、远志、芍药、山药、枸杞、茯苓、紫河车、龟板、鹿角、熟地）加减。

其他治疗——

1. 有发热及关节痛者，应卧床休息。症状基本控制后，可适当活动，加强功能锻炼。饮食富蛋白质、维生素。（慎用！经验表明，此类患者多营养过剩，吸收不良。若尿糖或尿蛋白已属偏高，食饮富蛋白质势必加重病情。）

2. 敷贴疗法：用追风膏（经验方：牛膝、桃仁、麻黄、当归、生草乌、高良姜、独活、肉桂、赤芍、海风藤、红花、威灵仙、大戟、天麻、羌活、穿山甲、乌药、蛇蜕、苏木、蜈蚣、生地、熟地、生川乌、川断、白芷、五加皮）。

3. 验方：青风藤15g，麻黄6~10g，水煎服，日1剂。

4. 针灸疗法：主穴为曲池、外关、阳陵泉、大椎，辅穴为合谷、阳池、阳溪、阳谷、三阴交、解溪、太冲、照海、冲脉，每次3~6穴，平补平泻，或加温针，留针30分钟，10天为一疗程。

5. 西药可用阿斯匹林、消炎痛、丙酸衍生物、炎痛喜康、糖皮质激素、免疫抑制剂等。（有依懒性副作用。）

6. 外科矫形治疗：有早期滑膜切除术，负重关节融合术等。（医案表明上述5、6有治标误本之嫌，盼能审究！）

此外有热痹、肌痹（肉痹）、筋痹、皮痹、骨痹、血痹、脉痹、偏痹、脊痹、肩痹、项痹、腰痹、肢痹、足痹、膝痹、痿痹、心痹、胸痹、脑痹、脾痹、唇痹、舌痹、肠痹、食管痹等，在此不再作逐一分述。就本人临床经验而言，条条框框对于整体恒动之病疾的割裂性划分，既有违经旨，亦不符合客观。惟注重脾肠，护佑肺胃疏肝，疏络通便解毒，标本兼顾的遣药组方，才能达求疗效。

第二十三章
汗症病况与症解

汗、涕、泪、涎、唾分别对应于心、肺、肝、脾、肾。

汗，又名"汗水"、"汗液"，为心之液，是营卫气血在肌肤内循环交换过程中的产物，是对营卫气血津液，在内部交换过程中所产生的废气及废液，通过肌表之汗腺及毛窍等向外排解之液体的命名。

正常人体的排汗趋势与气温燥湿寒热、劳动运动的剧烈程度、饮食物的冷热程度等之间有明显的正比例关系。

在气温偏高、多饮热汤、衣被偏厚、活动量加大及紧张时刻的汗泄偏多或剧烈运动状态时的如淋如洗，都属于机体进行自我调节、自我清洁的正常生理现象。此外，服饮解表散寒或排解肌肤内外所聚藏的病理产物（如麻疹、痰核、伏毒、痈疽、癣疥等）的过程中，促使正气奋起的发热微汗，也是具有积极意义的治疗所需。

一般而言，汗液无明显色泽，气味微带酸咸，穿着浅蓝或黑色衣服的体力劳动者，大汗润湿后趋于干燥时，可见着衣的汗液中带有盐霜样细小结晶。特殊的汗泄，其气味可具有臊臭、香甜或酸馊等。

如《素问·宣明五气篇》中言："五藏化液，心为汗，肺为涕，肝为泪，脾为涎，肾为唾"，总属体内之阴津，缺少时呈干涩，名"阴虚"；涌流时，称"太过"，皆因紊乱或受阻。辨证时须知变通——须把握虚实及阴阳整体恒动的相对平衡。

汗症，就是对有失常态的汗泄现象的总揽。临床有自汗、盗汗、湿郁黄汗、战汗、带血之黑汗、脱汗、臭汗、不汗等的命名与划分。

❖ 自汗

自汗是指平静状态或稍作活动即汗出津津之状况，是对不具有劳累、炎热、衣着过暖，未服用解表发汗药物情况下的经常性流汗、动辄满面或全身排汗异常之现象的称谓。其气味及颜色可与常人无异，但触之使人有冷感。

此症主责表虚、营卫不和，是肺肾偏弱的具体表现。治宜益气固表、调和营卫。止除自汗的常用方药为：黄芪、牡蛎、浮小麦、麻黄根、五味子、五倍子等。具体组方时无不兼顾促食饮及使二便趋于常态。

1. 肺卫不固自汗者，汗出恶风，稍劳尤甚，易患外感及咽炎、鼻炎，神疲乏力，面色少华、舌淡、苔薄白、脉细弱。宜益气固表，玉屏风散加减：防风、白术、人参、黄芪，加浮小麦、牡蛎等。

2. 营卫不和自汗者，腹中常不适，局部汗出（如鼻准、额头或胸前），或有肢体酸痛，尿浊等现象，苔薄或白浊，脉浮缓。宜调和营卫，桂枝汤加减：桂枝、白芍、生姜、炙甘草，加川连、白头翁、神曲、莱菔子等。

3. 肺肾偏弱自汗者，劳则气促，或咽痒咳嗽，常腰酸腿倦，饮热则汗出更甚，舌边则偏胖大，常有齿印，苔白滑腻，脉弱濡。宜调补肺肾，方药：当归身、熟地、旱莲草、黄芪、茜草（红茜根）、川金钱草、鸡内金、枳实、大枣、葶苈子、金樱根、五倍子等。

丨经验方丨 以防风 6~8g、白术 12~20g、旱莲草 10~12g、牡蛎 20~30g、浮小麦 10~15g、生黄芪 10~20g 等为主药。

肢冷者， 加白芍 12~15g、桂枝 8~12g；

心阴虚心悸者， 加人参须或人参 10~12g、北五味子 6~10g；

血虚者， 加白芍 12~15g、当归身 15~20g；

胃热阴虚、作饥口渴者， 加石膏 20~30g、神曲 10~12g；

气热面赤红者， 加川连 6~8g、白头翁 10~12g，或加沙参 15g、灯心草 5g；

便秘者， 加柏子仁 10~12g、肉苁蓉 12~20g。

❖ 盗汗

是对睡时则汗出，且于颈项至头面汗出尤甚，醒后则汗止的现象之称谓。是以头额、颈项及胸前背部为汗出之主要所在，小儿则常伴有口渴纳呆、毛竖等状况。

此症多因于心阴虚或肾气不纳引起肺气弛焦所致。盗汗多发于嗜食甜滞及鼻炎失于清肺泄热的少年儿童，或发于肺部有慢性疾患、慢性结肠炎等导致的心肺弛焦者。分气阴两虚、阴虚火旺、心血亏虚等类型。

1. 气阴两虚自盗汗者，气短口渴，肢体倦怠，少动懒言，汗后触之偏凉。舌形细小，少苔脉微弱。宜补阴益气，生脉散加减：人参、麦冬、北五味子，加白术、茯神、淮山药、炙黄芪、糯稻根、麦芽等。

2. 阴虚火旺自盗汗者，五心烦热，潮红唇干，口渴尿短黄，触之有内热感。舌少苔，脉细数。宜滋阴降火，当归六黄汤加减：黄芩、黄连、生地、熟地、黄芪、当归、黄柏，加浮小麦、糯稻根、麻黄根等。

3. 心血亏虚盗汗者，心悸时作，唇、甲色淡，目涩羞光，怕烦怕噪，触之汗冷。舌质淡红，脉细弱。宜补血养心、益气固表，人参养营汤加减：人参、甘草、当归、白芍、白术、茯神、熟地、肉桂、黄芪、五味子、生姜、陈皮、远志、大枣，加龙骨、牡蛎、灯心草、柏子仁等。

| 经验方 | 二妙散合疏肝散化裁——黄柏 8~10g、苍术 10~12g、赤小豆 20~30g、薏苡仁 20~30g、柴胡 8~10g、当归身 12~15g、大黄 8~12g、茵陈 12~15g、前胡 10~12g、陈皮 10g、旱莲草 8~12g、黄芪 12~20g、郁李仁 8~12g 等。

尿短气促者，宜加白花蛇舌草 15~20g、黄芪 15~20g；

痰多者，宜加贝母 6~10g、葶苈子 8~12g，或加鸡冠花 10g、白头翁 10g。

❖ 湿郁黄汗

是对所出之汗能使内衣明显染黄之汗泄现象的称谓。触之黏腻感明显，以青壮年为多见。腋下或跨下汗出微黄者不作病论。汗色黄者，湿重无疑。脾虚易生湿，故又称黄汗为"湿汗"。此汗以慢性胆囊炎及脾虚湿郁者表现最为明显，苦郁之人亦常出黄汗。

此症总由营卫失和、中下焦湿蕴化热、郁郁蒸蒸所引起。其舌中根部位多有黄腻。治宜疏肝利胆、除湿清热、表里兼顾。方药以二妙散加减：黄柏、苍术，加泽泻、牡丹皮、藿香、炒栀子、川连、神曲、生地、茵陈、柴胡、当归等。

治宜助运益阴，清营化浊，除湿解郁。

| 经验方 | 以川连 3~6g、白头翁 6~10g、地骨皮 10~15g、前胡 6~12g、黄柏 6~12g、黄芩 6~12g、郁金 8~15g、鸡内金 8~12g、大黄 8~12g、桃仁 10~12g、女贞子 12~20g、旱莲草 6~12g 为主药。

尿短气促者，宜加灯心草 6~10g、沙参 12~20g；

便秘纳呆者，宜加鸡内金 6~12g、枳实 6~10g、郁李仁 10~15g 等。

❖ 黑汗

是对所排泄之汗液能够使内衣附生"黑色之砂点"或汗中带有毛孔所分泌类血红色物质之排汗现象的命名。因此又有带血之黑汗的称谓。

临床经验表明，尿蛋白偏高，头面红赤如公鸡面，或阴虚气弱者，使用过量壮阳燥补品则可导致此类现象的发生。

黑色属水，对应于肾。常见于脾肺气虚、阴虚火旺、尿赤浊短或伴有结石者。此外肛周湿毒、慢性咽炎、梅核气患者，亦可时有黑汗。其治宜益阴潜阳、清肺疏肝、化浊利尿、泄热固表。方药：白茅根、生地、泽泻、焦栀子、浮小麦、麻黄根、前胡、车前草、紫菀、葶苈子、太子参、黄芪等。

| 经验方 | 以白茅根 15~30g 或红茜根 10~12g、生地 20~30g、泽泻 10~12g、牡丹皮 10~12g、金钱草 15~20g、石韦 8~12g、鸡内金 10~12g、枳实 8~12g、白芍 12~15g、当归身 15~30g、大黄 10g、牛膝 8~12g、炒槐花 8~10g、侧柏叶 10g、麻黄根 10g 为主药，依据其他症状作加减。

❖ 战汗

多起于肠滞内热时刻外感风寒，是正邪相争的具体表现。如果正能胜邪，则病随汗出而解，此乃好现象；如果反复寒战及多次战汗之后未能逐邪外出，则属正虚邪恋。

经验而言，其治则应宣肺解表、益阴助汗，并佐以通便泄热。

方药：葛根、防风、青蒿、柴胡、白芍、桂枝、地龙、鱼腥草、荆芥、薄荷、大黄、牛膝等。

战汗反复日久而致恶风恶水者，须防脱症。宜以上方追加人中白、鬼羽箭、或加白花蛇舌草、黄芪、旱莲草、人参须等；

内热甚者宜加川连、白头翁。

如若细分，战汗又有恶寒作颤继之汗出，及汗出之后仍恶寒作颤之现象的区别。

前者之战汗多属疟疾引起。其治宜益气化浊截疟。方药：浮小麦、黄芪、青蒿、柴胡、槟榔、常山、草果、生姜、牡丹皮、泽泻、桂枝、赤芍等加减；或给予青蒿或奎宁针加柴胡注射；

汗出之后仍恶寒作颤者，多由内伤食饮，外感风寒所致。其治宜通过促呕或泻下，先排除宿食，然后则以固表和营为大则。促呕可采用手指叩压舌咽的方法，或服用藿香正气水；泻下可采用下列方药：神曲、莱菔子、枳壳、防风、苏子、生姜、前胡，煎汁冲番泻叶的方法。

隔宿之食，勿促呕吐去除，宜力促大小便通畅之后，服黄芪、山楂、旱莲草、生姜、浮小麦、麦芽、神曲、白芷、防风、竹茹等。

❖ 脱汗

又名"绝汗"，或称"危亡之汗"，是对阳脱或阴脱之病情危重者，突然大汗、如珠如油、四肢厥冷或厥热、神志不清、呼吸浅促、脉微欲绝者不断冒出冷汗之现象的命名。治疗此症，宜益气固表、益阴回阳、固脱止汗。

四肢厥冷之汗脱者，面色苍白，汗出如珠，宜急投加味参附汤，以附片温补心肾，回阳救逆：附片12~15g、人参15~20g、生姜2片、大枣3枚；或用生脉散潜阳止汗：人参 10~15g、麦冬 10~12g、五味子 8~10g，加当归身 20~30g、白芍 12~15g、大黄 10~12g 养血泄浊。

四肢厥热而汗脱者，面色赤红，冷汗如油如珠，脉微欲绝，宜投独参汤：人参 1 两加川连 6~8g、官桂 4~6g、旱莲草 10~12g，或加麦冬、北五味子、白芍、桑枝、灯心草、地龙、鱼腥草，使益阴泄热，阴引阳归。抽搐者，宜加大黄、当归身、杏仁、甘草。服药后 20~30 分钟后有小便排出者，才可能有延长生命之希望。

❖ 臭汗

是对瘟疫及脾肾或心肺综合性疾患，已经卧床日久仍食饮不节（仍多食高异蛋白或滋补及奶制品等）促成的气臭、尿臭、褥疮腥臭及汗臭等合杂情况的命名（狐臭及肉香，关系于"性腺"属体味范畴，下有专论）。

其治宜综合性调和化解，以宣肺疏肝，醒脾助运、芳香避臭为原则。药用薄荷、荆芥、佩兰、苍术、柴胡、枳壳、麦芽、神曲、菖蒲、灵芝、桃仁、大黄、甘草、金银花、赤芍、连翘、桂枝、西洋参或人参须等。

❖ 不汗

是对全身肌肤不仅平时不会出汗，甚至在暑天渴饮热汤及剧烈运动情况下，汗液排出仍然甚少的状况的称谓。现代医学称其为"干燥综合征"。此症多发于中年或老年的女性。

此症虽然少见却亦并非绝无，本人接治过的几位中年女性不汗症患者而言，普遍兼有口干欲饮、多饮多溲、土不制水、月经乱后、经行量少、皮肤干燥、目涩羞光及心烦失眠等症状。

本人曾接治一位潘姓女教师、一位魏姓的公务员、一位林姓的售货员等，肌肤白涤，胸腹及四肢汗窍不张，惟头面偶尔少汗，经常患奇痒症，是汗腺及四肢毛囊发育异常者也。不汗则废秽无出路，故作奇痒之疾。治疗原则为疏肝解郁、升清降浊、益阴和营、宣肺开窍。

常用处方是赤芍、牛膝、泽泻、天花粉、甘草、杏仁、薄荷、荆芥穗、川连、白头翁、土茯苓、当归、白蒺藜、覆盆子、大黄、桃仁、郁李仁等依情加减。经过 3~5 个月时间的综合调治，可以达到标本兼治的目的，即口渴引饮易溲解除、经行量色趋正、汗腺开合恢复正常。

❖ 狐臭

狐臭或体香，都属于性腺成熟期所分泌之活性物质，作用于腋窝、乳晕、脐部或外阴等性敏感部位之后所形成的一种体味现象。它有如麝鹿之香囊所分泌的气味，既具有吸引异性的内涵，浓烈时又可以令害怕该气味者不敢相近。此又有如鸭子之尾部，因为具有特殊的臊味，有的人甚喜欢吃，有的人则近嘴即作呕吐。

狐臭常见于青壮年，其浓烈程度与性腺分泌物的强弱具有明显的对应关系。这不仅因为性器官未发育成熟之前的少年男女都不存在狐臭现象，而且性器官衰退后的老年人，原来所具有的狐臭亦随之消失，据此可以说狐臭是性腺作用的奇异产物。大多数狐臭患者的外耳道内具有油脂性耵聍（土话"臭油耳"）。

狐臭现象与遗传有关，但是又不一定绝对遗传给子代，亦可以隔代遗传。此外小时候慢性中耳炎的误治或失治亦可酿成狐臭的发生。

临床积累的资料表明：狐臭现象浓烈程度与下焦湿蕴、肝气抑郁、脾肺焦燥密切相关。

│经验方│ 可试用下列方药对狐臭进行降解，同时可祛除口臭。处方——桔梗 8~12g、橘络 8~10g、薏苡仁 20~30g、败酱草 10~15g、卷柏 10~20g、佩兰 15~30g、黄芩 8~10g、白术 10~12g、地骨皮 12~15g、前胡 8~12g、杏仁 10~15g、郁李仁 10~15g。

便秘者， 加大黄 8~12g、枳实 10~12g，或加槐花 12g、侧柏叶 12g；

尿赤短者， 加白茅根 10~15g、生地 15~30g，或加沙参 15g、鱼腥草 10~15g。

对于腋窝，可适当涂抹冰枯丁香散（冰片、枯矾、丁香、硼砂、密陀僧等），或喷洒冰片硼砂、丁枯酒等都具有妙不可言的效果。

建议尽量不要对腋窝施于刀割或激光术，因为手术可能构成终生悔恨的伤害。

❖ 香汗

体香，又名"肉香"，是对成年男女在青春活跃期性腺分泌物使腋窝等性感部位可具有的，能令人兴奋及陶醉的馥馨微甜之气味的称谓。具有这种体香者，坚持食饮淡清，心怀慈仁，贫不夺志，能够将这种特异体质保持更长时间。

汗香者不要自恃天赋，狐臭者也不要自鄙畏缩，因为身体之香臭缘于性腺健强活跃的表现，而且有中医方药可以帮助矫正。

| 经验方 | 宜远苦寒、避燥补，过于劳累倦乏时可煎服——白芍 10~15g、全当归 15~20g、旱莲草 8~12g、黄芪 10~20g、茯苓 8~12g、泽泻 9~12g、藿香 8~12g、生地 20~30g 等。或服用莲子 20~30g、枸杞子 12~15g、旱莲草 10~15g、女贞子 20~30g、菊花 10~12g、灯心草 4~6g、麦芽 10~12g、神曲 8~12g、佛耳草（鱼腥草）12~15g、佛手 8~12g。

腰腿困痛者，则加杜仲 10~12g、续断 8~12g，或加金钱草 20g、牛大力 8~12g，或加桑寄生 8~12g、鸡血藤 10~15g 等煎汤作茶饮。

第二十四章
郁症病况与症解

郁——具有被包裹、受约束、宣泄困难、伸张受阻、运行受挫、无法舒展等内涵。依据体内气液、器官组织及其能动作用的受郁状况，有气郁、血郁、痰郁、热郁、湿郁、食郁等"六郁"之命名。其中，气郁是六郁中的祸首。

气郁——起于气机升降聚散、运行输布功能受挫，是脏腑之间存在偏强相欺、偏弱受侮的具体反映。多起于思虑悲伤、怨恨忧愁、苦恼恐忌等未能及时自解。治以宣开、条达化解。治疗过程应结合心理开导，促使患者认清祸福相依、得失相随等。调遣药物，制除偏胜、扶弱抑亢，使生克趋于常态，促气机舒展，郁聚消散。

治疗诸郁，应明辨脏腑、气血的具体状况，实施高者抑之、陷者举之、弱者扶益、强者平抑等法则。郁极之时不可强求解除，宜灵活启用"木郁达之、火郁发之、土郁夺之、金郁泄之、水郁决之"及"虚则补其母，实则泻其子"等法则，才能药到病除。

❖ 气郁束痛

药用钩藤、柴胡、薄荷、苏梗、佛手、香附、生地、远志、侧柏叶、卷柏、枳壳、蒲公英、橘核等。

❖ 血郁刺痛

药用香附、川楝子、郁金、大黄、蒲黄、田七、乳香、没药等。

❖ 痰郁酸痛

药用桃仁、郁李仁、贝母、瓜蒌、荔核、山慈姑、桔梗、前胡等。

❖ 食郁闷痛

药用山楂、莱菔子、麦芽、神曲、白豆蔻、砂仁等。

❖ 热郁裂痛

药用黄芩、黄连、黄柏、山栀子、冬瓜子、生地、红茜根、丝瓜络等。

❖ 湿郁沉痛

药用苍术、陈皮、泽泻、茯苓、葛根、羌活、萆薢等。

第二十五章
血症病况与症解

血症是对血象异常以及血液循环有违于常道（规）而导致的上溢于口鼻诸窍、下出于二阴或渗塞于肌肤的血液异常行止之症状的统称。

临床以鼻衄、齿衄、咳血、吐血、咯血、便血、尿血、紫斑、紫绀、肌衄、血崩、脑溢血等为常见。

治疗总则——扶弱抑强，上部血症宜降解浊逆、下部血症宜益气提摄。病因可归纳为如下几个主要方面：

外感六淫过于辛散，使气机受损、营血失正，致毛细血管伞端因扩张而交接失常，使皮膜脆弱处呈牙衄或鼻衄；

劳伤食伤使脾肺受损、升降紊乱、生化异常、统摄力弱，致咳血吐血、咯血便血、月经崩淋等；

喜怒不节、伤及五脏、气血逆乱，致毛细血管破裂或交换受阻而起血栓或紫绀；

药物毒害、跌打损伤、蚊叮虫咬、寒热失调，致血瘀内阻或失血致血虚。

血症之治，需了解部位，知深浅远近，辨色泽新旧等。宜止中有活，破中有立。

❖ 嗽血及咯血

多起肺系及咽喉，其血鲜红、多泡沫，常混有痰液在其中。嗽血、咯血之治，宜从旱莲草、白茅根、芦根、藕节、红茜根、侧柏叶、仙鹤草、田七粉、大蓟、小蓟、黑蒲黄、血余炭等药中选取 3~5 味。

1. 恶心呕吐见血液,暗红或棕黑系肝脾(吐血若带饮食物,须知起于胃肠疾),多因于肝胃不和及肠滞伏毒,其治宜兼顾胸肺及通腑。大黄、牛膝、红茜根、生地、降香、黑蒲黄为要药。

2. 肝气犯胃吐血者,头晕目赤,耳鸣易怒,胸胁胀痛,吐血急骤。

| 经验方 | 旱莲草10~15g、白及10~15g、前胡10~12g、陈皮10g、生地20g、香附12g、青皮10~15g、佛手8~10g、仙鹤草10~12g、地榆10~12g、大黄10~12g、牛膝10~12g等。

面色青白者,宜加黄芪20g、当归身15~20g;

平时尿短气促心悸者,应加白花蛇舌草15~20g、黄芪15~20g,或加海金沙15~20g、六一散20~30g,或加枸杞子、败酱草各15~20g。

3. 伤食引起吐血者,所吐血液中混有饮食物。如过饮烈性酒、可乐类饮料,促成胃壁薄而出血吐血者,其治宜安胃止血、降浊消导。保和丸加地榆、茜草、旱莲草、竹茹等。

❖ 牙衄

| 经验方 | 地榆10~12g、仙鹤草12~15g、牛膝10~12g、大黄8~12g、红茜根10~12g、白茅根10~30g、旱莲草12~15g、牡蛎20~30g,或选夏枯草15~20g、败酱草12~15g、牛膝10~12g、侧柏叶10~12g、降香10~12g、黑蒲黄6~8g,依气血荣枯变通调和。

切切不可止而不活,不兼顾助运化排,不醒脾逐毒,否则可致齿龈疮痈、口腔溃疡,甚至上下唇内起恶疮。这是本人临床经验及所见牙衄误止后造成惨苦的如实反映。

上述对牙衄治疗的止活兼顾、醒脾逐毒方,亦适用于脾肠或肝肺具有恶积者("恶积"是对肿瘤之别称)。

齿龈淡弱者,可加藿香10~12g、生地20~30g、当归身20~30g、黄芪20~30g;

　　齿龈有瘀毒者，宜加皂角刺 10~12g、蒲公英 12~15g、蒲黄 8~10g、田七 8~12g，或加血竭 6~8g、乳香、没药各 6~8g、大黄、牛膝各 10~12g，促齿床之毒外泄，纵有脓血渗出无须惊恐，此乃瘀毒托出之故。

　　亦可运用 500ml 凉开水，投入 20~30g 芒硝配制成淡溶液嗽口，可帮助解毒，且有益于口腔、舌咽、齿龈诸疾的康复。

❖ 大便带血

　　宜分远血或近血。先血后便（即大便排出之前肛裂或痔血者），血色鲜红者，名"近血"；大便排尽后期可见附有暗色血液相混者，属于远端之血，名"远血"。远血的出血灶，对应于肠道、胃脘具有炎症或溃疡。如《证治要决·大小便门》中"血清而色鲜者为肠风，血浊而黯者为脏毒"。

　　肛裂或痔疮而致便血者，红茜根、槐花、大小蓟为要药；脏毒出血者，大黄、当归身、旱莲草、地榆、仙鹤草为首选。

❖ 小便带血

　　须辨分起于结石窜动或因于尿道炎、宫颈炎、膀胱炎、急慢性肾炎。其治宜分清出血灶所在，结石引起者，茜根、芦根；肾炎所致者，白茅根、茜根、金钱草；尿道宫颈炎所致者，仙鹤草、黑蒲黄、益母草等。

❖ 鼻衄

　　┃经验方┃宜选白茅根 20~30g、侧柏叶 12~15g、牛膝 10~12g、车前子 8~10g、灯心草 5g、鱼腥草 15~20g、红茜根 10~12g、生地 20~30g、前胡 10~12g、陈皮 10g 等。

❖ 血症治疗注意事项

　　治疗血症不仅要治血、治火、治气，而且要注意下列诸项：

　　1. 选用止血药物的过程，谨防血被止而瘀毒起。

　　2. 补虚的过程，严防对肺胃构成壅塞之祸害。

3. 消瘀的攻破，应避防对脏腑经络及气血的伤害。

4. 清热降气或平肝柔肝的过程，宜求恰到好处。

5. 益气、化浊或提摄的过程，切忌升摄过度而三焦疾起。

月经崩淋、痔血、尿血、败血症、脑溢血等的治疗请参看《医案实录》的对应病况。

第二十六章
痉症病况与症解

痉症在临床上是以背项强直、四肢抽搐、拘急，甚至角弓反张为特征的病况之命名。

痉症是较为常见的急症之一。气血虚亏、筋脉失养、里热伤津、风邪窜扰、浊瘀阻络等是导致痉症发生的主要病因。

❖ 刚痉、柔痉的区别与治疗

1. 刚痉

以背项强急、四肢张开且逆反为主要症状。其治宜泄热息风、润燥缓急。

▎经验方▎大黄 10~12g（后下）、牛膝 10~12g、地龙 12~15g、鱼腥草 15~20g、玄参 15~20g、白花蛇舌草 15~20g、麦冬 10~12g、生地 20~30g、杏仁 10g、甘草 6~8g、芍药 12~15g、桑枝 12~15g、前胡 10g、陈皮 10g 等组成。

2. 柔痉

瘦人白青、脉沉而细弦、肘关拘急、手喜握紧者为主症。其治宜气血双补，濡润关节，舒展筋脉。

▎经验方▎八珍汤加减：白芍 12g、桂枝 12g、当归 15g、黄芪 15g、藿香 12g、生地 20g、杏仁 10g、甘草 6g、白术 12g、茯苓 12g；或用当归 20g、黄芪 20g、桑枝 12g、桂枝 12g、甘草 6g、杏仁 10g、钩藤 12g、柴胡 10g、何首乌 30g、鸡血藤 30g 等组方。

口淡虚寒者， 可加川连 6g、肉桂粉 6g（冲服），或加吴茱萸 6g、补骨脂 10g；

肢冷汗出者， 宜加牡蛎 20~30g、麻黄根 12~15g，或重用白芍 15g、桂枝 12g、当归身 30g、黄芪 30g。

❖ 小儿抽搐

小儿抽搐（脐炎所致破伤风者另论），多起于胃肠疾病所致之发热或气促、过量使用对抗性消炎药液静滴，转肺炎、中耳炎，恶化致脑积液、病毒性脑炎而起。其治促二便通调至关重要。

其治可参本文上下处方。

本人应用上述解痉基础方，出诊医院接治过十多例小儿因脐炎或肺炎已住院至胸肺积液、脑积液或脑炎、病毒性脑炎的各类型痉症的患者。凡服中药促二便排解后，能够立即停止各类西药，遵嘱出院并戒口食饮者，80% 以上不仅痉症解除，而且康复不留后遗症。

┃经验方┃ 小儿危重症急救处方的主要药物是：山楂 6~12g、莱菔子 6~12g、地龙 6~12g、鱼腥草 10~15g、大黄 4~10g（后下）、当归身 6~12g、甘草 4~6g、杏仁 6~8g、侧柏叶 6~8g、牛膝 6~10g、茜根 6~10g、生地 10~20g 等加减。

❖ 小儿抽动秽语综合征

抽动秽语综合征，又名"抽动症"、"躁动症"，多见于学龄儿童，男性儿童约占五分之四。症状主要表现为急躁易怒、注意力不集中、多嘴或常作吭咯，音率不清，因肌内抽动而致时作挤眼、皱眉、咴嘴、皱鼻（摄目、噘口）、扭头、抬肩、摆腿、跺脚等动作；行为怪异、性格孤僻，多言或寡语、语出不逊等。

多数纳呆、少数易饥，口咽干涩，舌有花斑者（对应食伤、慢性胃肠炎）所占比例甚高；小便以浊臭、短涩者居多，大便多呈虚秘或溏薄；因于抽动躁动，患儿的项下及耳额等部位常有自汗现象，对应心肺虚燥、心神不宁。

依据上述诸多症状，本人将抽动秽语综合征主责脾为湿困、肠滞尿浊或胃火过旺，致运化失正，累及肝肾扰乱神明（心肺受浊毒欺侮），而致肌肤时作抽动、心神不宁、举止怪僻、无心上学，令父母烦恼担忧；亦有因于跌仆、鼻炎或头疮误治失治致脑中仍有浊毒残留所致者。近半年的医案中为浙江丽水许某某，广州市赵某某解除了病苦。

因为此类抽动秽语儿童有日益增多之势，下列本人治疗此类疾病（无论肝肾阴虚，阳亢风动型；心肝亏虚，虚风内动型；脾虚湿盛，土虚木乘型；痰瘀阻窍，扰动心神型；脑震荡型或病毒性脑炎型）具有广谱性疗效的方药。

｜经验方｜ 川连 4~6g、白头翁 6~8g、生地 12~20g、香附 6~8g、田七 6~8g、蒲黄 6~8g、贝母 6~8g、全瓜蒌 8~12g、地骨皮 10~15g、前胡 6~8g、甘草 6~8g、杏仁 8~12g、赤芍 8~12g、牛膝 8~12g、茜根 8~12g、橘络 4~8g、灯心草 3~5g、鱼腥草 10~15g。

上述处方临证过程如果能够依据患者的营卫气血具体状况作适当加减，原则上可以取得肯定的疗效，但是须知叮嘱戒口生冷甜滞、饮料冻品，尤其是钙奶类容易造成体内浊毒滞留的食饮品，否则难于取得令患者及其家属满意的疗效。

第二十七章
颤抖病况与症解

颤抖是对头脑、四肢及指掌作不能自控的摇摆、震颤、抖动，以致抓举提握失于常态等状况的命名（包括现代医学"帕金森氏病"或"美尼尔氏综合征"等）。此症多见于脑萎缩中风后遗症、老年性痴呆或遭遇过恐吓者。

肝属木，对应于四肢，主筋腱及指（趾）甲。肝失濡养，柔弱不刚，致伸舒不力，故难于抓举；遇肠风内动故摇摆不定。脾主运化，主肌肉，司四肢，脾失健运，致肌肤筋骨亦失于濡养。肾主水，纳气藏精。脾虚失运，肠滞尿浊，致气机逆乱为肠风内动，心肺不安及神思不定……所以说，震颤之疾宜责之脾肝肾肺。

此外，亦有因受人恐吓而致颤动不已缩作一团羞于见人，或哭泣流泪，恐恐颤颤抱伏于亲人者，其治大同小异，宜加朱砂、琥珀，或加郁金、郁李仁。

治疗颤抖症宜滋肾填精，息风宁神，养血疏肝，纳气潜阳等。

▎经验方▎钩藤 10~12g（后下）、柴胡 10~12g、防风 8~12g、竹茹 6~10g、当归身 15~30g、大黄 10~12g、金钱草 15~30g、生地 20~30g、白芍 12~15g、桂枝或桑枝 10~12g、地龙 8~12g、鱼腥草 15~20g、鸡内金 10~12g、枳实 10~12g、灯心草 5~7g 等。或以牡蛎、旱莲草、淮山药、山茱萸、防风、白芷、白芍、桂枝、甘草、杏仁；或以枸杞子、败酱草、白芍、当归身、柴胡、薄荷、黄芪、旱莲草、茯苓、灯心草、柏子仁；或以防风、白术、白芍、桂枝、杜仲、牛膝、钩藤、何首乌、鸡血藤、地龙、鱼腥草等加减，组方发药。

第二十八章
不育不孕病况与症解

　　不育与不孕是对男女生殖功能失于常态，导致不能正常孕育后代之病况的总称。可分为原发性、继发性或原因不明性不育不孕。

　　男性如果患有隐睾、阳痿、不射精、冷精、死精、无精、精子异常、活动力偏弱、前列腺病变等都可以构成健康正常（无生理缺陷、无妇科病疾）之女性无法怀孕，此种情况是谓"男性不育"。

　　男方健康正常，夫妇同居达 3 年以上（最近标准为 2 年），未曾采取避孕而仍未受孕者，称"女性不孕"（近代医学是名为"原发性不孕"，古医有"无子"，或"全不产"等称谓）；曾经流产或产后 3 年以上未进行避孕而不再受孕者，名"继发性不孕"，或名"断绪"。

　　此外还有双方体格、生殖检查皆不存在问题，夫妻同居 3 年以上却未能怀孕者，俗称"对冲"或"气味不协调"，近代医学称"抗体"、"排异性"或"血型问题引起的精卵不亲"等。此类不育不孕之夫妇，分手各自再婚后则男女双方都可以在 1~3 年内获产育。亦有通过抱养他人所生之婴儿改变床枕之气味后，促成精子卵子能够亲和而孕育者，皆气味所然也。

　　时代潮流的迁变，生活节律及食饮习惯的急速改变，食品药品中添加剂、生长素、雌激素、雄激素的广泛使用，使人类的性生殖状况亦处于急剧变化之中——男性精子数量的急剧减少，前列腺病变如潮如涌；女性初潮及育龄的大踏步提前，歌舞狂欢的一浪高过一浪，使阴盛阳衰的现象日益突显，女性生殖系统的病理病况日益复杂及多样化。年少早欢、早吃禁果，多次药流或人流后招致经带失正，引起子宫毒积、多囊卵巢、输卵管阻塞而致继发性不孕之女性，正以惊人的速度增加。本人在近 5~10 年所接治的不育不孕患者及其病案均可资证。

不能孕育出自己的传人最为令人焦虑不安。子女不仅代表未来，而且属于后势及潜力，寄托人生的希望；无后不仅属于自我生命终止延续，而且无法感受人伦之乐及家庭的七彩五味。无后者，纵然青壮年时期创造、拥有惊人的权力与财富，背后却常常被人讥之为"有花无果"。因此大多数不育不孕者，都会竭尽所能地寻医求药，力求人生的完整与美好，托出明天的太阳，传承生命的辉煌！

其实，从中医的理论和本人的临床经验来说，继发性不育者夫妻双方通过中药调治约百分之九十都能促成再孕；原发性不育者中如果属于基因缺陷——如男性缩阳隐睾，女性卵巢子宫发育不良，治疗难度极大；子宫正常，多囊卵巢、输卵管窄塞等继发性不孕者，经过半年至二三年时间及时调治，约有百分之七十至八十可获得生育能力，总以月经的色量、行程、白带排释能够趋于正常为主要依据。

现代教科书，以及不少关于治疗不育不孕的专著，其类型划分表面上条分缕析、细致入微，客观上却具有人为割裂所致的片面性。

临床调治的确切疗效，源于对至为复杂的生育问题进行综合认识、通盘调理过程，依证候但有所侧重；对前人及教科书中所言的经验，非对号入座的拿来主义，而是牢牢把握因人因时整体恒动及具体问题具体分析的辨证施治。严谨组方的过程中，有是症用是药，并且叮嘱患者牢记相关须知，医者应详细记录反馈回来的相关信息，勤于总结，不断提高自我临床技能。

❖ 男性不育

不育，是对男性生殖力失常的称谓。

在女方生理正常情况下，有 2 年以上正常性生活仍未能促使女性怀孕者，称男性为"原发性不育症"；曾经有过生育，后因性病或劳伤引起精液或性功能失常而未能促使女方再怀孕者，则名为"继发性不育"。

目前在社会民间则无论男女统称"不育不孕"或不育症、不孕症。此处所言的男性不育，是指体检证明其生殖器官（阴茎及睾丸等）不存在先天性缺陷或发育不良，而是因于食伤劳伤或误治误补、失于调养及手淫恶习等引起元阳亏虚、精液失正、前列腺增生、积毒甚至无精，导致健康性伴侣未能怀孕之不幸者的称谓。

1. 因年少嗜于冷饮或问柳贪花而致的脾虚湿阻、肾阳亏损或前列腺增生、性病淋浊，误于对抗治疗而导致举而不坚、精冷畸形、活力低弱而不育者。

其治宜温阳益气、疏肝解毒。方药：赤芍、桂枝、附片、熟地、蜈蚣、仙茅、茵陈、柴胡、大黄、当归、鸡内金、枳实、牛膝、田七、菟丝子、桃仁等适当加减，可获良效。

但是须知，凡同居已 2~3 年以上者，其性伴侣之阴道及子宫可能已存在因精液失正或不方便在此说透之因素构成的浊毒滞留，因此建议女性亦需服用涤荡排除浊毒的中药。同时建议男性在服药的第一至第三疗程期，应该避躲性交，有利于使具有伤害性的精液，以梦色形式排出体外。此后酌服人参、黄芪、五味子、菟丝子、龟鹿胶等，则更有利于男女双方早日康复。

经验表明，此类不育不孕夫妇之治，如果食饮戒口等方面配合良好，经过半年至 1 年时间调治，获得孕育者并非少数。不少原发性不育不孕者，往往兼有脚气、湿癣、龟头湿疣、疱疹或霉菌阴痒史，若疮癣之毒未获兼顾排解，则仍然难于孕育；若然孕育，疮癣之毒亦可能传给后代。

2. 既往嗜食燥热或因早泄误补于壮阳，致阴虚阳亢、阳强早泄、精液稀薄、精子异型脆弱而致不育者。

其治宜育阴潜阳，清虚固纳。方药：牡丹皮、泽泻、白茅根、生地、白芍、桑枝、旱莲草、牡蛎、女贞子、菟丝子、地骨皮、前胡、肉苁蓉或锁阳、山茱萸或白果、龟胶等，依兼症酌情加减。

若心烦多梦失眠，可加灯心草、柏子仁，或加夜交藤、合欢皮，或加麦冬、五味子、郁李仁。伴侣若有慢性尿道炎、宫颈炎、抑郁症，则须服疏肝解郁、化瘀逐浊之方药，使经行畅利而炎症消失，则易于促成生育。

3. 因于恐忌、湿郁下注而致精索曲张、睾丸肿痛下坠、死精无精或不射精症者。

其治宜益气化浊、疏肝解郁、通络散结、温阳布精。方药：大黄、当归、荔核、桃仁、赤芍、田七、蜈蚣、地龙、川楝子、郁金、降香、苏木、金樱子、菟丝子等。

肥胖气促、尿短浊者，宜加白花蛇舌草、黄芪，或加泽泻、猪苓，或加海金沙、六一散；

痰多血脂偏高者，宜重用大黄、桃仁、田七，酌加贝母、瓜蒌、葶苈子、莱菔子等；

肢肤偏冷汗出不爽者，宜加赤芍或白芍、桂枝或桑枝，或者加葛根、天花粉、赤芍、牛膝等；

睾丸或前列腺积毒有钙化灶者，宜加炮山甲、蝼蛄，或加土鳖虫、僵蚕，或加金钱白花蛇、蕲蛇、鳖甲；

精冷活力弱者，宜加附片、败酱草，或加五灵脂、蒲黄，甚至可加水蛭、虻虫、鳖甲、蜈蚣、地老虎等，促使肿聚化为腐浊之液，由二阴（肛门及尿道口）排出体外，使生殖功能趋于正常。

❖ 女性不孕

不孕，同样分为两种，"原发性不孕"和"继发性不孕"。

对于育龄期之女性，在排除生殖器官先天性发育不全或相关缺陷前提下，如果与生殖功能正常的男性同居 2 年以上，未采取任何避孕措施却未能怀孕者，称为女性"原发性不孕症"；曾经生育、流产或引产后，有 2 年以上未避孕而不再受孕者，称为"继发性不孕症"。

1. 伤于寒凉凝滞者，饱气纳呆，肢冷汗不爽，子宫多肥大，经行常淋沥、不畅或乱后；舌质常淡胖，舌根苔浊腐。

其治宜健脾益气，暖宫化浊。方药：田七、牛膝、赤芍、当归、降香、蒲黄、附片、败酱草、桃仁、红花、香附、桑椹子、芫蔚子等。

肢肤偏凉、汗出不爽者，加麻黄、桂枝等；

伏湿蕴火、时作潮热者，加前胡、地骨皮；

尿短气促者，加白花蛇舌草、黄芪，或加萆薢、茯苓；

劳则气促者，加前胡、旱莲草、黄芪；

经行腹痛者，加五灵脂、蒲黄，或加土鳖虫、田七；

如果指间有疹毒、脚气湿癣痒臭者，宜加白鲜皮、狼毒或金钱白花蛇等；

若病起于经崩误止、致心烦欲绝者，宜重用全当归 20~30g、大黄 8~12g，或酌加水蛭 8~12g、虻虫 6~8g，促内藏之浊毒瘀滞下排，则无后患之忧。

调理至连续 3 个月的月经之色泽转鲜红，行程 4~6 天，经带趋于正常之后，受孕的可能性则基本具备。

如果男性方面具有早泄、阳痿、前列腺疾、精液失常等症状，则男性亦应该同时进行对症治疗，并且遵嘱戒口食饮，避免房劳等。

2. 伤于燥热者，心烦意乱，多梦失眠，普遍具有小便浊赤短而致的尿道炎、宫颈炎，阴虚引起的胃阴亏（浅表性胃炎），小肠燥热所导致的肝血虚，阴虚气燥引起的痛经、乱经等。

其治宜益阴清虚、养血潜阳、调济任督。

｜经验方｜ 白术 10~15g、黄芩 8~12g、地骨皮 12~20g、前胡 8~12g、香附 8~12g、生地 20~30g、白芍 12~15g、当归 20~30g、旱莲草 12~15g、女贞子 12~15g、通草 8~10g、地龙 10~12g、牡蛎 20~30g、益母草 12~15g、苦参 10~15g、白鲜皮 10~15g 等。

作饥口渴、燥烦者， 加石膏 20~30g、神曲 8~12g，或加川连 4~8g、白头翁 8~12g；

尿道炎、宫颈炎反反复复引起项下喉结者， 加桔梗 8~12g、贝母 8~12g、玄参 15~30g，或加瓜蒌 10~15g、前胡 8~12g；

结肠炎大便多天不下者， 加大黄 8~12g、当归身 15~30g，或加金银花 8~15g、槐花 10~12g；

气热津枯瘙痒者， 宜加荆芥 10~12g、薄荷 10~12g，或加甘草 6~8g、苦参 10~15g，或加金银花 8~15g、连翘 10~20g、土茯苓 15~20g、蝉蜕 6~8g。

随症加减可获良效。

3. 因于忧伤而白带内阻、经闭不行、气机郁滞、乳房胀痛、多囊卵巢、郁郁寡欢者。

其治宜调畅气机、疏肝解郁、助运导滞、鼓舞气血消癥瘕。方药：柴胡、薄荷、郁金、郁李仁、生地、香附、赤芍、牛膝、莪术、橘核、红花、桃仁、路路通等，缓图气血调和，不可一蹴而就，若然再用激素更加难于求子。

大便闭阻者，宜加大黄、枳实，或加肉苁蓉、火麻仁等；

咽中异物感，咽之不下、吐之不去（古代称"梅核气"，近称为"珠帘喉痹"、"慢性咽炎"或"慢性扁桃体炎"）者，宜加桔梗、莪术、夏枯草、牡蛎，或加夏枯草、桔梗、败酱草、薏苡仁；

肝胃不和、负重不适（现代医学称"慢性浅表性胃炎"）、睡不好、食不香者，宜加旱莲草、黄芪、白芍、桂枝，或加牡蛎、旱莲草、藿香、生地；

气逆咽痒作咳者，宜加紫菀、前胡、苏子、莱菔子，或加大黄、降香、葶苈子等；

经闭日久者，宜加泽兰、佩兰、水蛭、王不留行果等。

总之宜鼓之舞之，使气机舒畅、血脉充盈、积聚消失、任督相济、白带趋正、经行畅利，可望妊娠。

4. 积毒型不孕不育者。

经验表明，凡宫颈糜烂、黄淫、白淫、经行崩淋的误治或失治，往往招致子宫积毒内起息肉、囊肿或肌瘤。这是接治众多苦不堪言的积毒型不孕者出自肺腑的真实声音！

对于女性因积聚所致的不孕之治，本人的治疗总则是扶正祛邪、攻毒散结、疏络逐浊、益气解聚、补血化瘀。方药以赤芍、当归、川芎、牛膝、生地、香附、大黄、桃仁、土鳖虫、田七、虻虫、水蛭、郁金、莪术等为常用。

少腹时作刺痛者，加五灵脂、蒲黄，或加血竭、穿破石、乳香、没药、降香等；

痛引大腿或腰脊者，可加全蝎、蜈蚣，或加刁竹、络石藤、牛大力、鸡血藤；

经闭带下恶臭者，加泽兰、佩兰、益母草、黄柏，或加败酱草、薏苡仁、土茯苓、附片；

便秘尿浊短、身痒阴痒、心烦意乱失眠者，可加甘草、苦参、杏仁，或加前胡、郁李仁、露蜂房、白蒺藜；

胸闷纳呆、乳房胀痛或有结聚者，宜加桃仁、蒲公英、橘核、田七，或加贝母、瓜蒌、地骨皮、前胡。

总之在促求化排过程中，应谨守病机，预防恶变及转移。力求扶正而不留邪，攻毒而不伤正；牢记"十九畏，十八反"及"大毒治病，十去其六"等注意事项。如此则可以为患者逐步解除导致不孕的积聚，摆脱"无子"的苦恼。

❖ 奇妙的"抗体型"不育不孕

很多年轻男女，双方都不存在生理缺陷，房事过程男方有正常之射精，女方具有正常排卵记录，但是双方共同生活已经三年五年或六年八年就是无法怀孕；对于已经多次求诊过大医院，依据"抗体"或"排异性"治疗后仍不育不孕。

下列 2 种形式可供奇妙不育不孕者参考。

1. 遵从民间有所谓的"摘花顿"，即通过抱养 3 周岁以内他人之小孩，从而改变住房及枕席间的气味，此后确有"抗体"型不育不孕之夫妇在 1~3 年内促成怀孕。此举表明该抱养儿所散发的气味中的微细物质，或言该小孩的生物磁电场，可以对男女双方精子、卵子间的不亲和现象起调解作用。

2. 建议双方分手，并各自另谋伴侣，大多数都能够在 1~3 年内获得孕育。此种情况则表明女方的卵子、男方的精子是具有抗入侵性或名亲和选择性的（这种卵子拒绝精子拥抱、精子不与卵子亲和的现象，近代医学称之为"抗体"或"排异性"）。抗体是否源于自身磁电场或者阴道分泌物、气味、酸碱性，对此本人还不够明确。然而医案所录，确有几对这种夫妻（罗岗刘某、水口薛某等）属于上述所言者。

中华"易文化"对生育子女之能力的认识，是时柱、日柱，即生育状况取决于生命方程基因序列中"时"和"日"所对应的坐标参数，及其运行状况。如果双方参数中的天干及地支都处于相冲或者乘侮，或者双方生命方程中的其他"干支"及运程参数（大运、流年）又不具备调和能力，则他们双方的结合就可能会呈现有花无果（即难于得子）的状况。

此论耐人寻味，引人深思！希望有志于了解生命现象之奥秘者，能够对染色体内粒子的组合分布与时空关系、基因序列（基础波粒与时空动迁）等之间的客观关系作进一步合理总结，从而使上述问题能够为保健养生提供科学的依据。

近代微观学科所确认的生命基因序列中，具有 24 对染色体之说，客观上印证了中华先贤取用十二地支作为组建生命方程基因序列中的参数的合理性——因为每个人的基因链都是由父本及母本中各自派生的基因链组合而成的。至于十天干（对应宇宙间十大基本粒子）的取用无异于西方文化中对 0、1、2、3、4、5、6、7、8、9 及数轴坐标"┼→"的取用。

不仅如此，中华先贤还对十天干赋于方位、色素及属性等内涵（如甲乙属木，色青味酸，位于东方；丙丁属火，色赤味苦，位居南方；戊己属土，色黄味甘，位居中央，能生万物，联姻四方……）从而使物性、人性、社会性及自然性都能够通过时空参数体现于基因序列，此乃钱学森教授称"医学的方向是中医，而不是西医，西医也要走到中医道路上来的"。朱时清院士认为"中医的科学理论恰恰是走在时代的最前列的，是后现代科学的理论基础"，据此对中医理论的传承，不可对其割分，否则不足以服人！

第二十九章
疫疠病况与症解

疫——是对能够引起恶性传染病广为流行、内有恶性病菌病毒的气态或液态致病源的称谓。如疫毒、疫疠、鼠疫、瘟疫等。现代的"疫"字，增加了能够对抗或剿灭某些传染性病菌病毒之活性物质的内涵。如狂犬疫苗、猪瘟疫苗、鸡瘟疫苗、流感疫苗等。因此本人认为：今后的教科书对于"疫毒"应该具有正反两个方面的解释。

疠——疠气，是对环境中可以出现的、能够引起传染性疾病急速流行、能够对人类及禽畜之健康构成严重摧残的恶毒之气的命名，如疫疠、疠风。

瘟疫中的疫疟、疫痢、鼠疫、猩红热、猪蓝耳病、口蹄疫及流感、乙脑、非典型性肺炎等之所以发生并流行，既因于特殊的气候条件及环境水土适合疫毒的滋生，更主要的是自我具有食伤或劳伤，引起运化失正而致的自卫能力低弱，疫疠之毒才有可能由外及内，由表及里，对其人肆虐。任何一场疫疠流行肆虐过程，都有不少"卫气"健强而邪不能对其构成侵害者。此乃对《黄帝内经》中"正气存内，邪不可干"的最好例证。所以说，要想避免疫疠的侵害，既应该知躲避（保护与改良环境），更应该注重护育自己的正气（即抗体免疫力）。时刻牢记：不妄劳作，不嗜欲伤身，注重食饮，顾护肺卫，确保运化良好（食饮味香、二便顺畅、睡眠正常），则可以有效防止疫疠的伤害。

▎经验方▎预防疫疠的广谱有效方剂——金银花 6~10g、白术 8~15g、藿香 6~12g、生地 20~30g、桔梗 6~10g、陈皮 6~10g、甘草 4~6g、杏仁 6~10g、炒槐花 6~12g、防风 6~10g、炒山楂 8~10g、炒莱菔子 8~10g、旱莲草 8~12g、萹蓄 8~12g 等。

气虚血弱者，可酌加当归身 10~20g、黄芪 10~20g，或加何首乌 10~20g、鸡血藤 15~30g；

心烦多梦者，可加麦冬 6~10g、灯心草 3~5g 或加沙参 12~20g，茯苓 8~12g；

头面赤红者，可加侧柏叶 8~10g、牛膝 8~10g，或加川连 4~8g、白头翁 6~12g；

作饥口干者，加生石膏 20~30g、神曲 10~12g；

长期尿短赤者，宜加白茅根 10~20g、茜草 6~10g；

既往大便结团，多天才下行一次者，可加大黄 8~12g、枳实 8~12g，或加牵牛子 8~12g、玄明粉 10~20g。

总之应促求大小便畅利，脏腑运化良好，并不妄劳作，使正气存内、邪不可干，疫疠可防、有药可治。

❖ 附：浅谈疫苗预防之我见

对小儿痘症之预防，我国起于明清时期的"稀痘方"，以及《三冈识略》中所记载"以痘疮染者穿过的衣服，让未出痘的小儿穿着，以此诱发轻症天花"，此乃初始的人痘接种法，机理是诱毒外透。此后有张琰在《种痘新书》中："以佳苗引出胎毒，斯毒不横而证自顺"（所谓"佳苗"是以鼻痘发致的痘痂研粉为种苗）。

上述中医的原始接种法，传至国外后启迪英国医学家琴纳发明了"牛痘接种法"：即对 4~7 岁的婴儿及幼童，以钢针在接种者的左手或右手、上臂或下臂外侧的中段部位约 0.5~1cm 的范围之表皮，刺 5~7 个出血点，然后在已被刺出少量血液的所在涂滴 2~3 滴"牛痘疫苗"，待至所接种的疫苗与渗出之血液相混而呈凝干后，接种即视为完成。

接种后的第 2~3 天或 4~5 天的时间里，疫苗欲沿受针刺之血脉进入体内繁殖作乱，此时机体启动免疫系统中的白血球、巨噬细胞等，奋起抗御所接种之疫苗菌株的入侵。入侵与反入侵的争战，双方在厮杀过程的死伤体，在接种处堆积，形成痘疮起脓包，伴随着所接种痘苗中的疫毒不断被体内卫士剿杀或同化，脓毒则逐渐减少，7~10天后，脓毒结痂继之脱落。

上述疫苗入侵与体内卫士的反入侵过程，使机体内部从此具有对抗剿杀痘毒的经验及警惕性，此乃近代医学所称之"抗体"。上述能够引毒外出，并且能够造就培养出具有警觉防患能力之卫士的、促毒外出之疫苗接种法，对预防及保健而言，无疑具有无可非议的积极意义。

然而，现代所采用的口服"疫苗糖丸"以及将"疫苗"直接注射于肌肤内的防疫法，或许需要提出一些质疑。口服或注射于体内之疫苗，已经不同程度暴露出了对胃肠及血脉的伤害，甚至可对基因的某些序列产生干扰性破坏。近几年都有关于口服或注射疫苗后导致发热咳嗽、呕恶头晕甚至不幸的报导。这些事例或许仅是冰山一角，对于深层次的、持久的副作用，不知研制者及使用者是否做过长期追踪及相关的调查研究？

有些中小学教师在其子女遭狗猫咬伤后，带其子女到本所接受以赤芍或白芍、桑枝或桂枝、狼毒、白鲜皮、大黄、桃仁、蒲黄、田七、麦芽、蒲公英、连翘、蛇蜕等中药组成的、能够将诸多瘀浊毒化解排除的、既无副作用亦无后顾之忧的防疫性治疗……

在众多少年儿童及青年学生年年"打"这个或那个预防针的同时，他们之中伤风感冒、头晕鼻塞、鼻炎咽炎、发热咳嗽、风疹荨麻疹、头面疔疮、四肢癣疥等也呈日益增多之势，这与自我抗体免疫力在一定程度上被削弱有关……

医学的目的并非短期假象或经济利益，而是以提高他人及自身乃至全人类的身体素质为宗旨；是要让患者痛苦减轻及解除，是要延长寿命争取康复；着力防止像目前处理禽流感或猪牛口蹄疫那样的被强制隔离或火烧填埋的悲剧发生。一些不便于在此阐述的事例，时刻激励着我，不避人嫌地奋笔疾书，不敬之处希望读者及相关人士能予宽恕。

第三十章
食物药物中毒病况与症解

中毒——这里主要简述误食于腐败变质以及具有残留农药的蔬菜、瓜果引起腹痛头晕、恶心呕吐甚至气促等中毒现象时，急救需知的基本常识。

1. 凡因误食腐败变质或含有毒素的食饮品引起的恶心呕吐，是机体奋起自救、驱逐毒物外出的表现，原则上不应急速止呕。

当呕吐致腹中有空虚感时，可建议中毒者啜饮绿豆汤或凉开水、粥汤、捞面汤1~2小碗，隔3~5分钟后再令患者促诱呕吐（促诱呕吐的最佳方法：患者取蹲位后，以自己左手或右手的食指尖，去微微按压舌根，当舌根受到按压刺激之后，胃腹会作收提反应，从而迫使停留在胃肠的有毒害性食饮品，呈混悬样并带酸苦涩味反流而涌吐出去）。

依据上述方法经过2~3次冲洗促呕后（待患者有饥饿感时，给予稀粥最为稳妥，千万不可给予肉汁水或高营养成分的饮料等），面色赤红口干欲饮者，宜服绿豆解毒汤，可缓解腹痛头晕乏力等症状，然后酌服神曲生脉饮；

如果经过自主呕吐及促诱呕吐后仍然恶心腹痛、发热恶寒者，应该迅速到大医院作综合检查及对症治疗。

▎经验方1▎甘草解毒汤主药——甘草10~20g、陈皮10g、防风8~12g、白术12~15g、白茅根12g、生地20~30g、姜竹茹8g。

▎经验方2▎绿豆解毒汤主药——陈皮10g、生绿豆20~30g（碎粉）、石膏20~30g、神曲12g、前胡10g、车前子10~12g。

丨**经验方 3**丨神曲生脉饮主药——神曲 12g、麦冬 12g、前胡 10g、陈皮 10g、人参须 15g、茯苓 12g、灯心草 5g。

2. 断肠草（又名钩吻、野葛、毒根、水莽草）中毒者，表现为肌肉松弛、视物不清、语言含糊、呼吸困难及腹部灼痛、肢体麻木、口角流涎、恶心呕吐等危重现象。

除上述所言催吐及洗胃的方法外，可速以开水冲番泻叶 8~12g、六一散 15~20g、玄明粉 15~30g，饲服，谋求通过大便小便急速泻解，同时急送医院抢救。

3. 雷公藤（又名红药、红柴胡、黄藤木）中毒者，腹痛剧烈，指甲呈缺氧性青紫现象，症属危重，宜急送医院或结合甘草 10g、杏仁 12~15g、前胡 12g、陈皮 10g、绿豆粉 20~30g，煎汁 300~500ml 频服。

4. 乌头类燥热药物过量引起中毒者，表现为口舌麻木、心悸、胸闷、头晕头痛、感觉退失、语言困难，甚至抽搐、窒息休克。（药典颁布中毒量：附子 30~60g、川乌 30~90g、草乌 3~5g、雪上一枝蒿 3~5g、落地金钱 1~5g、搜山虎 3g。）

服用生药毒性最猛，首起症状口腔及咽喉黏膜烧灼疼痛，继之口舌麻木，并逐渐波及全身。宜急送医院，或试服甘草 10~20g、苦参 20~30g、白头翁 10~15g、川连 6~10g、金银花 15~20g、土茯苓 20~30g，煎取汁 400~600ml 频服求解。

中篇 疾病症解篇

第三十一章
外感杂病

感冒——严格而言，是对因感受外邪，如六淫之气（风、寒、暑、湿、燥、火），以及环境中能对肺鼻、咽喉、皮毛等具有刺激伤害的污浊之气、腐臭之液等，所引起的头晕目眩、发热咳嗽等一系列症状者的统称。

此时之治，患者如果不分青红皂白，胡乱服药，医者若不懂得"邪之所凑，其气必虚"，无视"正气存内，邪不可干"，不推究患者之体内的伏湿蕴火、浊逆之毒等致病因素，不分辨所感受之外邪是属于风邪、寒邪、暑邪、湿邪、燥邪、火邪，不权衡表里、寒热、虚实的主次关系，无视新陈代谢过程中营卫气血、脏腑经脉以及劳作食饮、二便汗释、天人之间的整体恒动，背离具体病人宜具体分析的原则，而一揽子施以散解退热、消炎对抗，甚至滥用抗生素、激素类药物，不考虑将对抗治疗过程中所产生的有害物质及时从机体内化解排除，怎能不留下祸端而此伏彼起呢？上述误失，是导致众多青少年学生因鼻炎、咽炎反复缠绵而严重影响学业与健康的重要原因，盼能引起注意。

可敬的家长、可爱的青少年学生，希望你们能时刻牢记：疾病之所以发生，必有其内因及外因：内因以食伤、劳伤、七情失度、虫积或药毒等为主要内涵；

外因以六淫、疫疠、污秽之气、浊毒之液、射线、噪音、虫兽刀枪、跌仆损伤、有损于健康的装饰材料及照明等为主要内涵。

借此篇章，希望中小学生们，尽可能多懂得一些促求体智健强，利于防病的饮食起居、保健养生等方面的卫生常识，使脏腑协调、睡眠良好、大便小便爽利、目珠敏锐、头脑聪灵、四肢有力、生殖旺盛，才能使自己在学习、生活、事业中有一个美好的未来，才能在日后面临剧烈的竞争与角逐中立于不败！

❖ 伤风

伤风——恶风为主，具有发病急、变化快、游走性强的特点。以头额颈项忌怕风吹为主要症状，可兼有头晕身倦或发热恶寒。证有外风、内风、风寒、风热等。发热重者，名为"风热"；恶寒重者，名为"风寒"。

伤于外风者，其治防风、荆芥常为君药，亦有葱姜淡豆豉汤可解者。病情合杂者，宜有是症用是药。

伤于内风者，其主要表现为头晕目眩、肢体麻木或震颤抽搐等；亦有肝风内动、肠风为患，或风痰火乱害于心肺脑而致神明失常（精神异常）等病变。

其治不可生搬硬套，宜依据药物性味的升降浮沉、寒热温凉、入络归经，首求二便通调、泄浊清营、疏肝息风，才能药到病除。

❖ 伤寒

伤寒——寒为阴邪，最易伤人阳气，其症以项困恶寒为主。证有外寒、内寒及虚实之分。

寒者冷也，故喜衣被或热食。寒性主收，寒邪所伤处，多具有凝滞而引起的阻塞不通、收缩牵引、伸屈不利、阳气受挫等症状。寒邪不能独自伤人，通常喜与风邪、湿邪等合杂纠缠。因此，对于伤寒所致之疾病，若然认识片面而致误治或失治，可以酿成多种继发性病疾。此乃伤寒之病既可以依六经传变，也可以不依六经传变的道理所在。此外异常传变者，其人的食饮习惯、基因序列（即生命方程）与普通人之间存在着较大的差异。

医圣张仲景在继承前人经验的基础上，结合临床新知，写有专著《伤寒杂病论》，对伤寒的认识最为深透，该书是我国第一部以系统叙述临床治疗伤寒及其合杂病变的医学经典，至今仍启迪着后人。

对于狭义伤寒的治疗，宜辛温解表、疏风散寒，以麻黄汤、桂枝汤为代表。

❖ 伤暑

伤暑——暑为热邪中的一种。以头面赤红、恶热汗出、汗泄欲脱、口干喜饮、气短神疲、肢体倦怠、小便短赤、脉虚数为常见症状。多发于夏天在野外进行强体力的劳动者、高温条件下工作的炼钢工人及司锅炉人员。如果长时间受外界高温熏蒸，促成汗泄过度，引起阴津严重亏损，失于补充则可患伤暑。

证见呕恶无汗、胸闷腹痛则属于暑伤气机；若出现神昏惊厥等现象，是谓症情重危——此时之救人切切不可饲服各类冷甜饮品，尤其是不可给予含高蛋白、高糖脂的蛋奶类、肉汁类食饮品，否则容易促成痰饮上窜的气阻欲绝，或汗出如油的厥脱症。宜给患者温开水、米粥水或涝面汤，酌加食盐，是为救急之最好仙汤。此后宜服清暑益气汤。

┃经验方┃西洋参 15g、沙参 15g、白茅根 15g、淡竹叶 10g，或以生地 30g、麦冬 12g、生石膏 30g、神曲 8g、前胡 10g、陈皮 10g、灯心草 5g、茯神 12g 等。

❖ 伤湿

伤湿——湿之性重浊黏腻，所致之疾多缠绵不爽，容易滋生病菌病毒及疟虫。常与风邪、寒邪、浊毒纠合在一起危害机体器官组织，是多种慢性疑难疾病的直接或继发性病因。

湿邪，易阻塞气机而使阳气受损。外湿，最容易阻碍肺气的宣开，并致胃失和降；内湿，可伤害上中下三焦。湿阻中焦则脾阳不振、运化失正、升降失常、清浊不分、输布紊乱。

人体三焦运化与输布（即气化与散精的能动作用）功能的紊乱失常，则会直接影响营卫气血的生化与交换。湿邪常与寒邪、风邪联合为害，这是引起体内产生浊毒痰脂的重要根源；湿饮及浊毒痰脂在体内的滞聚，是诱发众多疑难恶疾的罪魁祸首。如伤于生冷甜腻或酒肉肥甘者，会因尿浊而致腰腿酸痛及胸咽不适。其治若不醒脾化浊、宣肺益气、温阳通络，既可以促成尿浊结石、肝胃不和、腹痛饱气，又可以促成病尿类风湿，而且可以酿成尿糖、血糖、血脂、血压偏高等，继之则导致诸病丛生。

所以说湿邪对脾肠及肺卫的伤害，是酿成诸多疑难性病疾及肿瘤癌症的重要因素。医者及患者都切切不可低估其害，而且必须对其源头高度重视。这也是对于疑难病患者，尤其是经过手术及放化治疗之后，体内之正气已经遭受严重摧残的肿瘤癌症患者，更加不可忽视戒口须知的道理所在。

面对湿阻而致的运化传送处于低陷时期者，如果仍然念念不忘加强营养，无能力摄取的蛋奶类、肉汁水、龙骨汤、鱼腥虾蟹等滋补品在体内的滞留，势必使大小便更加不爽利，从而产生更多的浊毒。令人遗憾的是，仍有众多执迷不悟者，继续死抱体弱之人必须加强营养这一背离实际之妖言，从而使患者更加难于摆脱病苦的折磨。

在此补充说明，疑难病患者在治疗过程中所以要戒口食饮的道理所在——恭请有志于探究事理者，能够在自己住地的庭院之空地或阳台上栽种几盆花木或蔬菜（如兰花、菊花、萝卜或小白菜），以进一步观察与体悟。

分别以多施肥、少施肥或薄施肥，勤松土或不松土，适当浇水或多浇水等方式种养，经过10天、半月、1个月、2个月时间的观察与记录，并加于比较鉴别，不仅可以得出相关品种的种植经验，而且可以从中颖悟出品种及自体根系强弱的差异及其对营养成分之需求的不同。

到花圃场购买，或节日之后到居民倒垃圾之处，拣取几盆或几株因病弱而至根茎枝叶呈现枯萎焦黄期的同一品种花木，带回住处，分别对花木的根、茎、叶用清洁冷水清洗。

仔细观察其根系与叶子的对应状况，凡叶脉下垂枯萎卷曲皱缩者，对应根须必然已呈枯黑样，其根须之最外端无新生的嫩白之须根，甚至已有因腐败而呈空壳状的根系。

在此情况下，如果能将已呈腐败及过长过密的根须进行修剪，并将老叶各剪去其半，这样，既可以减少植物水分的蒸发，又可以促使老叶中所藏的养分下输于根系部位，促使其生长出能够吸收养分的新根须。

再次以清水清洗后，将整理过后的花株栽种于全沙质的花盆，使之处于瘦瘠的、缺少肥力的、疏松透气性能良好的环境中，并浇清水几次；日间给予黑色带孔的透气之薄膜遮蔽，避免强光照射；傍晚薄浇清水后，夜间让其露天。

如此处理约十天半月之后，原来呈枯萎的枝梢，则有可能逐步表现向上及向外的舒展之势；

约1个月之后，有些枝梢可见嫩绿生发，此时该花株的地下之根系会有对应的新根芽长出。

人体内的小肠大肠，以及其内所附生的绒毛状体及其外牵系的油网膜样体，恰似花株之根系。当胃肠功能遭受破坏、运化传送处于萎靡不振时期的各类疾病患者，都应该遵从食饮清淡这一原则，才有利于肺卫及肠道功能不再受苦受累，才能促成后天之本逐步趋于健全。这就是戒口食饮的道理之所在，希望有志于健康长寿者，能够在深思的同时对食饮经常自我体验，从而总结出有利于自我保健的食谱。

对于湿证，依据潜伏部位或伤害状况，有下列诸多命名：如脾为湿困，气滞血湿，尿浊血湿，湿浊下注，伏湿蕴火，头顶湿癞，头面湿虚，肢肤湿疹，湿阻胸肺，下焦湿瘀，中焦湿饮，聚湿生痰毒，湿火流痰等。

治湿之方药宜紧扣脾肠及肺肾，轻宣常选防风、荆芥，或选苏梗、香薷；化浊常选藿香、佩兰，或选泽泻、萆薢；益脾常选苍术、白术，或选猪苓、防己，或选蒲黄、田七，或选白豆蔻、砂仁；利尿常选白花蛇舌草、海金沙；益气常选核桃、黄芪，或选五指毛桃、牛大力等。

❖ 伤燥、伤火

伤燥、伤火——燥，是对水液偏枯或热势过甚之称谓。火，是对燥热之极的命名，取意于急剧爆发的光热现象。其致病特点是耗气伤阴，令人口舌咽干、躁烦不宁等。

燥有内外之分：

外燥，是言空气温度偏高及内含水分偏少，致使呼吸道及肌肤具有干热不适的感受。从保健角度而言：此时的住房或居室内，宜设置几盆清水并让风扇向着盆内之水吹刷，或者隔一段时间向地面撒洒适量清水，都能够有效缓解居室之燥热。

内燥，多由过食辛辣燥热之品、劳作汗泄耗阴过度或误补于壮阳益气耗阴之品引起；亦可因缺少饮水或失血，或上吐下泻的疾患造成。其主要临床表现为：口鼻咽干，口渴喜饮，皮肤干燥甚至皲裂，气热面赤，干咳少痰，痰黏稠难咯，小便短少且黄赤，大便干结难排等。此症多见于干旱或秋冬季节。

燥及火热其治以益阴生津、清热化浊、下气和营为原则。常用药物为玄参、沙参、生地、麦冬；或旱莲草、女贞子、桑白皮、地骨皮；或石斛、知母、牡蛎、鳖甲、西洋参等。

❖ 伤水（水感）

伤水——又名水风（水感）。是对水邪合风邪或寒邪，通过皮毛、口鼻侵袭人体后诱发而起的恶水忌风、寒热往来、头晕作眩、满闷欲呕等病况的命名。

其诱因以下列两种形式最为常见：①劳作或走路汗出淋沥时，遭遇突然而起的风雨袭击，致倒吸一口凉气时突发寒战，由此引起肌肤突然起鸡皮疙瘩，继之忌水恶风、寒热往来。②在伤食或迫尿（即有小便意向时，仍不去排解）情形下进行洗澡时，若感觉水温过低或风吹不适而顿作牙战，倒吸一口凉气之后，可以引起满闷欲呕、恶风恶水、天旋地转、寒热往来，甚者心悸欲绝。

治疗伤水，宜通腑泄浊、疏风解表、逐水散寒。如果背离上述治疗原则、妄施消炎、抗生素类药物，**可以酿成发热咳嗽反复缠绵；过量输入抗生素类药液者，甚至可促成胸肺积液等险恶之症。**总之要解除水风，鬼羽箭及防风，切切不可遗忘，下列方药具有广谱疗效。

┃**经验方**┃治水风处方——鬼羽箭10~15g、防风8~12g、前胡10g、车前子10g、甘草6g、杏仁10g、大黄8~12g、枳实10g、鱼腥草15g、灯心草5g。

气虚血弱者，宜加当归身15~20g；

作渴、肩项困痛者，宜加葛根 20g、羌活 10g；

纳呆饱气甚者，宜加鸡内金 12g、麦芽 12g 等。

亦可参考民间流传治疗水感之单方或草药，如墙树叶或肥株子树根等适量煎服。

❖ 伤色（色感）

色感——又名感症、感风、肾风、马上风等。是在男欢女爱过程中，男方处于性宣泄（射精）、女性处于摄纳（即渗泄淫液过后）之时刻，如果因过度兴奋、过分劳累致过量汗泄时倒吸一口凉气，则可以酿成寒热往来、腰困头晕、四肢乏力、气促心悸，严重者有腰脊僵硬、卧床不起、天旋地转、闭目欲绝等症状。

色感之治必须围绕心肺肾。如果将色感误作普通感冒或重感冒，妄加清热消炎、对抗散解，或误于固肾壮阳之药物，都可以酿成病情的急速复杂与恶化。缺少相关经验的年轻医生，对于上述的水感及色感之治，切莫等闲视之；若有诊断及治疗用药方面的差错，可能带来医疗纠纷等麻烦，期盼斟酌行事，务求谨慎，以有益于医患双方。

┃**经验方**┃治疗色感的经验良方——人中白 15~20g、鬼羽箭 12~15g 为君药；当归身 15~20g、大黄 10~12g，或加泽泻 12g、生地 20~30g 为臣；酌加防风 8~12g、竹茹 6~8g、川芎 10~12g、牛膝 10~12g，或加甘草 6g、杏仁 10g、白芍 10~12g、桂枝 10~12g，或加灯心草 5~8g、茯神 10~12g、白花蛇舌草 15~20g、旱莲草 12g 为佐使。

能因人、因时依据气血荣枯、筋骨状况、食饮睡眠、大小便的具体趋势选取臣药及佐使，服药期间遵嘱清淡食饮者，疗效定然显著。

本人曾以上述方药，救治过医院方面已经发出病情危重通知，甚至牙关欲闭患者十多例，均无后遗症。希望有志于治病救人者，对上述组方仔细琢磨，选取试用，从而转化为自己的直接经验，以救渡病苦者。上述方药对于色感的治疗虽有稳妥之疗效，但是病未完全解除之前，应严格要求患者清淡食饮，暂停嬉戏甚为要紧！患病及治疗期间切忌鱼腥高异蛋白，少食或不食生冷甜腻、果汁饮料，最忌所谓营养成分丰富、不利于肠道吸收、有碍于浊毒排解的木瓜、胡萝卜、牛肉、西红柿、鸡汁、肉汁、龙骨水、花生、虾、蟹、蚬、蚌、螺、鳖等。

第三十二章
男科杂病

男科疾病——是对男性生殖器官所具有的疾病之总名。可分为先天、后天两大类。在此，先天之疾主要谈天宦（隐睾、包茎）等。后天之疾谈遗精，滑精，早泄，阳痿，阴囊湿疹（绣球风），阴疮，睾丸、附睾肿痛（子痈、疝气），龟头、阴茎疱疹，下疳，梅毒等。这些均可引起不育不孕及腰腿痛等病疾。

❖ 天宦

天宦——取意于古代宫廷中"被去势"之男性，是对先天禀赋不足所致的、以睾丸阴茎发育不良（睾细小或隐没、阴茎短小或内缩）、唇口不生须、项下不起喉结、丧失生育能力状况的命名。相当于现代医学所言的阴茎短小、睾丸发育不全症等。以青春期无精症，阴毛、腋毛稀少，难行正常性生活，婚后不育为诊断的主要依据。有别于阳痿、子隐及缩阴等病。

上述因禀赋不足所致的性器官发育不全者，无论男女，都宜在青春发育期之前及早认识，依据脏腑五行生化论，对肝肺肾给予资助扶持，合理调整体内的雌雄激素；并以8~16岁为最佳治疗期，错失上述最佳治疗时期，则难于避免终生悔恨。据此，为人之父母对自己子女的性生殖器官，是否存在发育不良的征兆（男性而言：声音尖细、喉结不起、唇口不生须、阴茎及睾丸不发育等，皆属于禀赋不足。女性而言：如果7~12岁期，乳头仍处于内陷，俗称"瞎眼乳"，原则上对应附件卵巢发育不全；未初潮而项下起喉结者，其尿道宫颈或肛周，必有慢性疾病所导致的积聚；项下瘿瘤及甲亢囊肿亦源于妇科经带的失正），应该有所认识，发现问题宜及早调治。

治疗男性不幸于天宦者，宜遵循"形不足者温之以气、精不足者补之以味"的原则，以调和营卫、补益气血、暖肝疏肝、促阴生阳长为宗旨，酌选下列药物，组成能促阴生阳长之处方。

｜经验方｜ 白芍 8~12g、当归 10~20g、川芎 8~12g、牛膝 8~12g、菟丝子 10~15g、蜈蚣 2 条、附片 8~15g、麦冬 6~12g、五味子 8~12g、牡蛎 20~30g、人参或人参须 8~15g、茯苓 8~12g、桑枝、桂枝各 12g、降香 10~12g、仙茅 10~15g、黄芪 12~20g 等。制成散剂，则每天服 8g；若炼蜜为丸（每丸 8~12g），则早晚各服 1 丸。

饱气纳呆者，可加麦芽 8~12g、神曲 6~12g，或加白蔻仁 5~10g、白术 8~15g；

筋骨萎弱者，可加巴戟天 12g、杜仲 12g、鸡血藤 20g；

肠滞内热面赤红、人瘦口臭躁动者，可加川连 4~8g、白头翁 8~12g，或者加石膏 15~30g、神曲 8~12g，煎汤送服；

气滞血寒者，宜加砂仁 8~10g、香附 10~12g。

总之，促求阴生阳长的过程必须注重气血调和，不可忽视呼吸食饮、二便汗释、睡眠及情志等。

对于隐睾及包茎者，上述方剂酌加降香 8~12g、苏木 8~12g、白果 15~20g、金樱子 15~20g、核桃 20~30g，或加白扁豆 15~20g、田七 6~12g、鸡睾丸 8~16 只，或加鹿尾巴 6~12g、枸杞子 12~20g、莲子 20~30g，可以逐步获取疗效。

❖ 遗精

遗精——是对因于肾失封藏所致的、不因性交而精液自行遗滑的症状之命名。有梦遗与滑精等之分。

1. 梦遗

是对因梦而起的射精现象的命名。青壮年期，未婚或夫妻分居者，若一个月 2~4 次梦遗，遗后无不适感觉，属生理健旺、盈满而溢的正常现象。夜寐不安及梦遗后头晕耳鸣、神疲纳呆者，无论次数多少，皆可视为病理现象。

湿浊下注、阴虚火旺、心存妄念、气机逆乱或郁恐等都可导致精关失固、气机失摄的病理性梦遗。其治，以金锁固精丸加麦冬、灯心草、五味子、牡蛎。

2. 滑精

是对不因性交、无明显自我感觉状态下的精液滑失之现象的命名。滑精者：既可因于房事过度，亦可因于手淫恶俗或嗜于冷甜沉降食品致精关失约，是肾气不固、肺肾气虚的具体反映。叮嘱患者排除妄念，戒除恶俗，节制手淫的同时，治以化浊除湿、补虚安神、益气固摄。

｜经验方｜金锁固精丸加减——淮山药15g、山茱萸12g、泽泻12g、茯苓12g、白果12g、金樱子15g、牡蛎20g、龙骨20g，或以白芍15g、当归20g、麦冬12g、五味子8g、灯心草5g、鱼腥草15g、旱莲草15g、黄芪20g、芡实20g、莲子20g组方。

气虚尿频尿短者，加白花蛇舌草15g、黄芪15g、覆盆子12g等；

血虚心悸者，加枸杞子15g、元肉15g；

头面赤晦热、舌苔黄浊者，去五味子、芡实，加蒲黄10g、田七10g，或加大黄12g、茵陈12g。

❖ 漏精

漏精——是对慢性脾肾综合病重症患者，在大便后或小便前尿道口有黏稠分泌物向外滴漏之状况的称谓。上述渗漏出的分泌液实际上是前列腺或精囊被菌毒感染的病理产物。

其治应顾护脾肾，益气化浊，疏络解毒。

｜经验方｜香附12g、生地20g、大黄10g、牛膝10g、白花蛇舌草20g、黄芪20g、金樱根20g、芦根15g、土茯苓20g、当归20g、赤小豆30g、薏苡仁30g、白芷12g等，视具体情况作加减变通。

严重阳虚、形寒肢冷、面色青白、夜尿频作者，宜加附片12g、桂枝12g、白芍12g；

肠滞内热阴虚者，宜加川连 6~8g、白头翁 12g，或加青蒿 12g、地龙 10g、萹蓄 12g。

❖ 早泄

早泄——近代教科书中的定义是：性交过程中，阴茎插入阴道不足一分钟便发生射精的状况可视为早泄。本人的观点是：从女性需求的角度而言，房事过程凡是未曾唤起女性高潮的射精，皆可视为早泄；作爱过程中，阴茎未插入阴道，便按耐不住而射精的现象是谓之"早失"。

早泄及早失并非都属于肾虚。例如性压抑多时者，偶获释放机会，或因紧张、激动、敏感而致的提前或过早射精现象，不应该当作疾病。环境安静情况下作爱，如果经常发生早泄或早失现象，则应该固纳肾气、调理心肺、缓解紧张及敏感的心理。

分类施治如下：

1. 经常早泄，但性欲无退减、泄后并无疲乏、亦无口干尿频，胃纳健旺且睡眠正常者，其治宜疏肝固表，降低阴茎勃起的敏感度，从而提高龟头及阴茎勃起时耐受刺激的指数，使阴茎插入阴道内抽动的时间获得延长。此外，当龟头具有强烈的胀热感时，速用手指按压尾椎，也能够缓解早泄。

┃**经验方**┃具有广谱性意义的、治疗早泄之方药——白芍 15g、桑枝 15g、灯心草 5g、鱼腥草 15g、白茅根 15g、红茜根 12g、泽泻 12g、生地 20g，或以旱莲草 15g、牡蛎 30g、麻黄根 12g、北五味 8~10g、柴胡 12g、钩藤 15g、白芍 15g、当归 15g、桑枝 15g、金樱根 20g 等组方。

如果因于女性阴道属于敏感型（即收束过紧，内热过甚或具有感染性炎症），能对阴茎及龟头构成敏感或痒痛不适，则女性应该服逍遥散加远志 8~12g、王不留行果 15~30g，或加郁金 12~15g、郁李仁 12~15g，以降低阴道的内热或紧张，消除可令阴茎敏感的因素。

2. 早泄后心悸气促、腰膝酸软、性欲低陷、口渴尿频者，宜益阴固精，养血纳气。

┃经验方┃莲子 15~30g、枸杞子 15~30g、金樱子 15~20g、菟丝子 15~20g、杜仲 12~15g、骨碎补 15~30g、覆盆子 15~30g、桑螵蛸 8~12g，或用白芍 15g、桂枝 15g、当归身 20~30g、熟地 20~30g、牡蛎 30g、黄芪 20~30g、红茜根 12g、桑枝 12g、龟鹿胶 12~15g 等组方。

肺胃虚弱而肠滞纳呆者，宜加麦芽 12g、白豆蔻 8~10g、人参 10~15g、茯苓 12g、白术 12g、黄芪 15~20g 等。

3. 早泄后烦燥不安、少腹不适牵引睾丸、胸闷唉叹、头面赤红、口苦咽干、气促尿短者，属气热血湿、肝气郁滞。其治宜疏肝解郁、导滞化浊、调和气血。

┃经验方┃郁金 12g、郁李仁 12g、甘草 6g、杏仁 12g、赤芍 12g、牛膝 12g、泽泻 12g、天花粉 12g、生地 30g、白茅根 20g、桑白皮 12g、地骨皮 15g。

咽痒气逆作咳者，加前胡 12g、车前子 12g，或加甘草 6g、桔梗 10g；

阴茎亢奋易举者，宜加地龙 12g、桑枝 12g，或加旱莲草 12~15g、牡蛎 20~30g、龙骨 20~30g。

❖ 阳痿

阳痿——又名"阴痿"，是对未到性欲衰退年龄而阴茎痿弱、不能勃起，或临房举而不坚、阴茎难于插进阴道内这种令人难于启齿之状况的命名。

生理、心理、病理等因素都可以导致阳痿现象的发生。现代医学对此缺少有效疗法，激素类强阳药虽然短期疗效能令患者欣喜，然而，连续使用 1~3 个月之后，不仅羞苦更加难言，而且可以对肝肾及心脑肺等器官组织构成难于再协调的伤害。

阳痿的原因是多方面的，如手淫、房劳不节、嗜于生冷寒凉、尿浊高血脂、前列肥大积毒、过度于温泉浸泡和桑拿汗泄、思虑过甚、忧愁不解、惊恐伤肾、痰浊阻肺、喜乐过度、耗气伤阴、争强好胜、筹谋不遂等，都可以造成阳痿不举、举而不坚或坚而不久。此外，性病淋浊、前列腺增生及鼻炎咽炎的误治失治，降脂、降糖、降压、减肥等药物的副作用也可能造成阳痿的发生。

其中，以纵欲过度、伤于手淫、伤于冷冻品以致精气虚损、命门火衰、思虑惊恐致脾肺损伤者最为常见。当今社会，因狂欢无度、吸毒暗耗、肆意饮食导致浊毒为患、肝失条达、前列腺增生而致宗筋弛缓的阳痿者，亦日益增多。

《灵枢·经筋》中"足厥阴之筋，伤于内则不起，伤于寒则阴缩入，伤于热则纵挺不收"；《景岳全书·阳痿》中"火衰者，十居七八；火盛者，仅有二三耳"；《素问·痿论》中"肺热叶焦……著则生痿躄也"，"大经空虚，发为肌痹，传为脉痿……思想无穷，所愿不得，意淫于外，入房太甚，宗筋弛纵，发为筋痿，及为白淫"。上述前人对多种"痿病"的认识，目前仍具有指导意义，但是对于古方则不可生搬硬套，须知与时俱进及因人而治。

现代教科书将阳痿分为如下类型：

1. 命门火衰型　多因房劳过度、过早婚育或少年频犯手淫，以致精气虚损，呈现阳事不举、精薄清冷、头晕耳鸣、面色㿠白、腰膝酸软、形寒肢冷、精神萎靡，舌淡苔白、脉沉细。

治以温补下元、益气填精。方药：右归丸、赞育丹（温肾壮阳药：鹿角胶、菟丝子、淫羊藿、肉苁蓉、韭菜子、蛇床子、杜仲、附子、肉桂、仙茅、巴戟天、鹿茸等，配伍养血滋阴的药物：熟地、当归、枸杞子、山茱萸等，以达阴阳相济目的）。火不甚衰者，只宜左归饮。（本人经验而言：上述药物组合缺少沟通心肾及疏肝益肺、纳气潜阳的调和之药。）

2. 心脾受损型　思虑忧郁、损伤心脾，精神不振、阴事不举、夜寐不安、胃纳不佳、面色无华，苔薄腻、舌质淡、脉细。

治以补益心脾。方药：归脾汤——党参、黄芪、白术、茯苓、甘草、酸枣仁、远志、元肉、当归。

3. 恐惧伤肾型　恐则气下、胆怯多疑、举而不刚、易惊心悸、寐不安宁、脉弦细。

治以益肾宁神。方药：大补元煎加味——熟地、山茱萸、杜仲、枸杞子、人参、当归、酸枣仁、远志。恐而气下者可加升麻、柴胡、竹茹、防风、龙胆草、陈皮等。

4. 肝郁不举型　情志不遂、忧思郁怒、肝失疏泄条达；举而不坚、坚而不久、胁肋胀闷。

治以疏肝解郁。方药：逍遥散加减——柴胡、白芍、当归、桂枝、杏仁、甘草、薄荷、荆芥、香附、生地、枳壳、菟丝子、郁李仁、郁金等。

5. 湿热下注型　尿浊便溏薄、乏力倦怠、阴茎萎软、难于坚举、舌苔黄腻、脉濡数。

治以清化湿热。方药：龙胆泻肝汤——龙胆草、黄芩、山栀子、柴胡、木通、车前子、泽泻、当归、生地。

上述分型在病理与药理等方面对整体恒动具有疏忽之嫌，因为房事过程的阴茎勃起，是精气血液在性生殖器官的特殊集约：缺少精气血液的充盈，则阴茎无以胀大；气机不下达鼓舞，则阴茎不可能坚挺；气机约束无能，则坚挺不可能持久；缺少津液（前列腺分泌液等）的濡润，则龟头难于忍受阴道壁及阴道分泌液（前庭大腺液等）的微妙刺激。据此，对于阳痿的治疗，必须围绕如何调遣气血精液的沉降集约，以促使宗气鼓之舞之，增强肺肾的固纳约束能力，才能逐步解除阳痿之苦。

本人依据脾肠是气血生化的熔炉、心肺是气血的总掣、睾丸是精液的仓库，固纳取决于肺肾、健强关系于肝肾腰脊的客观状况，对阳痿之治施以下列组方：

❘经验方❘以芍药（白芍或赤芍）10~15g、当归（全当归或当归身）15~30g、田七10~12g、牛膝（土牛膝或怀牛膝）10~12g、蜈蚣1~2条、仙茅10~15g、人参须10~12g、桂枝10~12g、杏仁10~12g、甘草6~9g、生地20~30g、藿香10~12g、杜仲10~12g、巴戟天10~12g为基础方剂。

气弱者，加黄芪12~20g、五味子6~10g，或加核桃15~30g、金樱根15~30g；

气滞浊阻、小便短促（肥人多属此类）者，加白花蛇舌草15~30g、黄芪15~20g，或加田七8~10g、丹参10~12g，或加大黄8~12g、桃仁8~12g；

阴虚血热、头面赤晦口干者，加沙参15~20g、白茅根10~15g，或加旱莲草10~15g、女贞子10~12g；

精液稀薄者，加菟丝子 15~20g、金樱子 15~30g，或加桑椹子 15~20g、韭菜子 15~20g；

自汗严重者，加浮小麦 8~12g、黄芪 15~20g，或加牡蛎 20~30g、麻黄根 10~12g、麦冬 8~12g、五味子 8~10g；

抑郁寡欢者，加郁金 10~12g、远志 10~12g，或加柴胡 8~12g、薄荷 8~10g；

肢肤偏冷者，加桂枝 8~12g、香附 10~12g，或加木香 10g、白豆蔻 8g；

掌热多汗者，加桑枝 10~20g、地骨皮 10~20g、前胡 9~12g；

严重阳虚、形寒肢冷缩阳者，加附片 12~20g、桂枝 10~12g，或加鹿茸 8g、人参 12g，或加川连 3~6g、吴茱萸 6~8g，或加鹿尾 12g、阳起石 8~12g；

饱气纳呆者，加白蔻仁 6~8g、麦芽 10~12g、枳实 10g，或加鸡内金 8~12g、神曲 8~12g；

便秘者，加大黄 8~12g、枳实 10~12g，或加肉苁蓉 20g、郁李仁 12g，或加炒槐花 10~12g、卷柏 15~20g；

脂肪肝及前列肥大积毒者，加前胡 8~12g、桔梗 8~10g、贝母 8~12g、桃仁 10~12g，或加田七 8~12g、芒硝 10~12g、贝母 8~12g、全瓜蒌 10~15g。

总之不可把整体割裂，应注重气血精液的集约与鼓舞，护育肺肾的纳固，则可以使各种类型的阳痿患者及早解除痛苦并重振雄风！

❖ 阴囊湿疹疮肿

阴囊湿疹——是对阴囊或大腿内侧近阴囊部位所滋生之湿疹的命名。嗜食生冷甜腻、饮料冻品、内裤过于紧束等，是促成青少年学生小便短浊、汗出黏腻或合杂梦遗之败精，导致阴囊湿疹急速攀升的主要缘由。凡是反复使用治标误本的各种激素类止痒霜膏者，都要使症情延扩及转为癣疮而叫苦不迭，其病况令人心酸。

经验表明：治疗阴囊湿疹，无论何种类型，都必须泄浊除湿、益气解毒。方药：降香、苏木、白鲜皮、土茯苓、当归、大黄、桃仁、车前子、牛膝、泽泻、萆薢、土荆皮等组方。

痒甚者，宜加甘草、苦参、蛇蜕；

血虚者，宜加生地、香附、黄芪，或加何首乌、蒺藜；

湿阻日久者，可加附片、败酱草，或加黄柏、苍术；

气弱气陷者，宜酌加升麻、黄芪，或加葛根、柴胡；

痒痛湿烂、严重感染者，内服中药约10~20分钟后，可用苦参、黄柏、地榆、虎杖、败酱草等煮浓汁洗洁。

阴疮、阴溃——是对阴部及其周围之疹毒、疮痈及由此引起的溃疡、腐烂现象的总名。

其治宜以上述治疗阴囊湿疹方药为基础，依情加减。

疮痈日久严重者，宜加熟附片、败酱草、露蜂房，或加金钱白花蛇、大枫子、炮山甲；亦可适当结合湿毒清或血毒丸等。

❖ 疝气

疝气——"疝"在中医学上是具有广义与狭义双重内涵。广义而言的"疝"，是谓腹中时起时伏、时作攻冲或扭旋涌动等病况的命名。如狐疝、小肠疝等。狭义之疝，是对睾丸或精索病变所导致的睾丸肿大、阴囊下坠或精索曲张所致之下坠胀痛之疾的命名。如气疝、水疝、石疝、筋疝等。

1. 气疝　是对阴囊内具有气态物充盈至睾囊肿胀疼痛不适之症状的称谓。此症多由气虚气陷兼具有湿郁而致。其治宜益气举陷、疏化湿郁。方药——柴胡疏肝散加乌药、川楝子、橘核、桃仁、贝母、瞿麦、白头翁等。

2. 水疝　是对阴囊内具有失常之水液样积滞所引起肿胀下坠等不适之症状的称谓。以脾肾气虚、水液下注为主要病因。其治以逐水、行气为原则。

▎经验方▎白术12g、茯苓12g、通草8~10g、桃仁10~12g、川楝子10~15g、荔核10~15g、白花蛇舌草15~20g、黄芪15~20g，或用海金沙15~25g、六一散20~30g、草薢15~20g、泽泻12g、猪苓12g等，酌加它药。

3. 石疝 又名"寒疝"。是对下注之湿浊受寒凝聚引起的睾丸肿硬、胀痛下坠为主要病况的命名。因于多食生冷寒凉，尤其是早晚常渴，饮冻蜜糖、冻果汁、冻绿豆汤者极易罹难此症。其治宜温散寒邪、疏肝泄浊。

┃经验方┃ 牛膝 10~12g、田七 10~12g、炒荔核 12~15g、桃仁 10~12g、乌药 10~12g、川楝子 10~12g、柴胡 12g、当归 12~20g、泽泻 12g、车前子 10~12g、香附 10~15g、砂仁 8~10g、小茴香 6~8g 等，依据气血状况，适当加减。

形寒肢冷者，宜加附片 10~15g，桂枝 10~15g，白芍 10~15g，白术 10~15g。

4. 筋疝 又名"狐疝"或"癫疝"。是对精索曲张下坠并涉及睾丸或鞘膜积液，引起小腹胀痛及睾丸下坠之病况的命名。以脾为湿困、脾阳不振，肝气不疏、肝气郁结，肾气亏虚、肾阳受损为主要病因。其治宜疏肝理气，温通散结，多方兼顾。

┃经验方┃ 荔核 10~15g、橘核 8~10g、木香 8~12g、川楝子 10~15g、桃仁 10~12g、田七 10~12g、乌药 10~12g、桑枝 10~12g、卷柏 10~12g、石韦 10~12g、当归 12~20g、柴胡 10~12g 等。依据气血寒热作加减。

肥人尿短浊者，可加大黄 10~12g、桃仁 10~12g、田七 10~12g、萆薢 15~20g、白花蛇舌草 15~25g 等；

瘦人血虚者，重用柴胡 10~12g、白芍 12~15g、当归 15~30g，或加何首乌 20~30g、鸡血藤 20~30g。

❖ 前列腺增生积毒

前列腺增生及毒积或钙化——是对处于阴茎根部的前列腺体，因湿浊下注日久未获解除，或对抗治疗淋球菌等感染后前列腺处于填塞性胀大的命名。主要症状为尿频、尿短、后重、腰腿酸痛，或致不育。误补于钙或治于对抗，则可使毒积及钙化加重。

本人救治过多例因前列腺增生住院治疗致小便稠浊难于导出，需冲洗膀胱而痛不欲生的老年患者。详情参阅《民间中医临床实战集萃专辑Ⅰ》医案部分。

治疗前列腺增生及已有积毒或已被钙化的患者之处方要药如下：

┃经验方┃大黄 8~12g、桃仁 10~15g、海金沙 15~30g、六一散 20~30g、降香 10~12g、苏木 10~12g、前胡 10~12g、车前子 10~12g、地龙 10~12g、威灵仙 12~15g、赤芍 10~12g、牛膝 10~12g、田七 8~10g、两头尖 8~12g、五灵脂 10~12g 等。

气虚血弱者，宜加当归身 15~20g、黄芪 15~20g；

肢掌偏冷者，宜加白芍 12g、桂枝 12g，或加藿香 12g、生地 20~30g；

毒积严重、牵引腰腿酸痛不适者，可加川芎 8~12g、土鳖虫 8~10g；

肥胖血脂偏高者，可加芒硝 10~12g、田七 8~12g、贝母 8~10g、全瓜蒌 10~12g。

服 2~3 帖中药后大便中有泡状积滞排出，小便呈浑浊甚至带有腐臭物，或者梦泄排出奶汁样酸臭物，皆属于所积浊毒被药力驱化排解的可喜现象，切勿惊恐及阻止排解。

如果已误治致前列腺体内有钙化灶存在，以及腰椎或颈椎已有骨质增生者，可加川芎 10~12g、土鳖虫 8~12g、穿破石 12~20g、透骨消 10~12g 等；

血寒凝重者，宜加附片 10~15g、败酱草 12~15g，或加郁金 10~12g、香附 10~12g。

第三十三章
妇科杂病

　　妇科疾病主要包括月经、白带、胎孕、产褥、子宫、乳房等的疾病。临床以经行紊乱、经行腹痛、月经量少、月经过多、月经崩淋、经闭不行、月经倒行、带下黄稠、黄淫、白淫、阴溃狐惑、梅核气、妊娠呕吐及水肿、胎动不安、先兆流产、胎漏、滑胎、妊娠异位、小产、难产、产后血崩、死胎不下、产褥热、恶露不下、胎萎不长、伪胎、乳泣、阴吹、阴痒、阴肿、子宫肌瘤、多囊卵巢、乳房痛肿等为主要表现。

　　目前的情况而言，正常发育的女性，自 14 岁加或减 3 岁开始初潮（即第一次月经下行），此后逐渐每隔 28~30 天左右经血再次下行的现象名为"月经"。女性以血液冲洗、清洁子宫的月经现象，为气血健旺与否的重要标志。白带正常与否，示意女性之子宫及卵巢的新陈代谢是否良好。所以，月经及带下的异常，是妇科诸疾的重要参数。下面进行简要分述。

❖ 月经先期

　　月经先期——月经超前，俗名"经行提早"。是对月经来潮比正常周期提前7 天以上者的称谓。经行超前者是以血热为多见，但不可概言皆由火热所致，因于疲劳过度和饮食失调、伤于生冷寒凉、中气受损以及脾肾气虚等皆可促成。因此治疗月经先期，宜审察以下几个方面。

　　面色赤红、经量偏少且黏稠、口干小便黄赤短少，属血热型者，宜清热凉血。

丨经验方丨 生地 20~30g、麦冬 10~12g、灯心草 5g、鱼腥草 12~20g、白芍 12~20g、当归身 20~30g、黄芩 8~12g、白术 10~15g、地骨皮 15~20g、桑白皮 12~15g、旱莲草 12~15g、女贞子 15~20g、侧柏叶 10~12g、白茅根 15~30g 等加减。

白带黄稠者， 宜加黄柏或蒲黄促排。

月经颜色淡红、呼吸浅短、乏力倦怠、经血稀薄兼带有瘀象者，属气虚所致。其治宜益气摄血。

处方以八珍汤加减：人参、黄芪、白术、茯苓、白芍、当归身、藿香、生地、益母草、牡蛎、黑蒲黄、北五味等。

气虚气陷者，加升麻、柴胡；

咽痒咳嗽者，加前胡、陈皮、姜竹茹等。

❖ 月经后期

月经后期——是对月经推后 7 天以上，甚至推后半个月、1 个月或 2 个月以上，经血仍不下行者的称谓。

此症以心肾阳虚、阴寒偏盛或冲任受阻都有关系。此类患者，普遍具有白带异常、情志不疏、气滞湿郁等状况。其治应补益气血、暖宫，促使滞留于宫内的痰脂浊毒向外排解。

丨经验方丨 桃红四物汤加佩兰 10~15g、泽兰 10~15g、蒲黄 8~12g、败酱草 12~15g、牛膝 10~15g、大黄 8~15g。

宫内有癥瘕积聚者， 宜加蛀虫 4~8g、水蛭 10~12g、五灵脂 10~12g，或加穿山甲 8~12g、皂角刺 8~12g、路路通 12~15g。

❖ 乱经

乱经，是对经行先后无定期、时前时后捉摸不定、令人心烦意乱的月经现象之称谓。

究其所以，多起伤于食饮或苦乐刺激过度，或因咽炎鼻炎误散误补，使气血生化及运行紊乱失常，以及尿道宫颈慢性炎症等。

1.饱气倦怠者，其治宜健脾益气、养血调经。

保和丸合归脾丸，或用白芍、当归、柴胡、茵陈、川连、木香、白头翁、石韦、泽泻、生地、麦芽、蒲公英、白面风根。

2.头晕耳鸣、腰脊困痛者，其治宜益气化浊、养血固肾。

｜经验方｜ 白芍 12~15g、全当归或当归身 15~20g、磨盘草 15~20g、熟地 20~30g、杜仲 10~12g、续断 12~15g、土鳖虫 8~10g、黄芪 15~30g、益母草 12~15g、牡蛎 20~30g 等加减。

3.体虚经行血量过多者，宜以白芍、桂枝、当归身、黄芪、红茜根、仙鹤草、黑蒲黄等组方。

4.体虚血量过少者，宜助运益气、益血和营。

｜经验方｜ 白芍 12~15g、当归身 20~30g、黄芪 20~30g、藿香 12g、生地 20~30g、神曲 8~12g、麦芽 8~12g、人参 10~15g、茯神 10~15g，或辅以当归生姜羊肉汤加西洋参、陈皮炖食。

5.经行淋沥者，应主责脾失健运、气虚不摄，或责之盆腔内膜潜在炎症毒聚（即既往有带浊阴痒的对抗治疗，未曾将浊毒排解于宫外，致子宫肥大、内膜增生等）。其治宜健脾益气、补血逐瘀。

｜经验方｜ 赤芍、白芍各 12~15g、当归 15~30g、生地 20~30g、红茜根 12~15g、黑蒲黄 6~10g、五灵脂 8~10g、益母草 12~15g、牡蛎 15~30g、旱莲草 12~20g、黄芪 15~20g、牛膝 8~12g、田七 8~12g 加减。

至于月经周期中间的少量出血，多起于尿道、宫颈具有慢性炎症时，受性爱刺激或冲动过度，其治宜以生地 20~30g、白茅根 20~30g、仙鹤草 10~15g、白芍 12~15g、当归 20~30g、白花蛇舌草 15~30g、牡蛎 20~30g、益母草 12~15g、丹参 10~12g、田七 10~12g、黑蒲黄 8~12g 等。

❖ 崩漏

崩漏——妇女行经期间，阵发性大量出血有如决堤之势者，谓之"血崩"或"经崩"，俗称"崩血山"。经血下行势缓量少、滴沥如漏、延绵不止是谓"经漏"，或"经行淋沥"。因血崩与经漏常伴随发生，因此经常被合称为"崩漏"或"崩淋"。

1. 脾肾阳虚综合型　此类崩淋者，头面多湿虚、脸色白青或黄晦，闷满饱气，腰腹困痛，可有慢性或隐性肾炎（尿蛋白常 ++ ~ +++，因尿道感染，尿液中可时有潜血或反复性口腔溃疡史），夜尿频，白带常偏多、清稀或黄稠；其经崩，量多色淡，夹有瘀块、上皮细胞等剥落物；舌质淡、形胖大、少苔或微浊，脉弱，肢冷。

其治——宜温阳化浊，使小便畅利；益气补血，使血小板增加而血崩趋缓；健脾清营护肾，使气血生化运行趋正。本人以此标本兼治之法，救治过上百位反复接受清宫、止血、消炎等法而折腾至精神趋于崩溃者。

面对上述因月经崩淋被反复进行清宫、消炎止血致哀叹"生不如死"的患者，为方便理解治疗原则，本人将患者所处状况作如下的比喻：夏暑之期，傍晚小雨未下透，则次日将天亮时，因池塘底部之腐败物受地热及水压的双重夹逼，使池水严重缺氧，迫使池内之鱼虾浮于水面作喘息，让欲捕者可轻意捕捞。此时挽救池鱼的最好方法是给池塘上方进清水，下方排浊水，使池中的清洁度及含氧量得以改善提高，则鱼虾将一步一步回复活生。

借鉴于上述救治池鱼的原则，本人对上述因月经崩淋被误于"清宫、消炎、止血等"，已经构成子宫薄弱或内膜异位，与及子宫因积毒肥大或内起"巧克力囊肿"者的治疗，总体上施于扶正祛邪、活中兼止的疏理治疗，即在益气生血的同时注重使伏湿蕴火由大便小便排解，通过调和营卫、鼓舞气血促使子宫内所藏瘀脂浊毒呈经带状外排。

| 经验方 | 治疗脾肾阳虚崩漏反复发作者的主要药物——生地 30g、藿香 10~12g、金钱草 20g、石韦 10g、赤芍、白芍各 12g、桂枝 10g、土茯苓 15g、全当归或当归身 20~40g、大黄 8~10g、牛膝 10g、旱莲草 10~12g、黄芪 20~30g、红茜根 10~12g、仙鹤草 10~12g、黑蒲黄 6~10g 等。

腹痛甚者，加五灵脂 8~12g、香附子 12g；

腰脊痛者，加川芎 10~12g、土鳖虫 8~10g；

纳呆者，加鸡内金 8~12g、枳实 10g、白豆蔻 6~8g；

若遇血崩至四肢厥冷、亡阳汗脱欲绝者，可试用下列方药：当归身 30g、黄芪 30g、白芍 20g、桂枝 12g、附片 15g、人参 15g、麦冬 12g、五味子 10g、仙鹤草 12g、黑蒲黄 8g、血余炭 4g。

需要强调的是服此补中催化、活中兼止的方剂，并非急速将崩漏之血停聚于子宫腔内，而是使崩漏之血逐步趋于鲜红，使既往误止于子宫内的瘀血及浊毒，呈煮猪血或鼻涕状外排后，使崩势逐步减轻，从而在胃纳及体力逐步好转、腰腹腿不适及子宫病灶亦逐步祛除后，使月经的周期及颜色、排量恢复正常。换言之，患有卵巢病变、子宫毒积、囊肿息肉或肌瘤者，使其瘀脂浊毒凝聚而成的囊肿、肌瘤等化解为腐浊之液、浆膜样物逐步从阴道及二便中排出体外。

2. 气热（或气滞）血湿型　气热之人面赤红，伏湿蕴热气上冲，口干易饥、头痛欲裂、经崩瘀暗血黏稠。肥人痰稠气促、尿浊短、白带腥臭或阴肿，血糖、血脂、血压可呈虚高；瘦人尿酸或转氨酶高，咽干声嘶，作饥易怒。

其治宜下气清营、逐瘀止崩、泄热止漏。

❘ 经验方 ❘ 生地 20~30g、泽泻 10~12g、甘草 6~8g、杏仁 10~12g、前胡 10~12g、地骨皮 12~15g、黄芩 8~10g、白术 12~20g、白芍 12~15g、当归 15~30g、白茅根 15~20g、仙鹤草 10~12g、黑蒲黄 8~10g、益母草 12~15g。

肥人尿短浊者，宜加芒硝 12~15g（冲服）、白花蛇舌草 15~20g，或加田七 8~12g、草薢 15~20g；

血脂偏高者，加田七 8~12g、贝母 8~12g、桃仁 8~12g；

瘦人火旺者，加白花蛇舌草 20~30g、玄参 20~30g，或加沙参 12~15g、麦冬 10~12g。

总之切切不可以止血为主。否则，被止留于宫腔内的瘀血，在经崩暂停 2~3 天后，势必复呈瘀块样再次崩出。如果再三采用清宫消炎的方法，其病情变化更为复杂。《民间中医临床实战集萃专辑Ⅰ》中的案例足以说明误止之害，希望同道同仁在提出质疑的同时，能够作多维的深层次分析与推敲。大胆之言，盼能宽恕，学术争鸣，有待验证。

❖ **痛经**

痛经——是对经行期间腹痛严重或兼有腰痛头晕者的总揽，是妇科潜伏疾病的重要征兆。气血失和、宫颈炎症、子宫萎缩或肥大积毒、附件卵巢发育异常或生理受阻，伤于食饮、房事不节，失于调和或情志苦郁等诸多因素，都可能导致经行腹痛、失眠头晕、腰酸腿痛等。

因此，对于痛经的治疗切切不可仅求止痛！应该以月经的周期（前后相隔的时间以 30 天或加或减 2~3 天为正常周期）、行程（即月经开始下行至经血停止下行的时间，以 4~6 天为良好）、色泽（以初行略偏稠滞，逐渐转为鲜红，则属于颜色正常的月经）及白带的分泌与排解能趋于正常，为治疗好转的依据（凡经行周期经常提前或推后 5~7 天以上者，可视为"经行紊乱"；月经之行程少于 3 天者，属"经行短少"；月经行程超出 7 天以上者，为"经行超长"；如果量少色滞，欲停不停兼有瘀血者，名为"经行淋沥"；经行之势态有如排尿者，属于"血崩"；时如排尿状，夹杂滴沥不畅行者，属"经行崩淋"，虚实夹杂无疑）。

痛经之治，凡是能够结合蒲黄（生或炒黑）合五灵脂（名"失笑散"），或采用蒲黄、田七，基本上都可以达到减轻或解除痛苦的疗效。

但须知如果下次经行仍然腹痛腰痛，如果经前或排卵期间仍有乳房胀痛、失眠头晕、乏力身倦等现象存在，则表明引起痛经的主要病因仍未解除，气血的生化及运行、子宫及附件新陈代谢、自我清洁等功能仍未健全。其治宜调和气血，扶正祛邪，排除浊毒，化解聚积（如卵巢或子宫内的肿瘤），详情参阅《民间中医临床实战集萃专辑Ⅰ》医案部分。

❖ **闭经**

闭经——是对年逾 18 周岁月经仍未来潮，或者青壮年时期月经中断 6 个月以上病况的命名。前者为原发性闭经，后者属继发性闭经。现代医学采用的激素疗法，短期内可以促使经血下行；但是冲击 2~3 次后，不仅难于奏效，而且会产生诸多伤害。本人运用桃红四物汤或血府逐瘀汤，加甘草、杏仁，或加泽兰、佩兰，或加降香、苏木对闭经者的治疗，百分之八十以上都可以达到良好的通解之效，而且不会有副作用。

众多不孕不育或精神错乱的女性患者，往往具有痛经、闭经或白带内阻诸疾。本人经验而言，对于教科书中所言的"肾虚"、"脾虚"、"血虚"、"气滞血瘀"或"寒凝血瘀"、"痰湿阻滞"等类型的治疗，不如依据具体人员的气血营卫、督任冲带，合理调制升降聚散，依情选用佩兰、泽兰、香附、生地、赤芍、牛膝、红花、桃仁，或选用降香、苏木、蒲黄、五灵脂、虻虫、水蛭、穿山甲、皂角刺，或选用当归、赤芍、田七、牛膝、郁金、郁李仁、路路通、王不留行果等，则无论闭经属于何种类型（先天性功能异常或缺陷者另论），都可以使因于白带内阻、肝气郁结、妇科诸疾所引起的闭经，获得令患者满意的疗效。详情参阅《民间中医临床实战集萃专辑Ⅰ》例举篇。

❖ 带下

带下疾——带下是对女性阴道内具有或流出的白色稀糊样黏稠如带的液体的命名。在《黄帝内经》中，对女性青春期阴道及宫腔所分泌的、清稀透亮的黏液（具有荣养润泽、利于沟通、防御邪袭、形质酷似男性前列腺分泌液，类同于能够濡润肺野及关节骨腔的液体），命名为"阴津"、"阴液"，或"淫津"、"淫液"。对失于常态、有损于健康的阴津、淫液，则称"带下"或称"白淫"、"黄淫"。

《黄帝内经·骨穴论》中"任脉为病，男子内结七疝，女子带下瘕聚"；《灵枢·口问》中"液者，所以灌精，濡空窍者也"；《灵枢·五癃津液别》中"五谷之津液，和合而为膏者，内渗于骨腔，补益于脑髓，而下流于阴股"。据此，表明中华医学对男女性腺分泌液的生理与病理之认识，早在二千多年前已达深刻细微之程度。上述关于阴津、阴液的认识，在客观上是对子宫腔内之绒毛膜及前庭大腺等具有的性腺分泌液的揭示。中医对带下病疾的认识，不仅有白带、黄带、赤带、青带、黑带等五色划分，而且有"白淫、黄淫"及"白崩、白浊"等的论述。下面针对临床所见主要病况进行具体分述：

1. 带液偏少者，是气阴两虚的具体反映，表现为子宫痿弱、阴道干涩、性冷淡，甚至恶于性交。因为气阴两虚者，不仅在平时甚至在作爱过程中，都缺少阴津化为淫液的濡润，所以不仅难于唤起性愉快，甚至可因阴道干涩、尿道口易被创伤而具有痛苦不适，甚至引起微出血现象。此乃酿成尿道、宫颈慢性炎症或赤带隐隐的重要缘由。其治宜健脾助运、气阴双补、顾护肺肾。

┃经验方┃ 白芍15g、白术15g、川芎12g、牛膝12g、当归身20~30g、黄芪20~30g、旱莲草12~15g、女贞子15~20g、藿香10~12g、生地20~30g、淫羊藿10~15g、益母草12~15g。

肠滞肺胃弱、纳呆饱气者，宜加白豆蔻或神曲8~10g；

慢性咽炎、气逆咽痒咳嗽者，宜加白花蛇舌草15~20g、玄参15~30g、前胡10~12g、陈皮10~12g等。

2. 白带清稀如淋者，多属脾肾阳虚，伤于生冷寒凉或嗜饮豆浆、牛奶等。临床以白青人、阳虚肥胖尿短者居多。其治宜醒脾除湿、潜阳化浊、利尿逐饮。

┃经验方┃ 苍术8~12g、陈皮8~10g、泽泻10~12g、茯苓10~12g、土茯苓15~20g、当归20~30g、益母草10~15g、牡蛎15~30g、白芷10~12g、鸡冠花8~12g、白蔹10~12g、白薇8~12g、草薢15~30g等。

形寒肢冷者，宜加附片12~15g、白芍12~15g、桂枝10~15g，或加淫羊藿8~15g、白蒺藜10~15g、破故纸8~12g；

尿浊频短血脂高、带下色白偏稠者，宜加蒲黄8~10g、田七8~10g、败酱草12~15g、薏苡仁20~30g，或加苏木10~12g、降香10~12g、贝母8~10g、桃仁10~12g；

胃火过旺作饥多饮者，宜加川连6~8g、白头翁10~12g，或加石膏20~30g、神曲10~12g。

3. 带下黄稠且有异味者，湿重无疑。若心烦口苦、阴痒反复者，感染侵淫也。其治宜二妙散加清宫化郁药。

┃**经验方**┃黄柏 8~10g、苍术 10~12g、败酱草 12~20g、薏苡仁 20~30g、大黄 10~12g、桃仁 10~12g、土茯苓 15~20g、当归 15~30g、苦参 8~12g、甘草 6~8g、川芎 10~12g、牛膝 10~12g、白鲜皮 10~15g 等。

不仅服药期间应遵嘱戒口生冷甜腻、高异蛋白、冷冻之果汁；而且治愈之后仍需适当戒口及不可欲念过重。如果性伴侣具有淋病或前列腺炎等性器官疾病，建议必须及早配合调治，否则难于避免恶带缠绵之苦！

4. 青带者，较为少见，既对应于带下日久误治的感染化脓致带色呈黄绿，又对应于惊恐所致的肝胆之疾。

┃**经验方**┃黄柏 8~10g、苍术 10~12g、败酱草 15g、薏苡仁 30g、川芎 12g、牛膝 12g、白芍 15g、当归 20~30g、龙胆草 6~8g、陈皮 8~10g、甘草 6~8g、杏仁 10~12g、益母草或白面风根 12~15g。

5. 黑带者，是对呈黑豆汁样或焖煮"猪血"之浓汤状的赤黑色之带下的称谓。本人接治过 3~5 例此类患者。经询这些患者，普遍表现为更年期虚湿所致之崩淋被急速误止，致使转经若干年之后，藏于宫内之恶血呈黑豆汁状向外流出，或是宫内瘀毒肿瘤自行破溃。切记不可再次将恶血误止于子宫内，若误投对抗及急速止带的药物，势必酿成毒血攻冲的险恶之症。其治宜益气活血、化瘀逐毒。

┃**经验方**┃桃红四物汤加苏木 8~12g、降香 8~12g、血竭 4~6g、路路通 10~15g，或加牛膝 10~12g、大黄 10~12g、田七 10~12g、五灵脂 8~12g、蒲黄 8~12g，或加沉香 6~8g、降香 10~12g、土鳖虫 6~10g、炮山甲 8~10g、蛀虫 4~6g、败酱草 12~15g，能为患者减轻痛苦，促进排解。

尿短气促者，加黄芪 12~20g、白花蛇舌草 12~20g；

长期便秘者，加大黄 10~12g、牵牛子 10~12g，或加何首乌 20~30g、肉苁蓉 20~30g。

少腹痛甚者，可结合蒲黄、风化硝、田七等所浸之酒对少腹湿敷。

❖ 白淫、黄淫

白淫——具有多方内涵。既是对如《素问·痿论》中"思想无穷，所愿不得，意淫于外；入房太甚，宗筋弛纵，发为筋痿及为白淫"，这种因欲念太过，常作自我冲动，使肾失封藏不能固涩（固摄）而致的，滞留于阴道中的呈粉浆状腐臭黏滞液的称谓；又是对带下被医者反复使用对抗药物治疗后，药物与白带中的活性物质相互拥抱凝聚于阴道的似豆腐渣、菌丝或棉絮状的病理产物之命名（现代医学称"白塞氏病"）。

本人曾经成功救治过 5~7 例此类呛呼欲绝的患者。其中一例是已经绝食 2~3 天以示对错误之治疗方法不满与反抗的、年仅十六七岁的某院主任医师之女；亦有小学读书时被奸污引起者（详情请参阅《民间中医临床实战集萃专辑Ⅰ》中的医案例举）。此外，"成人性用品"的空自耗伤，频频于嬉戏的刺激，避孕药物的长期使用，也可以导致白淫的折磨。凭着医者应有的良知，本人在此呼吁：面对迷人恼人的性感，必须深究其利弊与得失；同时牢记欲竭其精则身必伤；治标误本，则有如抱薪救火矣，阴痒、狐惑（咽炎、梅核气或慢性口腔炎溃疡等）势必更为严重。

┃经验方┃治疗白淫的广谱方——白头翁 12~15g、鸡冠花 10~12g、牛膝 10~12g、田七 8~12g、土茯苓 15~30g、白鲜皮 12~15g、大黄 8~12g、桃仁 10~12g、附片 10~12g、败酱草 12~20g、芍药 12~15g、当归 15~30g、甘草 6g、苦参 10~15g、降香 10~15g、蛇蜕 6~10g、益母草 10~12g。

瘦人阴虚者，宜加藿香 10~12g、生地 20~30g，或加人参须 12~15g、茯苓 10~15g；

既往慢性浅表性胃炎者，加旱莲草 10~15g、黄芪 20~30g、白豆蔻 8~12g。

黄淫——是对内阻于阴道日久的白带，合并黄曲霉菌感染后呈黄油状胶凝于阴道及宫颈之病况的命名。其治宜以治疗白淫的广谱方，酌加黄柏或蒲黄；若兼经闭者，宜加泽兰、佩兰，或加王不留行、路路通。一般而言，服上方 3~5 剂后，白淫、黄淫会被逐步化解为浊臭之液由外阴或大便中排出，若大便中排有泡积，外阴痒痛有所减轻则为中效，不可妄图速愈，更加不可再次误止于内。

服第五至十剂后，所排恶带能由稠转稀，异味将逐步减轻，随后则因黄淫而起的咳嗽腰痛、慢性咽炎、梅核气等症状也会逐步减轻。凡既往多方求治不效者，抄录上方最低分量取 3~5 剂试作煎服，并能遵嘱戒口食饮者，可以体会到其客观疗效。若结合苦参 30~50g、黄柏 20~30g、败酱草 30~50g、地榆 20~30g、千里光 30~50g、土茯苓 50~100g，煎 2 000~3 000ml，以服药后约 20 分钟对阴道冲洗，疗效更加明显。

❖ 阴痒、阴肿、阴疮

阴痒——是对外阴及阴道具有瘙痒症状的称谓。阴痒不仅影响睡眠及有失雅观，而且严重时令人坐卧不宁，甚至可以导致精神失常等。其表现形式有干痒、湿痒、菌毒痒、虫虱痒等（广义而言：亦包括男性龟头作痒、阴囊及阴囊毛丛处作痒、阴囊两侧大腿内侧湿疹作痒、肛周湿疹或蛲虫作痒等）。因肝脉络绕阴器，所以说，阴痒是与肝经气血、脾失健运时的尿浊短，及由此引起的阴汗黏臭密切对应。本人的经验而言，凡急性阴痒，若不是因于感染菌毒，则多起于营液失正引起的阴部之汗腺、性腺排解异常。慢性反复者，主要有下列几个类型。

1. 干燥型阴痒　多起于气阴两虚、精血不足、阴户失养，如果在晚饭前过吃冷甜而晚餐却食饮燥热，则容易促成夜间睡眠时阴痒发作。

此症之治，宜益阴利尿、调和肝肾。

丨经验方丨 黄芪 20g、旱莲草 15g、当归 20~30g、土茯苓 15~20g、藿香 12g、生地 20~30g、白芍 15g、桑枝 12g、车前子 10g、牛膝 12g、降香 12g、苦参 10~12g、甘草 6g 等。

失眠心悸者， 加沙参 15~20g、麦冬 10~15g，或加柏子仁 12~15g、灯心草 5g；

瘙痒反复至外阴起白斑，甚至外阴之皮肤已转粗厚者， 宜加降香 12g、田七 10~12g、蛇蜕 6~8g，或加桃仁 10~12g、白鲜皮 10~15g、土荆皮 10~20g。

2. 湿阻型阴痒　因于湿浊下注，带下内阻，白淫、黄淫内乱为害。

若患者白带色黄或如膏如脓、黏稠秽臭、便秘尿短、心烦意乱，其治宜除湿排带、疏肝泄浊。

|经验方| 黄柏 8~12g、苍术 8~12g、败酱草 15g、薏苡仁 20~30g、苏木 10~12g、降香 10~12g、龙胆草 6~8g、陈皮 8~10g、赤芍 12~15g、牛膝 12~15g、土茯苓 15~20g、当归 15~20g、蒲黄 10g、桃仁 10~12g、甘草 6g、苦参 10~12g、狼毒 10~15g 等。

小便浊短者， 宜加白花蛇舌草 15~20g、萆薢 15~20g，或加海金沙 15~20g、六一散 20~30g。

湿阻型阴痒，若因反复误治或误补，可导致幻音幻影，甚至夜间癫狂出走者， 其治宜药选——赭石 20~30g、神曲 10~12g、贝母 8~12g、瓜蒌 12~15g、大黄 10~12g、桃仁 10~12g、土茯苓 20~30g、当归 20~30g、赤芍 12~15g、牛膝 12~15g、苦参 10~15g、甘草 6~8g、竹茹 6~10g、前胡 10~12g、侧柏叶 10~12g、葶苈子 12~15g 等组方加减。

此外应该在服中药后约 20~30 分钟后，辅以苦参、黄柏、千里光、土茯苓、地榆、败酱草、狼毒、虎杖等熬水对阴部内外进行冲洗。

本人曾以此法救治过几例夜间出走，所谓与"鬼"聚会的怪病患者。

3. 菌毒虫虱型阴痒　既可起于上述干痒或湿痒的误治误补及抓痒过程引起的感染，亦有起于性病梅毒感染，或者因于反复使用具有能够引起阴部过敏、灼伤的所谓"洁阴剂"或"护阴霜"。此外，使用成人性用品器具的过分刺激，也可以造成损伤性感染而诱发阴疮及虫菌滋生。

治疗原则宣肺化浊、解毒杀虫；并须戒除恶习，合理食饮。

处方可选百部、苦参、白鲜皮、狼毒、甘草、杏仁、降香、蒲黄、芍药、当归、川芎、牛膝、大黄、桃仁、牡蛎、益母草、土茯苓等，依睡眠及二便排解等状况适当加减。此外不可忘记：服中药后约 20~30 分钟，以上述所言的苦狼煎加百部煮水，对阴部内外进行清洁冲洗，能有效促诱浊毒虫菌向外排解。

阴肿——是对外阴部位的大小阴唇、阴蒂或者阴唇外侧、前庭大腺所在部位等具有肿胀不适之症状的称谓（广义而言：男性因气机郁滞、血湿下注或淋病梅毒误止于内引起的腹股沟疝肿，睾丸、阴茎或龟头胀痛等，亦可视为阴肿）。

病因多属肝气郁滞，湿浊下注，尿浊排不净，创伤或前庭大腺排泄受阻致内起囊肿，以及外阴因过分刺激而致的血液回流受阻。其治宜疏泄浊毒、行气消肿。

┃经验方┃赤芍 12~15g、当归 20~30g、大黄 10~15g、桃仁 10~15g、车前子 10~12g、牛膝 10~12g、荔核 15~20g、莪术 10~15g、降香 10~15g、乳香、没药各 6~8g、蒲黄 8~12g、田七 8~12g、蛴螬（地老虎）或蝼蛄（土狗）8~10g 等。

阴疮——是对外阴所在的囊肿或疮痈的统称。

多起于阴痒、阴肿的误治失治或阴道内宫颈息肉误治或肿瘤恶化引起的继发性感染。病理与上述阴肿大同小异，治疗原则亦基本相同。

┃经验方┃阴疮化脓欲出而又难于破口时，宜加香附 10~15g、生地 20~30g、穿山甲 8~12g、皂角刺 10~15g。

气血虚弱、疮毒内陷呈褥疮状腐溃者，宜重用当归身 20~30g、黄芪 20~30g，酌加大黄 10~12g、牛膝 10~12g、附片 10~15g、败酱草 10~15g，或加降香 10~15g、血竭 4~6g、蒲黄 8~10g、牡蛎 20~30g、益母草 12~15g 等，治以潜阳化浊、益气补血、扶正祛邪、促毒外出。

❖ 阴蚀

阴蚀——是对阴户内外（即外阴及阴道、宫颈等部位）因反复遭受霉菌、梅毒感染而引起的复合性溃疡之称谓。此症不仅白带气味恶臭、痒痛难于言表，而且是坐骨神经痛、尾椎和腰椎引痛、酸痛的重要渊源，又是狐惑及梅核气（声带水肿、慢性滤泡性咽炎或名慢咽喉癣）的重要渊源。

其治应主责脾肠，益气补血、降逆化浊、潜阳解毒。

方药以上述治疗阴疮药酌加附片、败酱草、甘草、苦参，或加狼毒、白鲜皮、露蜂房，可以取得令患者感激及赞叹之疗效。

❖ 狐惑

狐惑——是古人对阴蚀及其所导致的慢性滤泡性咽炎或称喉癣患者的命名。此疾不仅阴部病理产物气味恶臭有如狐臊，而且常令患者神思恍惚、如癫似痴，故寄意于"狐狸"，取象于"迷惑"。（中医对许多疾病的命名寓意深刻，如果不仔细探究，则难于了解其丰富之内涵。）

此疾时隐时现，反复缠人。其治宜参照阴肿、阴疮、阴蚀、阴痒，处方宜药选降香、苏木、蒲黄、五灵脂、大黄、当归、土牛膝、怀牛膝、赤芍、附片、败酱草、苦参、甘草、土茯苓、白鲜皮等。

尿短气促者，宜加黄芪、白花蛇舌草；

咽炎、梅核气症状严重者，宜重用桔梗、重楼（七叶一枝花）、夏枯草、牡蛎。

治疗期间须戒口食饮，能够清淡食饮并寡欲心安。服药后结合苦参 30g、地榆 20g、黄柏 15g、苍术 20g、千里光 30g、败酱草 30g、牡蛎 30g、夏枯草 20g、土茯苓 30g 煎冲洗阴部，并适当结合夏枯草、芒硝煎含嗽及咽吞，一定可以获取良好疗效。

第三十四章
儿科常见疾病

　　本人认为：婴儿产下至第 30 天为新生儿期。在此时期间，若发现新生儿头面身躯具有"犯胎神"所引起的色素胎记或附生之疣痣等，在上述时间里如果能够发现并将引起胎记色素、疣痣的对应性张贴缓缓揭去，对有失雅观的存放或摆设作合理的移徙或销毁，则促成胎记的色素或赘生物等可以在 1~3 天内能逐步自行消失。

　　据此，本人将婴儿出生后的前 30 天时间，称为"新生儿期"；出生后 30 天至 1 周岁内为"婴儿期"；1~3 周岁为"幼儿期"；3~7 周岁为"幼童期"（也称"学龄前期"）；7~12 周岁为"儿童期"或"学龄期"。

　　小儿的生理特点在于生机蓬勃、发育迅速，脏腑娇嫩、形气未充，因此对于小儿之体有"纯阳"或"稚阴稚阳"之称。其中，"纯阳"是鉴于小儿生机蓬勃、发育迅速；称"稚阴稚阳"是依据小儿脏腑娇嫩、形气未充，肌肉毛皮、血脉筋骨及精神意识、思维行为等与成人相比均属不足。

　　小儿病理与成人的不同之处在于：①由于正气未充，因此易受风邪及寒邪的侵害；②由于胃肠功能未健强，因此母乳失常或过于饱食皆容易引起胃肠道紊乱的疾病；③由于小儿属"稚阴稚阳"之体，因此食饮偏于燥热则可引起尿短便秘、发热咳嗽、肺咽之疾；偏于寒凉则腹痛吐泻，伤于甜腻则痰涌气促；④穿着过紧束则呼吸及运化受束；⑤音响强烈或怪异图像皆容易引起惊恐等症。

　　小儿不善言语，因此小儿之诊，主要以望诊观察动态、形态、色泽，以触诊了解指纹及温差，以问诊了解食饮及二便等为主要依据。

小儿无劳伤及忧愁思虑所致之疾，所以说小儿之病理，相对于成人又是较为简单的。依据小儿脏腑柔弱、易寒易热、易虚易实、正邪之争易于消长的变化特点，因此用药宜轻灵，必须避免并慎用大寒大热、易耗气伤阴的药品。由于小儿生机蓬勃、发育迅速，因此患病后能及时获得正确诊断及治疗，则机体易趋康复。下面简述小儿的主要病况。

❖ 小儿发热

临床经验表明，小儿发热多起于食伤所致的二便失正，是营养过剩致肠滞尿浊，是尿浊引起气化过旺，是大便闭阻导致浊毒逆冲，是逆冲之浊毒使肺的清肃功能受挫，继而导致扁桃体发炎或肿大而气促发热或痰涌气促、发热咳嗽（即现代医学所谓的"肺部感染"）。

所谓风寒或风热而起的发热气促，事实上是小儿先具有肠滞而起的纳呆，及由此促成的肺卫之气受挫；此外就是起于口服预防糖丸或注射预防疫苗后引起的肠道紊乱或对抗性反应所致之发热。据此，为人父母不可不注重小儿二便与食饮及呼吸等之间的整体恒动，切勿营养过剩。

1. 高热面赤红、口渴喜饮冷者。

丨经验方丨 川连 2~4g、白头翁 6~8g、石膏 10~15g、神曲 4~6g、地骨皮 10~12g、前胡 4~6g、地龙 6~8g、鱼腥草 10~12g。

便秘者，加大黄 6g、枳实 5g、甘草 3g；

瘦人唇红干者，加生地 10~15g、白茅根 10~15g。

2. 发热恶寒、饱气纳呆欲呕者。

丨经验方丨 防风 4~6g、姜竹茹 3~5g、灯心草 3g、鱼腥草 8~12g、麦芽 6~8g、枳实 4~6g、陈皮 6g、桔梗 6~8g、甘草 3g、杏仁 6g。

便秘者，可加大黄 4~6g（后下）、牛膝 6g，或先服小儿牛黄散，通便泄浊；

尿短浊者，宜加生地 10~15g、泽泻 6~8g，或加萆薢 8~12g、白花蛇舌草 10~15g；

寒热往来、倦乏喜闭目者，宜加柴胡 4~6g、茵陈 6g、地龙 6~8g，或结合羚竺散。

3. 发热迁延不愈，若汗后热退继而复作发热、口干倦困、腹胀纳差、大便溏薄、小便短而黄赤者，属脾虚肠滞，伏湿蕴火。

┃经验方┃川连 3~6g、白头翁 6~8g、生地 10~20g、香附 6~8g、地骨皮 8~12g、前胡 6~8g、山楂 6~8g、莱菔子 6~8g、灯心草 3~5g、鱼腥草 8~12g，或防风 6~8g、白术 8~10g、炒槐花 6~8g、羚羊角丝 4~6g（另炖）、白茅根 8~12g、淡竹叶 6~8g、萹蓄 6~8g、前胡 6~8g、葶苈子 8~12g；

尿短浊者，加旱莲草 6~8g、沙参 8~12g、白花蛇舌草 12~15g。

4. 气虚发热，白净人发热时高时低、气促作咳或早晚明显者，因于气弱肠滞；若兼有声嘶，则可能具有慢性扁桃体炎；下肢痘疮者，应防变于隐性肾炎。治宜益气化浊。

┃经验方┃旱莲草 6~8g、牡蛎 15~20g、白花蛇舌草 10~15g、黄芪 10~15g、紫菀 6~8g、前胡 6~8g、桔梗 6~8g、陈皮 5~6g、防风 6~10g、白术 8~12g、牛蒡子 8~10g、土牛膝 8~10g；

大便溏薄、饱气纳呆者，加麦芽 6~10g、枳实 6~10g、白蔻仁 4~6g。

❖ 小儿吐泻

小儿吐泻之疾，多起于食伤合感受风寒，或因于伤食而致的清浊不分、小便不畅、分导失正。乳婴则关系于乳母食伤、乳汁失正。

对小儿吐泻之治，切切不可急速止泻或对抗抑压，否则可以导致浊毒滞留、发热咳嗽。此乃众多小儿因由吐泻被急速误止之后，导致肺部感染的重要缘由。

经验而言：吐泻期间食饮切忌高异蛋白，用药宜益气助运、升清降浊，促小便转清长，则气顺而吐泻亦解除。请牢记：川连 2~4g、神曲 4~6g、前胡 4~6g、车前子 4~6g、防风 4~6g、姜竹茹 4~6g、白头翁 6~8g、陈皮 4~6g，具有广谱之疗效。能够依情势用药治疗，稳妥且无副作用。

尿短浊滴沥者，海金沙 10~20g、白花蛇舌草 10~20g，小便畅利、吐泻则自止。

❖ 小儿麻疹

麻疹，南方俗称"麻子"、北方称"疹子"，其主要临床表现为初起时郁郁蒸蒸、发热头晕、嗜睡倦困、双目赤浊、涕泪偏多、时作咳嗽；眉宇间及项下或耳门前首现隐隐之疹点，似痱如麻。这是机体正气自我奋起，清理排除营血中的固有浊毒；是肺卫抗御驱逐毒邪的具体反映，是主动发热及正邪交争的具体表现。

经验表明，对于麻疹初始期促使疹毒透出的主动发热，切切不可急忙施以对抗抑压的治疗，亦不可妄投可以对肺肾构成耗气伤阴的退热止咳之药；若妄投苦寒，则伤脾肾，可致营血失正致疹毒感染或内陷等苦恼缠人之疾。现代教科书将小儿"麻疹"笼统地称之为"感受麻毒时邪，所引起的急性肺气时行病"，也许有失偏颇。因为不仅内因是居主导地位的，而且麻疹之发及其轻重不仅与母亲孕期的食饮和劳作有着密切关联，同时与产后的恶露是否畅排、乳汁是否正常、营养是否过剩等之间具有对应关系。所以说将"麻疹"称之为"疫疠"之邪所引起的传染性疾病，是具有片面性及误导之嫌！

如果将麻疹之治以感染麻疹病毒为主要病因，并妄加药物对抗，则容易导致麻毒内陷的麻毒闭肺，或循经为害而攻冲咽喉，甚至毒结阳明、毒陷心肺等一系列险恶之症（如荨麻疹、返麻疮、红皮病、慢性咳嗽、慢性皮炎等，在客观上与上述误治不无关联。这是本人的临床经验之言）。因此必须以内因、外因、胎毒等全方位认识麻疹，才能减少医祸而无愧于子孙后代！

面对诸多皮肤疑难恶疾的此起彼伏，经过对几十万人次临床医案的反复思考，本人日益感悟到，近几十年国内普遍使用的麻疹、痘疹减毒活疫苗的预防也许值得质疑。因为表面上麻疹、痘疹的发病率明显下降，或谓症情减轻，客观上是麻疹、痘疹病毒未被清除而转变潜伏为半隐半现的、令人难于辨分的变异状态。这是本人通过对日益多发的风疹、湿疹、荨麻疹及红斑狼疮等全方位探究之后，发觉这些难治性皮肤疾病客观上都与麻疹、痘疮之毒未被积极驱化排除有密切的关系。

日后的检测或许终将证明：诸多皮肤病的菌毒，属于疫苗与麻毒或痘毒拥抱而成的亚种或变种。此认识源于本人对已经接治过的上千例皮肤恶疾患者的咨询（患者姐妹兄弟中，凡促诱过麻痘毒透出者，却少有上述所言的皮肤恶疾）。

1. 麻疹初起　即开始发热到出疹的 2~4 天时期，其治宜清营和胃、轻宣透疹、顾护肺卫、促毒外出。

▍经验方▍ 连翘 8~12g、蝉蜕 4~6g、泽泻 6~8g、生地 10~20g、薄荷 4~6g、荆芥 4~6g、山楂 6~10g、莱菔子 6~10g、牛蒡子 6~10g、竹茹 4~6g、防风 6~8g、前胡 6~8g 等。

唇红而干、汗液欲出不出者，宜加葛根 8~15g、升麻 4~6g；

作饥口干多饮者，宜加石膏 12~20g、炙麻黄 6~8g、杏仁 6~8g、甘草 4~6g，或加川连 4~6g、神曲 4~8g；

舌花斑者，则加川连 3~6g、白头翁 6~8g，或加旱莲草、萹蓄各 6~8g；

尿短气促者，宜加泽泻 5~10g、车前子 4~10g；

四肢偏冷者，宜加白芍 6~10g、桂枝 6~10g；

便秘者，加大黄 6~8g、枳实 6~8g，或加白术 8~15g、金银花 6~8g；

纳呆者，加枳实 6~8g、麦芽 6~10g。

总之应该谨守上述治疗原则，有是症用是药，确保症顺而无后患。

2. 见形期　又名出疹期、发疹期，约 3~4 天。主症：疹点由耳额或发际，从上而下逐渐遍及头面、胸背、腹部、四肢，疹点由细小稀疏渐次加密；2~3 天后，手足心及鼻准部位亦有鲜红之疹点出现时即为出齐、出透（待至疹色由鲜红转暗红及渐次蜕脱之时是谓"恢复期"或"疹没期"）。

见形期治宜鼓舞肺卫、排解浊毒、严防食伤及疹毒伏潜，务必促使体内之麻毒化为泡状积涕，由大便排出体外（俗称"疴麻壳"），继之体表各部位之麻疹将渐次干枯脱落。若此，日后皮肤不仅色泽形态变得靓丽，而且其人的抗病力亦明显提高。

▍经验方▍ 促疹透出方药——紫草 6~10g、生地 15~30g、连翘 8~15g、蝉蜕 4~8g、前胡 6~8g、桔梗 6~8g、甘草 4~6g、杏仁 6~8g、赤芍 6~10g、牛膝 6~10g、蒲公英 8~10g、麦芽 8~10g。

疹出不鲜红、作饥口干、作渴尿短促者，宜加石膏 12~20g、麻黄 4~6g，或加沙参 8~15g、灯心草 3~5g、鱼腥草 8~12g；

唇干面赤鼻衄者，宜加白茅根 8~12g、侧柏叶 6~10g，或加红苘根 6~10g、沙参 10~15g；

咳嗽明显者，加苏叶 6~8g、枇杷叶 4~6g，或加枳壳 6~8g、苏梗 6~8g，或加紫菀 6~8g、款冬花 6~8g。

3. 疫没期　又名恢复期，历时约 4~5 天。皮疹出透，发热咳嗽逐日减轻。此时，皮疹所致皮表之赤褐色渐次脱蜕以至消失。此时的纳呆体倦，是因于机体在促诱麻疹之毒透解过程中消耗了内在之精气，因此疫没期的调治宜养阴益气、清解余邪。

┃经验方┃方药以沙参麦冬汤加减——麦冬 8~12g、沙参 10~15g、芦根 8~12g、淡竹叶 6~8g、白术 8~12g、茯苓 8~12g、泽泻 6~8g、生地 12~20g、旱莲草 6~10g、黄芪 10~20g、麦芽 8~10g、枳实 8~10g、前胡 6~8g。

严重气虚血弱者，可加当归身 10~15g、黄芪 10~15g、人参或西洋参 8~12g 等；

大便虚秘者，宜加藿香 6~8g、炒槐花 6~8g 等。

4. 麻疹误治引起疹毒闭肺或攻冲咽喉，甚至并发脑炎者，主症为干咳少痰、反复发热，口腔黏膜起溃疡点，头面颧腮、四肢指掌的肌肤内赤沙隐伏，口干纳呆，头晕项困，心烦不宁等。

此时之治宜三焦兼顾，解排浊毒，清肺益阴，通窍逐瘀。

经验表明，麻疹患者的发热及疹毒，对应于脾肠及肺卫（客观上，既往的"非典"、"甲流"、"手足口病"的主要病源亦属于脾肠及肺肾的综合性疾病）。在住院接受对抗性消炎退热输液治疗过程中，如果忽视了对肠道内菌群的纠正，发热往往反复。如果经额部静脉输入的消炎抗菌药液引起肺部积液后，医者仍不反思，继续误治则可酿成发热飙升的症状，此时如果不急速通解大便和小便，容易导致小儿瘀毒性脑炎。如果家长进而对脑额等部刷酒精或敷冰袋，则容易酿成脑积液及病毒性脑炎等。局部的急速降温，使脑内的循环失常以致凝滞……务望医患双方都能觉醒进而深思！

┃经验方┃广谱方剂——大黄 6~10g、桃仁 6~10g、赤芍 8~10g、牛膝 8~10g、前胡 6~8g、陈皮 6~8g、甘草 4~6g、杏仁 8~10g、生地 15~20g、红茜根 8~10g、牛蒡子、葶苈子各 8~10g，或蒲黄、田七各 6~8g 等。

胸闷气促者，加贝母 6~8g、全瓜蒌 8~10g；

高热反复者，加川连 4~6g、白头翁 8~10g，或加地龙 6~8g、鱼腥草 10~12g；

作饥口干多饮者，加石膏 15~20g、神曲 6~8g；

燥烦不宁者，加麦冬 8~12g、灯心草 5g；

扁桃体肿大甚至化脓者，宜加牡蛎 15~20g、夏枯草 12~20g、桔梗 8~10g、败酱草 10~15g；

双项侧因发热咳嗽误治而至结疬（淋巴肿结）者，宜加僵蚕 6~8g、壁虎 6~8g，或加昆布 6~8g、玄参 10~12g；

手脚抽搐者，宜加钩藤 8~12g（后下）、防风 6~8g、地龙 8~10g 等。

5. 麻疹肠滞高热期间，曾经对脑额施于冰袋而促成病毒积于脑内者，面对复杂多变的证候群，应该针对主要矛盾果断采取有是症则用是药（即"病无定证，则医无定法"）的原则遣药组方，才能有效解除麻疹遗毒所酿成的病变。

┃经验方┃钩藤 6~10g、地龙 6~10g、橘络 6~8g、瓜蒌 8~12g、桃仁 6~10g、大黄 6~10g、赤芍 6~10g、牛膝 6~10g、莱菔子 6~8g、炒山楂 8~10g、生地 10~20g、泽泻 6~8g，促降解排除等。

6. 奶麻 又名"胎麻"，是对 1 周岁以内处于哺乳期婴儿突发高热、持续 3~4 天后体温骤降，数小时后头面两颧及身躯出现玫瑰红色皮疹的现象之命名。

奶麻源于胎孕期间所受浊毒、产后恶露排解欠畅，或源于母乳稠滞失常、偏于燥热，有碍于婴儿的肺卫之宣肃；婴儿须用力吮吸及排解大小便时剧烈哭闹皆可构成诱发奶麻的因素。其根源在于脾肺的气机受浊毒之困阻，闭气及哭闹促诱浊毒外透。

其治宜针对乳母，调和营卫、使二便畅顺、乳汁趋正。

┃经验方┃连翘 12~15g、金银花 10~12g、土茯苓 12~15g、生地 15~20g、桑叶 10~12g、菊花 8~12g、防风 8~10g、竹茹 6g、侧柏叶 8~10g、白茅根 12~15g、大黄

8~12g、牛膝 8~12g、甘草 6g、杏仁 8~12g，煎汁 400~500ml 左右，乳母服为主，可给婴儿 1~2 杯（20~50ml）。

服药后母体所泌乳汁趋正；乳婴小便转清长，大便中有泡样积便排出后则发热退解，奶麻继之消退。切切不可外用油脂类及激素类乳膏去涂抹胎麻发生处，否则可转为白斑癣或皮炎。

❖ 水痘

水痘——又名痘疱、痘疮、水花、水疮，是对皮表冒出状如赤小豆、内有浊毒之液的疱疹之命名。

痘疱起于交换受阻，痘内之浊汁源于营液失正。痘疱起发之前，往往先有郁闷不适、发热头晕，起痘疱之处则有轻微之痒痛不适。所以说代谢紊乱、交换受阻、失于宣开、营液失正、留而不去则痘疱乃起。

因湿蕴遇燥热而发者，则生于头面或身躯；湿浊被寒凉所逼而下注者，则生于下肢。临床以婴儿及小孩多见，多与伤于食饮引起运化失正而致的尿浊（尿中含有未能完全吸收的蛋白质、糖脂类等营养物质）或汗泄不畅而排解受阻成对应性关系。此外与风邪、寒邪袭扰肺卫亦密切相关。

1. 风热夹湿型痘疱　痘疱多发于头面，疹色偏红，常伴有发热咳嗽，痰涕偏稠，时作痒痛。其治宜疏风清热、祛湿解毒。

❙ 经验方 ❙ 连翘 8~12g、蝉蜕 4~6g、甘草 5g、杏仁 8g、赤芍 8~10g、赤小豆 15~30g、侧柏叶 8~10g、牛膝 8~10g、夏枯草 8~12g、蒲公英 8~12g、陈皮 6~8g。

便秘者，加大黄 6~8g、枳实 8~10g，或加牵牛子 6~8g、火麻仁 6~8g；

血虚者，加当归头 10~15g、生地 15~20g；

口干作渴多饮者，加川连 3~5g、白头翁 6~8g，或加生地 15~20g、麦冬 6~8g，或加石膏 15~20g、神曲 6~8g。

经验表明，对于面部的痘疱若妄加抑压，可以促成伏毒于项咽或胸肺，因此应避防浊毒内陷及滞留带来的医祸！

2. 湿浊下注型痘疮　多发于下肢，因于浊毒下注、寒邪阻逼，常呈上热下寒（头面热而下肢冷，或下睑胞热而腮角冷），若然日久不愈，可以酿成痘毒性慢性肾炎或大腿内侧淋巴肿等。治疗原则宜调和升降、醒脾除湿、清虚解毒。

┃ 经验方 ┃ 柴胡 8~12g、当归 12~15g、大黄 6~10g、桃仁 8~10g、车前子 8~10g、牛膝 8~10g、赤小豆 15~20g、香附 8~10g、瞿麦 8~12g、萹蓄 8~12g、蒲公英 10~15g、土茯苓 12~15g、皂角刺 8~12g、金钱草 10~15g 等。

若浊毒内陷转为慢性肾炎或大腿内侧起瘰疬者，其治可参阅《民间中医临床实战集萃专辑Ⅰ》的医案例举。

❖ 百日咳

百日咳——俗称"顿咳"，此咳与普通咳嗽有所不同，其特点在于：阵发性连续作咳，可咳至项咽间有痉挛样抽引，以及咳嗽后可伴有水鸡鸣样的深吸气声；常咳至颈项伸引状如鹭鸶，咯出少许痰涎后咳嗽才暂停，故又名为"鹭鸶咳"。此外古医籍中还有顿呛、顿嗽、天哮呛、疫咳等称谓。

既往以 5 岁以下年龄儿童多见。近十多年时间，女性更年期患者及 50~70 岁的糖尿病患者，冬春时节若过吃甜汁水果，引起尿浊排不净，继发尿道炎、慢性滤泡性咽炎的气逆咽痒作咳，也与上述咳嗽相似，而且常常咳引致小便自遗。

本人医案中将此类因尿浊气化过旺引起的反复性气逆咽痒作咳，称为"滤泡性咽炎咳嗽"。其咳嗽使咽中滤泡增大，咳引致滤泡分泌出少许黏稠之痰涎后，咽中不适才得以缓解。据此不难理解，脾肺大小肠及膀胱共同构成顿咳的直接因素——咽咙间的滤泡与大肠及脾肾密切对应（大便溏薄或阻闭可引起肠内壁起滤泡，并且反馈于咽咙）。

咽喉之所以作痒不适，既因于起自膀胱及肠道的浊逆之气上冲至咽咙部位，使滤泡受到刺激而产生不适，又因于浊逆之气上窜至咽喉部位时，与鼻孔所吸入的清气在该处相遇而产生旋流，故表现为气逆咽痒。上述合杂因素，堪称引起顿咳反复缠绵的重要缘由。因此对于百日咳（顿咳）的治疗，如果忽视脾与大小肠的伏湿蕴火及膀胱所起的浊逆之气，仅仅围绕肺与咽咙的治疗，是具有一叶障目的片面之嫌！

经验表明，此类咳嗽如果治疗不当，可以酿成肺积液、肺脓疡、肺癌或扁桃体恶疾（后期现代医学称"肺癌直肠转移"或"淋巴转移"），甚至项下起瘰疬、颈椎骨质增生、脑部积毒等。

现代医学及《普通高等教育中医药类规划教材》（上海科技出版社，1997）中称顿咳之"病因为外感时行疠气，病机是时行疫疠侵肺，夹痰交结气道，致肺失宣肃"（本人认为病根在于膀胱浊逆、大肠肛门有积毒）；"病之初起其证以肺气失宣的卫表症状为主，与普通感冒咳嗽相似，且有寒热之不同；继则疫邪化火，痰火胶结，气道阻塞，上逆于肺而咳嗽更甚，以致痉咳阵作"；"病之后期，邪气渐退，正气已虚，出现邪恋正伤的证候"；"若婴幼儿体禀不足，肺气娇嫩，痰热壅阻，肺热叶举，可兼肺气闭郁，合并咳喘气促之肺炎喘嗽；若痰浊内阻，痰盛生惊，则可致昏迷，抽搐之变证"；"治疗原则是化痰降逆，清热泻肺。根据本病不同阶段分别治于宣肺、泻肺、润肺"；"其论治分证：早、中、后三期"。

本人对上述百日咳及顿咳已至遗尿者的施治，无论早、中、后何期，始终坚持调和上中下三焦、醒脾清营、泄浊顺气、化痰逐毒、顾护肺肾的一揽子方案，往往能起到标本兼治之良好疗效。

｜经验方｜ 基础方药为——前胡 4~12g、陈皮 3~10g、赤芍 6~12g、牛膝 4~12g、紫菀 4~12g、款冬花 6~12g、贝母 3~10g、葶苈子 6~15g、炒莱菔子 6~12g、炒山楂 6~12g、泽泻 6~12g、生地 10~20g、白豆蔻 6~8g、石韦 6~12g、萹蓄 6~12g 等。

小便短浊者，加白花蛇舌草 12~15g，或加六一散 15g、海金沙 12g；

肛周有湿毒或舌根有疣凸者，加牡蛎、槟榔片、炒槐花等；

咽咙间（后穹窿）有滤泡或名"珠帘喉痹"者，加桔梗、夏枯草、牡蛎，或加莪术、桔梗、败酱草、薏苡仁等；

结核性肠炎、大便开头呈羊屎状者，加白术、金银花，或加槟榔片、卷柏，或加芒硝、槐花；

气虚小便不摄者，加乌药、益智仁，或加黄芪、桑螵蛸、覆盆子；

血虚便秘者，加大黄、当归身，或加何首乌、黄精；

肠滞伏热口干者，加川连、白头翁等；

饱气纳呆者，加白蔻仁、神曲等。

总之宜谨守病机，调和三焦，醒脾清营，泄浊顺气，化痰止咳；针对脾肠及肺肾，有是症用是药，则可以为患者逐步解除病苦！

❖ 脐风

脐风——又名脐带风，近代医学称为"新生儿破伤风"。临床以唇青口摄、牙关紧闭、四肢阵发抽搐，甚至角弓反张、苦笑面容。多发于产后第四至六天期间，因此又有"四六风"、"七日风"之俗称。

凡遇娩出后第三至五天躁动不安、啼苦不奶者，首问有无排解胎屎，后问腹部有无胀聚、脐部有无感染、触测有无温差，观察是否存在胎黄。脐风多起于分娩时脐带处理欠妥，致使瘀浊滞留于脐带内，是瘀浊合风邪沿脐部侵入于脾肠，沿三焦传肺肾。其治宜通腑泄浊、和营疏络、祛风解毒。务必急速通解大小便，催促滞留于脐肠及膀胱的浊毒排出体外。

❙经验方❙ 大黄 8~12g，当归 10~15g，赤芍 8~12g，土牛膝 10~12g，连翘 12~15g，陈皮 8~10g，前胡 10~12g，车前子 10~12g，地龙 8~12g，鱼腥草 12~20g，钩藤 10~12g，防风 8~12g，竹茹 4~6g，甘草 6~8g，杏仁 10~12g。母子同服，以母为主，促排恶露。

新生儿脐部感染症重者，宜空服先给小儿牛黄散，然后喂给 1~2 小杯（20~50ml）上述方剂所煎药汁。

发病及服药期间，千万不可给新生儿喂吃奶制品、葡萄糖及肉汁水。初愈后仍需清淡食饮。

服上方 2~3 剂，待新生儿腹胀消失后，可改服下列方药：土茯苓 12~20g、当归 12~20g、大黄 8~12g、桃仁 8~12g、白头翁 8~12g、败酱草 8~12g、灯心草 4~6g、鱼腥草 12~20g、麦芽 8~12g、蒲公英 8~12g、赤芍 10~12g、土牛膝 10~12g、旱莲草 12~15g、黄芪 15~30g、防风 8~12g、姜竹茹 4~8g、藿香 10~12g、生地 15~20g（每煎给婴儿 1~2 小杯，约 20~50ml，余药皆母服）。

凡经验不足的临床工作者，在缺乏指导情况下，对脐风及胎黄等小儿重症不可轻率接治，因为处理不当可能误事伤人。上述经验源于救治过多例因脐风、胎黄接受住院输液治疗多天后，因浊毒逆乱于心脑肺致胸肺积液、病毒性脑炎而发出病情危重通知的新生儿。例举参见《民间中医临床实战集萃专辑Ⅰ》医案部分。

❖ 惊叫夜啼

惊叫——是对新生儿哭不转音、气难持续、烦燥不宁、不奶不眠、其哭声及哭状可使人感到恐惧不安的症状之命名。

1. 惊叫因于腹中不适、浊毒攻冲、心肺不宁；可起于"脐风"，或名"慢脾风"（对应山根黄晦或有青紫瘀迹），或因伤食及受惊吓引发。

乳母自身必须注重食饮，尤其是空腹之时，切切不可嗜食生冷寒凉或甜滞燥热，否则可致乳汁失正而促成新生儿腹中不适。此外，应观察婴儿之脐带愈合是否良好。

对于婴儿宜速服"小儿奇应丸"或"八宝惊风散"。

丨经验方丨乳母宜服方剂——前胡 8~12g、陈皮 6~8g、防风 8~12g、姜竹茹 6~8g、琥珀 6~8g、朱砂 4~6g、人参须 12~15g、茯苓 10~12g、白芍 10~15g、桂枝 8~12g、钩藤 10~12g、柴胡 8~12g、藿香 10~12g、生地 15~20g。

血虚便秘者，加大黄 8~12g、当归 12~20g；

乳母因食饮生冷寒凉而致纳呆者，宜加香附 8~12g、砂仁 8~10g，或加白蔻仁 8~10g；

恶露淋沥不净者，宜加大黄 8~12g、全当归 15~30g、赤芍 10~15g、牛膝 10~12g、蒲黄 8~10g、田七 8~10g。

2. 夜啼是对婴儿夜间 7~9 点时间经常啼哭、难于入睡的状况之称谓。多因肠滞腹痛不适，宜主责脾虚肠滞、肝气不疏。

婴儿宜给小儿奇应丸或猴枣散，乳母宜温阳益气、升清降浊。

┃经验方┃柴胡 8~12g、当归 10~15g、大黄 10~12g、茵陈 10~12g、杏仁 10~12g、枳壳 10~12g、生地 15~20g、藿香 10~12g、姜竹茹 3~6g、防风 4~6g、钩藤 10~12g、灯心草 3~5g、茯苓 10~12g、白豆蔻 6~8g 等。

腹痛喜按者，属冷积，加高良姜或姜黄 8~12g；

腹痛拒按实闭者，可加芒硝 12~30g（冲服）；

口渴欲饮者，胃火旺，可加石膏 15~30g，或石斛 10~15g。

❖ 胎黄

胎黄——是对婴儿出生 2~3 天后头面眼目、肌肤及尿液之色泽呈晦黄现象的称谓。现代医学称之为"新生儿黄疸"。

胎黄多起于生母胎孕期间嗜于生冷甜滞，致湿困脾肝及羊水失正，未曾及时调治引起（产后若能合理食饮，促恶露畅排，有些婴儿之胎黄可以自行消退）。

呈现胎黄的婴儿，普遍具有大便溏薄、小便黄浊短、低热不奶等症状。据此，对于胎黄必须母婴同时调治。乳母之治，需清营疏肝、除湿化浊；婴儿之治，宜益气助运、疏肝宣肺。

┃经验方┃依据上述二方面因素，本人常以下列药物组成疏肝助运、益气化浊、除湿解表、母婴同服的清除胎黄方——柴胡 8~12g、当归 12~20g、大黄 8~12g、茵陈 12~20g、生地 15~30g、藿香 10~12g、泽泻 10~12g、炒栀子 8~12g、连翘 12~15g、蝉蜕 6~8g、金钱草 12~20g、石韦 8~12g、薄荷 8~12g、荆芥 8~12g 等。

乳母肢冷自汗者，宜加白芍 15g、桂枝 12g、黄芪 20g；

多饮多溲者，加川连 6g、神曲 10g、覆盆子 10g；

易饥不能多纳者，加甘草 6g、枳实 12g；

大便虚秘者，加前胡 12g、陈皮 10g、郁李仁 12g，或加炒槐花 10~12g、卷柏 12g、土炒白术 15g；

阴虚气热者，宜加沙参 12~15g、生地 12~15g；

血虚肝郁、舌尖收紧、口苦干涩者，宜重用大黄 12~15g、当归身 12~20g、郁李仁 12~15g，酌加龙胆草 6g、陈皮 8g、郁金 10g。

❖ 小儿肺炎

新生儿肺炎——主要起于下列几种情形：①临盆分娩时因难产或产姿失正，致羊水呛肺而起的湿浊阻于上焦型；②对外感发热发散过度而致的阴虚肺燥型；③肠滞发热，对抗治疗过程中，使浊毒滞留于胸肺的毒积型；④麻痘或吐泻等杂病误治失治使肺系遭受感染型。（遗传所致之疾在此不作讨论。）

依据所接治近百例有医案可查的小儿肺炎患者，其初始发热多因纳呆或吐泻，后而肺炎或胸肺积液，再而转为脑积液、病毒性脑炎或脑炎后遗症、小儿麻痹症等。就该病的发展过程而言，很大比例的患者，多数先起于伤食肠滞、运化失正而致的外感或内伤发热咳嗽；由于被反复输入对抗药液的治疗，表面上达到快速消炎退热的目的，但由于对抗治疗过程中，残留于肺络的病理产物未获清理排除，而致死灰复燃、发热咳嗽反复；毒积转为肺炎、胸肺积液等。

┃经验方1┃治疗小儿肺炎的经验方药——杏仁 6~8g、甘草 3~4g、橘络 4~6g、鱼腥草 8~15g、侧柏叶 6~8g、土牛膝 6~8g、生地 12~15g、白茅根 8~15g、枳壳 6~8g、薏苡仁 10~15g、败酱草 8~12g 等。

便秘者，加炒槐花 4~6g，或大黄 6~8g。

┃经验方2┃治疗胸肺积液处方的主药——前胡 6~8g、车前子 6~8g、赤芍 6~8g、土牛膝 6~8g、田七 6~8g、蒲黄 6~8g、牛蒡子 8~10、葶苈子 8~10g、败酱草 10~15g、薏苡仁 10~20g、丝瓜络 6~10g、侧柏叶 6~10g 等。

便秘者，加大黄或炒槐花 6~8g。

❖ 小儿抽搐

抽搐——是对手足或全身、指掌及关节时作不自主之拘急颤抽，或夹紧弯曲之状况的命名。

其关系于肝脑肺心。临床以肠炎、脐炎高热反复，肺炎、肺积液、脑积液、病毒性脑炎或小儿脑瘫症者多见。现代众多著述仅言气血不足、筋脉失于濡养、肝风内动，似有片面之嫌。

上述因于先天不足或虚邪贼风乱害于三焦的误于散解或对抗浊毒而致的抽搐，治宜益气养血、降解浊毒、疏肝柔肝、搜风（息风）缓急。

┃经验方┃大黄 4~6g、当归身 8~12g、车前子 6~8g、牛膝 6~8g、钩藤 6~12g（后下）、柴胡 6~10g、僵蚕 4~8g、地龙 6~8g、鱼腥草 8~12g、甘草 4~6g、杏仁 6~8g、前胡 6~8g、橘络 6~8g、蒲黄 6~8g、葶苈子 8~12g。

便秘者，加大黄 6~8g，宜水渍后下；

小便短少者，宜加生地 12~20g、泽泻 6~8g，或加白花蛇舌草 12~20g、黄芪 12~20g；

痰多者，宜加贝母或天竺黄 4~6g、姜竹茹 4~6g；

血弱者，重用当归身 15~30g、生地 15~30g。

总之，杏仁、甘草、钩藤、地龙清肺疏络，不可缺少；侧柏叶、牛膝、大黄、当归泻毒养血，其功可彪；宜牢记前胡、橘络、蒲黄、葶苈子、鱼腥草妙辅于清肺解毒。

❖ 小儿麻痹症

小儿麻痹症——多起于肠滞发热、风寒咳嗽或吐泻的误治失治而致的病毒性肺炎、脑炎的后遗症。其治患者及医者都不能急于求成。某些教科书或专著称小儿麻痹症"是一种急性传染病"，本人认为值得商榷。因为在客观上促成肌肉疼痛、筋骨弛缓而萎瘫的前因，大多数起于脾肺气虚、营血失正、伤食所致的腹痛吐泻，被误治所致的脾肺气阴两虚，营卫气血失于常态而致的不通或不荣，是肌肤酸痛、筋骨失于濡养而致麻致痹的重要渊源；失正的营液是滋生致麻、致痹病菌病毒的温床；亦是致人发热、头痛、咳嗽反复不解，继之项强身麻，并致肌萎及筋骨畸形、瘫痪或舞蹈状态等的重要根由。所以说治标而误本的行为，是促成诸多疑难恶疾的隐形魔鬼！希望有识之士能够冷静地审视：然何众多因食伤肠滞或外感引起的发热咳嗽患者，因反复而夭亡，然何众多的鼻炎咽炎竟演变成肿癌恶疾。祈盼觉醒与奋起，则苍生幸甚！

本人的经验而言：对于小儿麻痹症（包含胎毒麻痘、肾炎、肺炎、脑炎及诸多后遗症）患者的治疗，如果器官组织中受致麻、致痹、病菌、病毒侵害所在，未处于无法逆转的阻塞或溃蚀，则仍可以通过审察脾肠及肺肾、二便汗泄及温差与营卫气血的复杂关系，通过坚持健强脾肺、通畅六腑、排解浊毒的原则，以赤芍、白芍、桑枝、桂枝、地龙、鱼腥草、甘草、杏仁、大黄、当归、田七、桃仁为要药，组成有效祛邪扶正的药方，能为患者解除病苦、争取康复。

症解及方药请参阅《民间中医临床实战集萃专辑Ⅰ》的医案部分。

❖ 小儿遗尿

小儿遗尿——应该分清是属于脾虚失运（纳呆饱气）、肾虚不摄（乏力气促），或营养过剩（肥胖尿浊），还是伤于冷甜果冻（肢冷淥短），必须防犯堵而不疏的错误。

宜以川连、神曲、葛根、萆薢、泽泻、茅根等健脾益气、止渴化浊的基础上，脾虚加乌药、益智仁，或加淮山药、白术；肾虚加桑螵蛸、覆盆子，或核桃仁、金樱子，或加莲子、芡实；营养过剩者，加桃仁、田七；伤于冷甜者，加桂枝、茯苓，或加附片、桂枝。

无论先天肾虚或是固摄失职，其治都应遵循止中有通、助利有度的原则，勿忘白花蛇舌草、黄芪，或白芍、桂枝，或灯心草、茯神为佐使，个中有其妙效。

❖ 纳呆

小儿纳呆——俗称"不开胃"。其病况的日益增多，源于当今长辈听信广告中的不少误导，给予了过量的超出所需的蛋奶类、保健品，导致肉积湿积壅塞肠胃；或给予了过量的生果及饮料冻品，致脾虚肠滞、二便失正，故此纳差不开胃。若然不顾食饮须知，方药难于调治，纵使短期奏效，违嘱则壅塞复起。**所以说：为人之父母，对于小孩切勿精品营养给予过量，适当粗粮及青蔬有益于改变纳呆不开胃，亦利于防患肠肥脑满所致的低智能及不育不孕。**

┃经验方┃消食开胃方药——神曲6~8g、麦芽8~12g、莱菔子6~8g、山楂8~12g、乌梅8~12g、槟榔片10~20g、萹蓄6~8g、瞿麦6~8g、萆薢8~12g、泽泻6~8g、生地12~20g、白蔻豆4~8g等，或选用保和丸、鹧鸪菜散或开胃散。

儿科其他疾病之论治，请参阅《中医儿科学》、医仙孙思邈《备急千金要方》中的"少小婴孺方"、钱乙《小儿药证直诀》、陈飞霞《幼幼集成》等。

第三十五章
皮肤疾病

皮肤疾病，以风疹、湿疹、麻疹、痘毒、慢性荨麻疹、疔疮、红斑狼疮、牛皮癣、药物性皮炎、疱疹、湿疣、痈疽、褥疮等为常见。对于皮肤疾病的治疗，脏腑角度而言，必须针对肺脾肾；气血角度而言，必须紧扣营卫浊毒瘀痰；排泄角度而言，应注重二便及汗腺的排泄；温差角度而言，应该了解部位的温差、肢肤偏冷或内有蕴热等。

现代医学所言的慢性荨麻疹，事实上大多数都是由风疹、湿疹、麻疹等失于未曾及时托毒化排，转化而成。此病在民间被称为"麻疮"或"返麻疮"。症情处于严重时刻者，疹毒波及头面全身，甚者令人有恐怖之感。

❖ 丹毒

丹毒——是对浅表皮肤突发性赤如涂丹、触之略呈粗糙、中有大小不等的小泡或疖疮，多发于头面、项下胸前，具有灼热感觉之皮肤疾病的命名。古有"抱头火丹"或"赤游丹"等称谓。

此症多起于血湿稠滞、受激于燥热致浅表毛细血管循环紊乱，是血湿聚于浅表的表现。

治宜凉血清热，除湿下气。主要药物是：牡丹皮、泽泻、生地、白茅根、红茜根、侧柏叶、前胡、车前子、大黄、牛膝、连翘、蒲公英、夏枯草、蛇蜕等。

❖ 黄水疮

黄水疮——是对夏秋季节，易发于头面、项下胸前等暴露部位之肤表的急性湿疮的命名。因为疱疮内藏有黄稠如浆的腥臭液体，故称为"黄水疮"。

皮损初起水疱赤色，继之疱色转黄，状如黄豆；水疱破裂后的黄稠腥臭之液，流至哪里则可以引起哪里发生感染。此疾多起于发热咳嗽误治或肆饮冻奶、冻豆浆、果汁类等所引起的营液失正、小便浊短、汗泄受阻。

治疗过程如果误用油性或激素类乳霜药物外搽，势必引起疮毒向四周及肌肤深部传扩；若然误于对抗药物，可以引起急性肺炎、肾炎，甚至急性败血症而危及生命。重症者，寒热交错，口干纳呆，便秘尿赤短。

其治宜急速清营解毒、通便泄热、宣肺逐浊。

┃ 经验方 ┃ 大黄 8~12g、桃仁 8~12g、赤芍 10~12g、土牛膝 10~12g、连翘 10~20g、蝉蜕（或蛇蜕）4~8g、前胡 10~12g、车前子 10~12g、夏枯草 15~30g、蒲公英 12~15g、赤小豆 20~30g、薏苡仁 20~30g 等。

瘦人阴虚赤晦或野外作业者，宜加白茅根 12~20g、生地 20~30g，或加沙参 15~20g、茯苓 12~15g；

肥人湿阻因食燥辣引起者，加侧柏叶 10~15g、海金沙 15~30g。

治疗其间宜食饮淡清，切忌鱼腥、奶制品、花生、虾蟹等。

例举请参阅《民间中医临床实战集萃专辑Ⅰ》相关医案。

❖ 带状疱疹

带状疱疹——又名"火肋疮"、"缠腰火疗"、"急性赤游丹"。易发于腹肋或项下胸前，令人痒痛难忍。若不清营、鼓舞肺卫，疱疹之毒可以内陷，而转为隐疮，则缠绵难愈。治疗过程若不注重化解排除内在的浊毒与伏湿，反而外用激素类或油性霜乳状药物，则可以使疱疹之毒转化为隐性恶疮（食饮燥热或海味高异蛋白，皆可诱发痒痛）。瘀毒可逆传于脾肠，可致脾积或红斑狼疮。

其治应急速清营、宣肺解毒、通便泄热、利尿下气，且应淡清饮食。处方：连翘、蝉蜕、金钱白花蛇、白蒺藜、麦芽、蒲公英、红茜根、生地、牡丹皮、泽泻、大黄、桃仁、赤芍、牛膝等。

症情严重兼有发热恶寒者，可加川连、白头翁，或加地骨皮、前胡。

❖ 荨麻疹

荨麻疹——多起于风疹、湿疹的误治失治或因于残留之麻毒遇湿燥而起死灰复燃。病变之皮损呈片状或弥漫性赤红色密集型粟粒大小的丘疹，其基底红润，丘疹破后渗释浊毒之液，常令人瘙痒失眠；可引起感染而并发痛肿，严重患者的腋窝或大腿内侧可有淋巴肿大；若反复接受抗过敏、抑压性药物的治疗，可以转为异型麻风。

经验表明，慢性荨麻疹（俗称"返麻疮"），与脾肺气虚、脾为湿困所致的营血失正、汗腺受阻、阳气受挫、湿热内蕴关系至为密切。

其治宜醒脾化浊，益气解表，清营杀虫，攻毒、托毒、夺毒。内服处方——蒲黄、田七、赤小豆、薏苡仁、荆芥、侧柏叶、黄柏、苍术、连翘、蝉蜕（或蛇蜕）、白鲜皮、土荆皮、土牛膝、赤芍、桑枝等。

肥人气促者，宜加白花蛇舌草、桃仁、橘络；

白带浊臭经闭者，宜加降香、益母草、败酱草；

痒甚失眠、心烦意乱者，可加苦参、甘草，或者加蚁巢、露蜂房，或加狼毒、金钱白花蛇等。

此外服中药后约 20 分钟，宜以苦参、旱莲草、白及、地榆、夏枯草、牡蛎、败酱草、野麻甲等煎浓汁，也可以用地瓜浆、地瓜粉稀糊搽抹或湿敷受感染之处，可以减轻药力攻逐过程引起的痒痛，有助于夺毒外出。

总之宜力促大小便畅排，鼓舞气血，启开汗腺，才能使内外之浊毒瘀聚，逐步化解排除。

❖ 肛周疮痈

肛周疮痈——在这里是对肛门及直肠部位具有的肛周湿毒、肛裂、肛漏、疮痈及内痔、外痔、混合痔等的统称。

1. 肛裂　是对肛门因于排便困难或遭受感染而致破裂现象的命名。其治需用槐花、卷柏、白及、红茜根、地榆等。

2. 肛痈　是对肛门及直肠部位所发生的脓肿性疾患的命名。其治常需桃仁、当归、芦根、红茜根、田七、败酱草、刺猬皮等。

3. 肛漏　是对肛门部位具有内藏脓涕样腐臭液的管状病灶的命名。患有此症者，大便前后瘘管内的黏臭之液因于受迫会有少量漏出。

▎经验方▎治疗瘘管病疾，古人所传插埋药线法，仍然具有积极意义。如果结合下列药物——川芎 8~12g、牛膝 8~12g、大黄 10~15g、桃仁 10~15g、芦根 12~20g、红茜根 10~15g、败酱草 10~15g、薏苡仁 20~30g、田七 8~12g、蒲黄 8~12g、夏枯草 20~30g、牡蛎 20~30g、炮山甲 6~12g、土茯苓 15~30g、当归身 15~30g 等内服，疗效一定更加显著。切勿堵而不疏或妄加刺激。

4. 肛周脓肿合并感染，或者混合痔　在某种意义上而言，都属于恶症的前兆。此类患者的口唇下方（颏位）或后项毛丛中，常有白头的疔疮起伏，或者具有滤泡性咽炎、扁桃体炎。

女性之治须兼顾盆腔及尿道，男性应兼顾前列腺积毒。

▎经验方▎蒲黄 8~12g、田七 8~12g、败酱草 15~30g、薏苡仁 15~30g、槐花 8~12g、地榆 10~15g、刺猬皮 8~12g、大黄 8~12g、桃仁 8~12g、土茯苓 15~20g、当归 15~20g、槟榔片 20~30g、乌梅 20~30g、旱莲草 10~20g、牡蛎 20~30g、芦根 12~20g、夏枯草 20~30g 等，具有排解肛周疮肿的治疗效果。

本人以上述药物为主药（建议空腹或半空腹温服），同时结合以夏枯草 30~50g、牡蛎 30~50g、败酱草 30~50g、苦参 50~100g、卷柏 50~100g 等灌肠洗肠，不仅能够有效化解排除肛周疮痛或结缔组织的分泌物，而且为多位直肠癌重症患者有效防止了浊毒转移，明显减轻了难言的痛苦。

❖ 牛皮癣

牛皮癣——现代医学称"银屑病"或"神经性皮炎"。患部之皮肤，粗厚且坚，色泽灰白，间有沟裂，似扁平丘疹层叠堆聚，酷似经常受异物磨擦的牛颈领之皮肤，故称之为牛皮癣。其痒阵发，搔抓后起角质样鳞屑。

临床经验而言，牛皮癣多起于过敏性皮炎、风疹或湿疹被错误使用具有抑压性抗过敏药物，尤其是反复使用激素类乳剂药物者，症情的扩散及转移则更加严重。本人接治过多例发于颈项、掌背或脚盘等部位的远年患者，在完全禁止使用其他药物的情况下，通过重用连翘、蝉蜕（或蛇蜕）、白鲜皮、土荆皮、侧柏叶、土牛膝、薄荷、荆芥、苦参、甘草、杏仁、土茯苓、当归、蒲黄、田七，依情势酌加白芍或赤芍、桑枝或桂枝、麻黄或麻黄根、薄荷或荆芥等，经过半年或1年、个别甚至3年时间的内服中药，为患者逐步解除了牛皮癣的苦恼，多年未见复发。

❖ 药物性皮炎

药物性皮炎——临床接诊的此类患者大多数属于反复使用具有治标误本之嫌的降压、降脂或降糖药，是对抗治疗之药物和营血中的浊毒聚合于肌肤成为似麻似痘的疹疮，尤其是下肢、小腿及脚盘、踝位或趾端胀滞麻木、肿紫或瘀溃，其惨象常使人感慨万千、目不忍视。本人曾经运用传统中药，在完全停止西药的前提下，成功救治过几位双下肢已经硬如泥塑兼瘀肿腐溃的、省市级医院诊为必须截肢的糖尿病足晚期患者。

对于药物性皮炎的治疗，必须遵循益气解表、和营逐浊、疏络活血、预防感染的原则。

｜经验方｜ 组方主要药物是——白芍或赤芍 10~15g、桑枝或桂枝 10~15g、杏仁 10~12g、甘草 6~8g、薄荷 8~12g、荆芥 10~12g、乳香 6~12g、没药 6~12g、蒲黄 8~12g、田七 8~12g、土茯苓 15~30g、当归 15~30g、连翘 10~20g、蛇蜕 6~8g、土荆皮 10~15g 等。

遭受感染的危重症患者，必须结合下列药液——苦参、地榆、虎杖、白及、土茯苓、败酱草等，湿敷或泡溃。

第三十六章
骨、疡科疾病

骨疡——在这里是对骨科及外疡科的合称。本人对骨骼的结构以及各部的具体名称虽然不够明晰，而且未曾涉足于对脱位及骨折等的手术，但却接治过近三十位曾经求治骨科大夫后痛肿未消、骨痂生长不良以及骨肿、骨髓炎、骨膜炎、骨坏死等重症患者，均取得了良好效果。在此谈谈本人的相关经验。

❖ 骨折难愈合

营血失正、脉络受阻、骨髓空虚是骨折难于弥合、骨膜难于复生、肿痛难于消解的道理所在，故其治宜肝肾脾肺兼顾。

▎经验方▎自然铜 15~30g、补骨脂 10~15g、入骨丹 15~30g、透骨草 10~12g、白芍或赤芍 12~15g、当归 15~30g、杜仲 12~15g、续断 12~15g、络石藤 15~30g、鸡血藤 20~30g、龙骨 15~30g、牡蛎 20~30g、木香 10~12g（后下）、田七 8~12g 等加减。

上方对促进骨髓充盈、帮助骨折弥合、消除原骨折周围肿积是有理想效果的；但是须结合调和营卫气血、能引导药力直达病灶的药物。

上肢骨折者，宜重用桑枝 15~30g（肢冷者宜桂枝 8~12g）；

下肢骨折者，应选用威灵仙、独活，或加牛膝、走马胎、伸筋藤；

腰椎部位骨质增生者，宜去龙骨、牡蛎、补骨脂，加川芎、土鳖虫、桃仁、白僵蚕等；

腰椎疏松酸软者，宜加海马、蜈蚣、桑寄生；

肩项困痛者，宜加羌活、葛根、防风，或加姜黄、降香、牛膝、丝瓜络；

坐骨神经痛甚者，可加地龙、威灵仙、伸筋藤，或加牛大力、鸡屎藤、海风藤；

气虚者，宜加人参、黄芪，或加五指毛桃根、牛大力等；

血虚者，宜加白芍、当归、黄芪，或加枸杞子、何首乌等。

❖ 骨坏死

肉护骨、髓生骨。骨之所以坏死，可起于骨折的误治失治，可因精亏致髓中空虚或肌萎，营血失正致肉不护骨，炎症缺氧等而致败死。

骨髓炎至骨坏死者，其治宜益气活血、解毒清营、强筋壮骨、促毒外出。

| 经验方 | 附片 12~15g、败酱草 12~15g、薏苡仁 20~30g、土鳖虫 6~10g、田七 8~12g、旱莲草 12~15g、黄芪 15~30g、芍药 12~30g、当归 12~30g、入骨丹 15~30g、透骨草 10~15g、牡蛎 20~30g、夏枯草 20~30g、白眉豆 20~30g、补骨脂 10~15g、白鲜皮 10~15g 等。

依部位宜加桑枝、络石藤，或加独活、牛膝等。

痛甚者，宜加全蝎、金钱白花蛇，或加土鳖虫、蜈蚣，或加地龙、制马钱子胶囊等。

止痛类西药往往掩盖病情，而且对肝肾的伤害十分明显，甚至可以促成髓中之毒向肺部、脑部转移。

上述治疗骨髓炎、骨坏死（接治股骨头坏死者占比例约 30%~50%）的方药，医者如果能够结合具体患者的营卫气血灵活通变，不仅能够为患者减轻痛苦、延长寿命，甚至可以争取康复。

但是须知：在扶正祛邪促使髓中之毒外透排解的过程中，病灶所在之肌肤部位往往有疹毒或痈疮出现，原则上无须惊恐。此时之治：土茯苓、当归、麦芽、蒲公英、红茜根、生地、血竭、乳香、没药、蒲黄、田七宜适当加重；并且结合以紫花地丁、夏枯草、白及、苦参、旱莲草、土茯苓等取浓汁，湿敷痈疮所在部位（每天可以棉纱布蘸药液换药 3~5 次），不仅有助于夺毒外出，而且能有效减轻患者的痒痛之苦。但是须知不可急于求成（急性骨髓炎患者则例外），因为骨髓之疾属于深层次综合性疑难病。

对于曾经多次乐于麻醉止痛，因之功能已经日益失调，却仍不醒悟而要求急速解除痛苦者，势必难于治疗。能认识既往治标误本之害，能对食饮睡眠、呼吸汗释、运动状况的逐步好转而感到高兴，并且遵嘱戒口食饮及合理节制房劳者，则康复可望。

❖ 骨结核

骨膜增生或骨结核——多起于病尿、浊毒所致的风湿关节炎，既往急于治标，满足于定点封闭的麻醉止痛及误补于钙奶类食饮品，使痰脂浊毒与营液中超标的钙，在具有麻醉性药物的作用下聚集积结于骨关节部位。

经验表明，凡肥胖气促、高血压、高血脂、高血糖、类风湿关节痛者，接受西医 3~5 年的对抗治疗后，百分之八十左右的患者可导致鞘膜积液，而后则关节肿结、骨膜增厚或关节结核。众多由亲人背负或用藤椅抬至本所求诊的患者，客观上是属于脾为湿困、气滞血湿、病尿浊毒侵肝扰肺进而伤肾的所谓"三高综合征"之晚期综合性病者。

本所之治重用土鳖虫、田七、大黄、桃仁、海金沙、六一散，佐以赤芍、白芍、双枝（桑枝或桂枝）、络石藤、伸筋藤、透骨草，或加地龙、威灵仙，或加金钱白花蛇、全蝎等组方化解，并且结合芒硝化积药酒外刷或湿敷，可排除骨结核恶疾。中医中药的神奇疗效，使众多有识者爱上了中医中药！

对骨结核、骨膜起痂聚者（俗称"鹤膝风"、"骨痂"、"骨膜肿"等），其治宜综合考虑。气滞湿阻为标，脾肾阳虚、运化失正、传导受阻是病之本。方药与治疗骨坏死大同小异。所异之处是服药后 20~30 分钟时，用川乌、草乌、透骨消，或大黄、桃仁、蒲黄、田七、风化硝等所泡药酒对患处醮渍轻揉或湿敷，可以帮助骨结核逐步散解，但是不可揉搓过甚，亦不可次数过多；因为如果所促化之浊毒瘀脂，若不能及时从大小便中排出体外，或呈疹毒外透之势，则可以酿成转移性淋巴肿大，所以用药要知分寸，切忌急于求成。

❖ 烫疡

烫疡——是对肌肤遭受具有高温或腐蚀性气态、液态、固态等物及电弧火花等的烧灼刺激后，导致的起泡、溃疡或焦烂等状况之命名。

本人救治过多例重症感染患者。治疗原则为通调二便、鼓舞肺卫、通络和营、益气活血、促毒外排。烫疡处渗黄色液汁者，为湿滞型；烫疡起泡后内陷腐溃者，属气阴两虚型。

1. 湿滞型烫疡者。

┃经验方┃内服主药——黄柏 8~12g、苍术 8~12g、土茯苓 20~30g、白鲜皮 10~15g、丝瓜络 8~12g、田七 8~12g、旱莲草 12~15g、黄芪 15~30g、红花 8~12g、桃仁 8~12g、赤芍 15~20g、当归尾 15~20g、薄荷 8~12g、荆芥 8~12g 等内服托排；

外用黄柏、苍术、苦参、地榆、白及、虎杖、败酱草等煎汁湿敷，或为末炼蜜为膏薄敷。

便秘者，加大黄 8~15g，枳实 8~12g；

尿短少者，加海金沙 20~30g，六一散 20~30g。

服药期间切忌高异蛋白、鱼腥生冷甜腻等具有壅塞肠胃的食饮品；大面积疡症情危重者，服药后 20 分钟左右，宜以药液让患者之全身浸泡 5~10 分钟（切勿浸泡过久，以防气促心悸），每隔 2~4 小时 1 次，浸泡之后让肌肤缓慢干燥，有良好止痛、止痒及拔毒生肌之疗效。能遵嘱减少以至停止静脉注滴抗生素类针剂，则疗效更为明显及稳妥。这是真实无误的经验之谈。

2. 深度烫疡，已致肌肉内陷腐溃型重症患者。

┃经验方┃内服主药——土茯苓 15~30g、全当归 15~30g、旱莲草 15~20g、黄芪 15~20g、血竭 4~8g、田七 8~12g、藿香 10~15g、生池 20~30g、麦芽 12~15g、蒲公英 12~15g、连翘 12~20g、蛇蜕 6~8g、甘草 6~8g、苦参 10~15g、薄荷 10~12g、荆芥 10~12g 等。

气促尿短者，宜加黄芪、白花蛇舌草等；

重症患者，宜结合——苍术、黄柏、苦参、旱莲草、白及、地榆、虎杖（或大黄、川连）、金银花藤、败酱草等取汁湿敷；或每隔2~4小时利用上述药液浸渍5~10分钟，具有良好的拔毒生肌抗感染之功效。

若能够戒口生冷甜滞及鱼腥，则疗效显著，而且愈后皮肤不会留有疤痕。

本人曾经应邀到住院部接治过多例此类重症患者，辨证用药皆获良效。

第三十七章
破伤风

破伤风——是对肌肤因创伤招致毒邪伏藏于真皮之内后，体内正气无力将毒邪驱逐解排的情况下，毒邪沿血脉由外而内攻冲器官组织及脊髓，导致筋脉拘急、四肢颤抖、肢体强直、骨中麻痛，甚则角弓反张、苦笑面容之疾的命名。古籍称"金创瘕疢"或"金创痉"，民间称"红窜蛇"、"黄窜蛇"等。

临床观察创伤后，所以会招致破伤风病毒侵淫者，其舌象及伤口似乎具有如下共同之处：

1. 舌尖微内凹，舌形偏短缩（对应心肺偏弱），舌边两侧偏胖厚（对应脾肝有湿阻），舌苔中根浊黄腐，重危者中根位呈黑色苔（对应肠滞、运化力弱，黑苔对应小肠位已有瘀毒停滞）。

2. 创口真皮下方肌肉处有病理产物的瘀脂脓样毒停聚。此毒聚表明，机体正气弱，无力将外来之毒化解及排除；抗争过程所产生的瘀毒、脓毒反而成为进一步滋生破伤风杆菌或其他菌毒的因素，因此导致急速恶化并沿血脉侵淫。

现代医学对于破伤风的治疗，是以清洗伤口、注射破伤风抗毒血清、消炎及抗病毒等方法进行治疗。本人接治过几例住院治疗至发出了病情危重通知的患者（如林某某、黄某等），抬至本所经过五至七诊的治疗后，都转危为安，而且康复后并无后遗症。这些案例表明：对于破伤风感染后的重症患者，利用中药通腑泄浊、疏络解毒、调和营血、搜风止痉，仍有可能为现代医学已经认定无药可治的危重症患者解除倒悬之危。

经验而言，下列扶正祛邪、排解浊毒、宣肺益气、疏肝息风之方药对于破伤风患者具有确切疗效。

｜经验方｜ 治疗破伤风的经验处方——赤芍或白芍 10~12g、土牛膝 10~12g、大黄 10~12g、桃仁 10~12g、地龙 8~12g、蜈蚣 1~2 条、钩藤 10~12g、防风 8~12g、僵蚕 8~12g、全蝎 6~8g、甘草 6~8g、杏仁 10~12g、土茯苓 15~20g、当归 12~15g 等。

伤于手指者， 加桑枝或桂枝 10~12g；

伤于脚盘部位者， 宜加独活 10g、威灵仙 12g；

阴虚者， 宜加白茅根 15g、生地 30g 等。

第三十八章
性病、梅毒

　　性病——是对性生殖器官疾病的总名，在此主要讲述因不洁性交所导致的淋病及梅毒。淋病则具有广义与狭义之分。广义而言的淋病，是对小便滴沥如涕、如浆、如脓至难于排解之状况的称谓。如所排尿液如米泔水者，名"浊淋"；所排尿液中有潜血而呈赤红者，名"血淋"；因泌尿系统中有结石阻塞引起小便滴沥难排者，名"石淋"。狭义的淋病（即现代医学所言之淋病），是对起于不洁性交而遭受淋球菌感染以至引起尿道口具有如鼻涕、似奶油状恶臭之黏稠液的病况之命名。如霉淋或膏淋。下面简述性病中的膏淋及梅毒等。

❖ 膏淋

　　淋病患者，当其分泌物由鼻涕样转化为奶油状可对尿道口构成堵塞状不适时，是名为"膏淋"。膏淋源于前庭大腺或前列腺分泌液成为菌毒的滋生源所致。

　　其治宜除湿泄浊，清疏化排。土茯苓、萆薢、白头翁、瞿麦、桃仁、鸡冠花为要药。

　　现代医学采用抗菌药物，对霉淋、膏淋实施对抗治疗，短期内虽然抑制及阻止了淋球菌的繁衍而似乎奏效；然而菌毒并没有被对抗之药物清理排泄于体外，因此几天过后往往感染复起。若此多次反复，不仅促使前列腺内积毒愈甚，而且可以引起病灶钙化、腰腿疾病等，甚至产生新的菌毒，诱发不孕不育、下疳、梅毒等。

面对众多因霉淋、膏淋被反复误治酿成下疳、梅毒以及因于毒积而致的不育不孕者转至本所求治时的控诉，促使本人在此多费笔墨！

本人对于霉淋及膏淋的治疗，总体与治疗前列腺毒积之方药无大差异，不同之处在于常需重用萆薢 15~20g、土茯苓 20~30g、白鲜皮 10~15g、桃仁 10~12g、路路通 12~20g、蒲黄 8~12g、五灵脂 8~12g 等善解浊毒及引经入络之药品，注重改善大便小便的状况。言明服药后便前微有腹中不适、排便后隐痛消失、二便中发现有浊毒，均属于促求排解过程可能出现的正常反应。善后结合温差论，选药调整脏腑气血的活动状况，可以逐步解除恶疾对患者的难于启齿之折磨。

❖ 梅毒

梅毒——中医古籍称为"花柳病"，或"霉疮"、"广疮"、"杨梅疮"，是对性生殖器官的阴茎、龟头或阴唇、阴蒂等部位，遭苍白（梅毒）螺旋体伤害后所引起的皮肤恶病（发于关节可致残，传于头面可毁容、失视、失聪等）的命名。

顾名思义，言其为"花柳病"，是指此疾病多起于寻花问柳。近几年亦有因空腹嗜于生冷果冻及奶制品，引起浊淋被误用霉菌、梅毒之药液注射后，转变为梅毒者。名其为"杨梅疮"，是因其侵害部位之疮形酷似点点梅花，红白夹杂，或凸起或凹陷；类比于杨梅，是因其外表粗糙不平，以及似杨梅容易霉烂。言其为"广疮"，是因为此类疮毒容易通过精血脊髓，向全身多器官多部位广泛传染。中医对许多疑难疾病的命名，其内涵是何等丰富多彩！

现代医学对梅毒的认识是："梅毒是由苍白螺旋体引起的性传播性疾病。其临床表现极为复杂，几乎可侵犯全身各器官，造成多器官的损伤，危害性极大；主要通过性交传染，且可通过胎盘传染至下一代。"分为先天型、后天型及Ⅰ期、Ⅱ期、Ⅲ期；或分为隐性梅毒、胎传梅毒等。下面简要摘引教科书中所言：

1. 下疳 又名"疳疮"，有软、硬下疳之分。总属Ⅰ期梅毒，多发生在不洁性交后的第三周左右，皮损出现于男女生殖器、肛门、口唇及乳房等部位。疮形稍高出皮面、边界清楚、触之坚韧、单个圆形约1cm^{2}大小的损害。初始可不痒不痛，破溃后呈盘状，中间凹陷、周围坚硬凸起（其基底平坦、细察有针刺样红白点。疳疮经对抗治疗，约3~8周后，可假愈似无疤痕，但触之皮下有坚硬感觉。）

2. 横痃　在中医古籍中是对梅毒诱发的腹股沟淋巴肿大，导致的胯腹部单侧或双侧呈核桃或鸡卵样坚硬肿块的称谓。可潜伏数月或数年，溃破后则流脓腥臭，破口似鱼嘴，因此又名"鱼口疮"或"猫眼疮"。（对抗治疗后，可呈现假愈性消退，但毒藏则愈深。）

3. 杨梅疮　又名杨梅疹，属Ⅱ期梅毒。一般发生于感染后 10 周左右。早期可有发热、头痛、关节酸痛、咽喉肿痛等症。2~3 天后上述症状假愈，此后皮疹复现于胸部，渐次传至腰腹、四肢关节、颜面及颈部，似疹毒或色黄如蜡，破烂后肉翻，轻度瘙痒，痛不明显。最后是掌内出现大小约 0.5cm 圆形或椭圆形呈各自独立的淡红色斑点；亦可进一步出现丘疹、鳞屑性丘疹或脓疱症等。此外，掌跖可见脱屑性红斑症，口腔黏膜可出现溃斑，外阴及肛门可发生扁平疣，头发可呈虫蛀样脱落。经抗梅毒治疗后，可引起浅表内多处起结节（脂膏状结节肿积）。

4. 杨梅结毒　是对梅毒因于误治失治，引起头面四肢等发生结节溃破、树胶样肿或破溃性疤痕，是对梅毒导致萎缩状毁容期的称谓。

下面摘录本人对于下疳及杨梅疮等治疗取得确凿疗效的经验方。

┃经验方┃连翘 12~20g、蛇蜕 6~12g、土茯苓 20~30g、白鲜皮 12~15g、蒲黄 8~12g、田七 8~12g、芍药（赤芍或白芍）12~15g、当归 12~30g、旱莲草 10~12g、黄芪 15~20g、苏木 10~12g、降香 10~12g、侧柏叶 10~15g、苍耳子 12~15g、露蜂房 8~12g、蚁巢 8~15g 等。

纳呆者，加蒲公英、麦芽，或加白蔻仁、神曲；

尿短气促者，加白花蛇舌草、佛耳草（鱼腥草），或加苏子、车前子；

胃弱肠滞血寒者，加香附、砂仁，或加川连、吴茱萸；

肢冷者，加桂枝、麻黄等；

潮热者，加桑枝、地骨皮等；

形寒肢冷喜热饮者，宜加附片、败酱草，或加肉桂、牡蛎；

痒甚者，加苦参、甘草，或加白蒺藜、金钱白花蛇；

口苦咽干者，加泽泻、天花粉，或加川连、白头翁，或加石膏、神曲，或加人参须、西洋参；

重症患者，应适当结合冰枯青黛霜或苦参狼毒煎湿敷。

总之，坚持主症重用主药的原则下，依症酌选益气活血、通络和营、解毒之药，则可以促使梅毒恶疮逐步化解、退脱消失，并趋于康复。但是必需叮嘱戒口须知及中药煎服须知。

❖ 隐形梅毒

隐形梅毒——又名"隐性梅疮"，古称"梅毒攻心"或"窜髓致痨"。是对感染梅毒后未能及时治疗，或者接受治标误本的对抗治疗后，导致梅毒螺旋体逆传肝肺、心肾、脊髓所引起的内部病变之称谓。

精气虚耗情况下，感染梅毒螺旋体所引起的阴疮、阴毒对脾肺及心肾的严重摧残，梅毒对肌肤脏腑的侵淫之疾，治疗过程中如果不顾护肺卫，不促诱正气对梅毒病灶及其疫毒进行异化和排除，则任何促成假愈的治疗，都可以说是百害而无一利，反而有损于治病救人之崇高宗旨！

对梅毒患者，不管其处于哪一时期、哪一类型，其治疗原则都必须是扶正祛邪、清营解毒。应筛选能补气益血、强精壮骨、提高正气免疫力，能有效吞噬与排除致病之菌毒的药物组成方剂，避免顾此失彼，才能有效帮助患者逐步摆脱梅毒的折磨。

❖ 新生儿梅毒

新生儿梅毒——又名"胎传梅毒"、"先天性梅毒"。多由父亲或母亲患有梅毒遗传给胎儿所致。凡新生儿哭闹不安，皮肤暗红或发斑，眼睑、唇口、下阴、肛周有梅毒感染，甚至溃烂、分泌物腥臭或长有绒毛样丝芽，反复性低热，二便前后烦燥哭泣或有惊悸者，皆应考虑是否属新生儿梅毒。

新生儿梅毒，必须侧重于对乳母的治疗，尤其在产后 1~2 个月的产褥期，必须借助对恶露促排的良好机遇，围绕益血化瘀、宣肺解毒，使原来聚于子宫及血脉中的梅毒螺旋体逐步由肌表及恶露中排解。

宜以血府逐瘀汤酌加益气宣肺、托毒解表之药物，以乳母服药为主，同时每煎给新生儿喂1~2小杯（20~50ml）。通过母乳及少许内服，促新生儿梅毒及早从机体的脾肾肝肺及血脉中排除出去。身为父母者，则应该从新生儿罹难于梅毒的事件中吸取应有的教训。

┃经验方┃ 治疗新生儿梅毒母婴同时服饮方——土茯苓20~30g、全当归15~30g、大黄8~12g、桃仁8~12g、连翘12~20g、蝉蜕或蛇蜕6~10g、香附10~15g、生地15~30g、白鲜皮12~15g、土荆皮12~20g、赤芍12~15g、土牛膝10~12g、甘草6~8g、杏仁8~12g、苦参10~15g、白蒺藜12~15g等。

依据胃纳、睡眠及二便状况作适当加减，能逐步解除梅毒的纠缠。

下篇 身体的内忧和外患

第三十九章
"六淫"

❖ "六淫"本是自然界常态

六淫，是指对人体构成侵淫性伤害的风、寒、暑、湿、燥、火这六种异常的气候现象的别称。

正常情况下发生的风、寒、暑、湿、燥、火，是万物赖以生存的必要条件，是天地对生物键链进行调节的"参数"。因此又有"六气"或"六元"之称。

但是，当自然界的六气变化，非其时发生，其势太过或不及，超过了人体的耐受和适应能力；或者人体的正气，也就是自我护卫与抗御外邪之能力，处于低陷或衰弱时，就会因为不能适应气候的变化而致病，此时"六元"就成了"六淫"。

❖ 风邪致病简述

风，是春天的主气，但客观上来说，四季皆有风。"风"的产生，总是与温差、气压差的存在密切联系。所以论"风"，就离不开空气、水、火以及寒热交错、气机逆乱、阴阳失衡、"温差"、"湿压"等多方因素。

也就是说，就空气本身，风是对空气流动现象的命名，具有流通及传播等内涵，它无所不在。风流动不居，善行数变，有升发向上、向外促使腠理（肌肤）疏泄张开、易袭阳位等特性。

头面体表受风邪侵袭后，常使人产生头晕、汗出、恶风等症状，能使痒痛现象此起彼伏，游走不定。能与寒、热、湿、痰、火等病邪联合使人致病。因此有风寒、风热、风疹、风痰、风痹等病症，并且有"风为百疾之始"、"风为百病之长"的恶名。

除了自然界的风外，中医还有"内风"的称呼，是对体内之气机循环交换因紊乱或奋亢时所表现的异常现象之称谓。如肠道内有嘈杂之气游窜引起肠鸣现象时、称为"肠风内动"。脾为湿困、浊逆上冲、肺气受阻、咳嗽胸痛、肝木乘脾时所产生的眩晕作呕等病况，称"气乱气逆"或"肝风内动"。

伤风，又被现代人看作是感冒，是对伤于风邪所引起的以头晕、恶风为主症的病况之命名。

事实上，单独风邪对人体构成疾病的情况是极为少见的。普通人之所以会被风邪所伤，客观上其人之肺卫或肛肠已经具有浊逆或寒热之苦的存在；是风邪依附寒邪、热邪、湿邪、暑邪、燥邪或瘟疫之气共同作用于正气已经偏弱的人体时，才会产生风寒、风热、风湿、风瘟等证，祛除风邪、常须借助于防风、荆芥穗、桑叶、苏叶、姜、葱等轻宣之品。

❖ 寒邪致病简述

寒，是冬天的主气，取象于气温低于10℃~12℃以下时人体的感受，某个层面来说，人是否觉得寒冷，也印证了他的机体能动作用（即阳气）是否低弱或受阻，气血运行是否弱缓等。

寒，既取意于温度，是分子平均动能的标志，又取象于对体内之水液精津、气血营卫进行降温处理时所表现的凝聚及稠滞状况，因此称寒为阴邪，其性冷凝，易伤阳气、袭击阳位等。

寒，取意于寒冬腊月里阳气偏弱、阴气偏盛的状态。人体阳气弱则卫外不固，腐熟无能，运化弛缓、恶寒喜暖；阴气盛则收聚凝滞、运行受阻、气滞血瘀、精神不振，所以说寒邪致病常使人疼痛恶寒、怕冷而喜暖、肌肤收引、麻木不仁、关节拘急、伸屈不利，腹中冷痛，甚至引起癥瘕积聚等。

寒邪致病，有内寒、外寒、中寒之名。

内寒者，素质本身的先天基因四柱中缺少丙丁火，表现为先天性心脾肾功能性低陷，或者是后天食饮的生冷寒凉、损伤了脾肾之阳，使寒气内伏于经络脏腑，表现为脘腹冷痛，喜暖喜按。总之生冷寒凉、饮料冻品是引起内寒或中寒的罪魁祸首。

外寒（所处环境气温偏低，令人有寒冷感）之伤人也，中于表（肌肤）则郁遏卫阳，善使人恶寒无汗；中于里则腑气受损，脾胃受害而脘腹冷痛，甚则吐泻等症；中于脏则恶寒卷卧、手足厥冷、下利清谷；寒邪客于经络，气血凝滞、传导受阻、伸屈不利、冷厥不仁，或者可成寒痹、痛痹、着痹、顽痹等。总之寒邪突袭可使心肺之阳（气血运行、氧化鼓舞的能力等）严重受阻，气闭于内则身冷寒战（寒战者，自觉甚冷而使上下牙作不自主的咬合），四肢拘挛、昏迷欲绝。

风寒者，风与寒合犯于人，头面肌肤首当其害。常使人寒战恶风、头痛无汗、声重鼻寒、喉痒作咳、咯嗽白痰、涕清乏力、脉浮或沉紧。有风寒袭肺，风寒束表等症。治宜辛温解表，荆防败毒散加减。

风寒湿合杂者（其人之中下焦，原已有寒气或伏湿），则有恶寒重而发热轻、恶风身卷缩，头痛关节疼痛，腹痛恶心欲呕，倦怠嗜卧等症。治宜祛风散寒除湿，藿香正气散加减。伏湿日久已化热者，柴葛解肌汤加减。

❖ 暑邪致病简述

暑，盛夏的主气，是对上有骄阳似火、下有地热如炉火相迫时，又缺少水分润泽及风气和解的干燥闷热之环境气候的称谓。《素问·五运行大论》中："其在天为热，在地为火……其性为暑。"

暑，火气与燥热合杂袭裹。火势上炎、性热散扩、欲耗欲夺，故能使人腠理开泄而大汗淋漓。汗乃津液所化，汗泄过度、耗伤津液、津耗则气亦受累损，因此称暑为耗气夺阴之邪。

其致病常使人壮热眩晕，面红目赤，乏力气短，心烦不宁、口渴引饮，尿仍赤短，脉象洪大，舌红燥干，甚者突然昏扑、不省人事，名为"中暑"。

治宜清暑益气，药用淡竹叶、白茅根、沙参、党参、生石膏、神曲、五味子、麦冬。危重者：人参、西洋参、五味子、麦冬、桂枝、白芍、玄参、甘草、茯神、川菖蒲等。

暑闭气机者，发热面赤，呕恶无汗，神昏肢厥，脉弦或沉伏。宜去暑开闭，以木香顺气散配服玉枢丹。

内热合风动因暑而手足抽搐、弓角反张者，宜清暑息风、疏解热毒。处方：钩藤、地龙、竹茹、防风、沙参、麦冬、白茅根、淡竹叶、佛手、僵蚕、薄荷等。

暑湿，暑天之时饮冷过度，三焦受困、火郁于内、肠道湿阻，气逆于上、壮热燥烦、多饮多汗、气粗面赤、头晕欲跌。治宜清解暑湿。方药清暑饮合黄柏、苍术、大黄、郁李仁、沙参、梨皮等。

下面摘引《黄帝内经》中有关暑的论述：《素问·气交变大论》中："岁火太过，炎暑流行、肺金受邪、民病疟、少气咳喘……甚则胸中痛"；《证治准绳》中："先夏至日（立夏至夏至期间）为温病，后夏至日（小暑至处暑期间）为暑病"；《素问·刺志论》中："气虚身热、得之伤暑。"

暑为火热相逼，其害有迟有速。近代人以空调及冷冻饮料等形式对付暑邪。从近几年的疾病趋势而言，是有如抱薪救火或扬汤止沸的不妥之行为。因为空调不仅使鼻炎、咽炎的发病率明显高攀，肆意于生冷饮品者、脾阳受损、运化失正、浊毒为害，导致肥胖不育或乙肝大小三阳者的不胜枚举。所以本人在《戒口须知》中说"冻毒之害少人议"，务望深思空调及冷饮的伤害！

本人认为盛夏防暑，宜以室内设置水盆，使空气流通，并具湿润；宜以麦冬、五味、沙参、玄参、白茅根、淡竹叶、菊花、甘草、连翘合煎，或以竹壳茶、解暑汤（百合、沙参、赤小豆、莲子等）调理为妥！

❖ 湿邪致病简述

湿，是燥的对立面。是对日照湖面水气腾，旁有雨水雾露伴；激荡能生化，腐熟纳万千的环境气象与化物状况的抽象表达。水湿环境是众多微生物（有损或有益于健康的微生物）赖于发生的条件，因此对水湿应有正反两个方面的认识。其害因于太过或不及，太过则名为湿邪，不及则名为燥邪。

湿邪，是中医学对自然界或人体内所具有的类雾气之重浊、似油污之黏滞、浊秽之趋下等能阻碍气机之升降，有损于新陈代谢、经脉传导的气象或物象的称谓。

取意于阴湿环境、雾露天气能使人呼吸窘迫、闷满不适；取意于缺少通风采光的环境，能使人精神疲乏、纳呆倦困、沉着酸痛；类比于人体脾肾阳虚时的不化水湿，大便溏泄、后重不爽，小便浑浊、白带过多，水肿或泄痢、湿疹、侵淫疮等能分泌黄稠、腥臭液汁或痰涕样物的症状。

湿，又为长夏的主气，是因为长夏季节的华中地区普遍阵雨多作，上有骄阳似火、下有地热逼使水气急速蒸腾，能使气机窘逼，令人感到热闷。

水属阴，水湿之气易阻害气机，故称为阴邪。

湿，其性重浊。重者，沉重、沉着；浊者，混浊、浊秽不清。是言湿邪所致之病，常使人头重如裹，周身酸困、四肢沉重。湿滞于经络则使人肌肤不仁、关节酸痛重着，因此称湿邪所致的湿痹为"着痹"。"着"者，依附重着，难于速除也。

浊多指体内的分泌或排泄物，清浊不分，流畅不利，如下痢时的大便，呈脓血样稠滞。湿浊下注时常使人的小便如米泔水或牛奶样、白带呈黄油或腐渣样等。

湿性粘（黏）滞。粘者，黏腻，如胶水或香糊；滞者，阻滞，如猪油、黄油或淤泥，寄意食饮品或分泌物具有过度的附着性，有碍于运行的流畅、有阻于气机的升降。如中下焦湿蕴日久者，其大便常呈溏鸡粪状；湿郁于肺者，痰涕呈奶油或脓样；湿阻于肌肤者，湿疮流黄腥液；湿阻于下者，淋浊如腐奶，白带如油膏状等。

湿浊性趋下，源于湿性沉着。是水湿及浊毒所导致的病况特点，主要体现于下焦或下肢，常使人有沉重下坠不适、少腹或下肢肿胀等。

湿，由于具有上述所言的沉浊、黏滞、下坠等特性，因此它经常表现为与风、寒、热、痰、瘀、毒、虫等相互纠缠在一起对人体实施危害，所以称"湿邪"，是众多慢性奇难疾病的致病因素，是众多菌毒及癥瘕病疾的温床。下面略举一二事例。

风湿，是对风邪与湿邪联合侵害于人体时所引起的疾病之称谓。有风湿性关节炎、风湿性心脏病、风湿热等多种症侯。风湿性关节胀肿酸痛症，其治宜以化痰除湿、疏风通络为主；风湿性心脏病，是以血湿为主要矛盾，其治应以活血化浊、疏风通脉为主；风湿热患者，其治宜通调二便、疏风清热。

湿热，是对湿邪与热邪联合致病的称谓。古籍中有"湿温"或"湿蕴"等称。其临床主要表现是发热身重，胸脘痞胀或胁腹痛满，咽干口苦，渴不欲多饮或恶心呕吐，小便黄赤或发黄疸，舌苔黄腻（浊）。热重者舌质红干而心烦；湿重者，舌质淡胖，苔呈浊黄腐腻。可分为湿热留恋气分、湿热阻滞于脾胃、湿热蕴结于肝胆或湿蕴大肠、膀胱等类型——

湿热留恋气分（上焦）者，常汗出而热不解，口渴而不欲多饮，胸脘痞闷，恶心欲吐，大便溏薄、小便短黄，舌边尖布红砂、中根黄浊。治宜化湿泄热，药用茅根、淡竹叶、连翘、黄芩、地骨皮、前胡、大黄、茵陈、泽泻、炒栀子等。

湿热阻于脾胃（中焦营卫）者，低热时起伏，唇干纳呆，体困神倦，舌苔微黄、边侧呈胖厚，脉数濡。其治宜清热除湿、醒脾化浊，可选生石膏、神曲、芦根、前胡、赤小豆、薏苡仁、荷叶、薄荷、苍术、黄柏、蚕砂等。

湿热蕴结于肝胆（中焦营血）者，纳呆胸闷，胁痛口苦，恶心呕吐，低热睡烦，目赤或浊黄，身黄，小便短赤，舌苔黄浊，脉弦滑数。治宜清热利湿、调和肝胆，方药龙胆泻肝汤加减：当归、柴胡、龙胆草、黄芩、泽泻、生地、茵陈、山栀子、甘草、车前子。便秘者，加枳实、大黄，或芒硝、草决明。

湿热蕴结于大肠、膀胱（下焦）者，湿滞大肠，则腑气失降、大便黏腻或结闭；湿蕴膀胱，则气化失常、小便涩赤或淋沥，亦可带下呈赤白；湿阻于下，则腰腿困痛，浊逆上冲则项困头晕，时轻时重，关系于食饮；逆传于上则肺肝疾苦，可诱发风疹或湿毒、肝病或潮红、痈疽或水肿，是恶疾之要因，慢性病缠绵难愈之所以。二便之失正，直接间接影响食饮与呼吸、气机之升降、血脉之流通。治宜通调二便、化湿清热、排解蕴结。药用：败酱草、白头翁、槟榔片、莱菔子、枳实、甘草、大黄、芒硝、苍术、黄柏、佛手、鱼腥草、土牛膝、赤芍等。

❖ 燥邪致病简述

燥，与湿相对，是对空气中缺少水份濡润，或体内缺少具有濡润作用的津液时的称谓。前者为"外燥"，后者为"内燥"，称其是阳邪，秋天的主气。《素问·阴阳应象大论》中："燥胜则干。"

燥性干涩，易伤津液。作害于人，首犯肺胃，夺精伤阴，能使人口干唇裂、鼻咽干燥、皮肤干涩甚至皲裂、毛发干枯、小便短少、大便干结、干咳少痰或痰黏难咯、喘息胸痛等。

外燥，又分为温燥或凉燥。

秋初夏热之气未尽，燥邪与温热相结合侵袭人体时，病多温燥，其症头痛发热、鼻咽干热、干咳少痰。治宜辛凉润燥，方药桑杏汤加减：桑叶、杏仁、沙参、淡竹叶、麦冬、山栀子、梨皮、贝母、淡豆豉等。

凉燥，是言深秋近冬时节，寒邪与燥邪结合侵害于人，其症头痛发热、恶寒无汗或少汗、胸痛鼻寒、口咽鼻干。治宜解表润燥，药用杏苏散加减：苏叶、杏仁、甘草、陈皮、前胡、桔梗、沙参、茯神、白芷、白术等。

内燥，是对食饮燥热、伤损胃肺，化源失正、阴虚阳亢，或外伤失血、房劳伤阴、汗泄过度、饮水不足等因素造成的津液亏损、干涩燥烦等一系列症状的统称。分为阴虚内燥、血虚内燥、津液亏损等类型。

阴虚内燥者，内热盗汗、心意烦乱、大便干结。治宜养阴清虚、甘凉润燥。益阴润燥汤加减：沙参、玄参、生地、麦冬、石斛、知母、桑叶、玉竹、杏仁、佛手等。

血虚内燥者，眼眶陷晦、脏燥心烦、口唇干皱、毛发焦枯、小便赤短。治宜益气生血、润燥和营。益血养脏汤加减：人参、北芪、麦冬、五味子、白芍、当归、川芎、生地、白术、防风、甘草、黑芝麻等，或用生脉汤、阿胶四物汤加减。

津液亏损脏燥者，口咽干燥、大便干结。宜五仁丸或苁蓉饮（西洋参或沙参、女贞子、肉苁蓉、何首乌、郁李仁、前胡、陈皮、旱莲草、黄芪）。

总之，治燥的原则为养阴润燥、益血清虚、调和营卫，切忌燥热破气、伤血损阴之品。

❖ 火（热）邪致病简述

火，是燥热至极时的理化现象，具有光热及推动作用。自然界中的一切动植物，甚至矿产品、化学品，对其加压及升温都可以导致起火现象，发出光热，并且发生质的变化。火，具有温热炎上、散扩不拘等特性。宇宙间最为雄晖的火是太阳、白洞，此外还有雷电之火、熔岩之火、山林之火、炉灶之火等。

中华医学取象以"火"，寄意器官组织、脏腑经络的能动作用与生化现象。有六腑之火、五脏之火、内火、外火、虚火、实火、相火、郁火（湿火）、心火、肾火、肝火、胃火等。太阳之火能生化万物，熔炉之火能造就钢铁，胃肠之火能腐熟五谷，淫欲之火能伤身损寿。

火的使用极大地开扩了人类生产生活、饮食结构的范围，火的为害亦一纸难尽。

火，是生命起源与壮大发展不可缺少的重要参数。但是当其燥热程度超出了生活所需、超出了机体能调控的耐受范围时，火不仅对体表构成灼伤之害，而且可使阴津消散。而当火势衰微时，生机不振、阴邪伤人、痰瘀毒聚等。

火在中医学里，是对具有温煦与生化作用的阳气及机体的能动作用之称谓（如心为丁火，小肠为丙火，肾火，胃火等）。又是对温热之邪的称谓（如湿火、蕴火）。

火为阳邪，其性飘扬上炎。火与温、热，同中有异。"热为温之渐，火为热之极。"言"热"多指外火伤人，言"火"多指内热为害。如"五气化火、五志化火"，"心火上炎，肝火亢盛"。火热之伤人，多见高热、恶热、烦渴、汗出、脉洪等症，是因为火邪要消灼阴津、逼津外泄、害乱气机、扰乱神明，常导致目赤肿痛、口舌生疮、心烦失眠、狂燥妄动、神昏谵语等。胃火过旺则消谷消水，作渴易饥；脾火过旺则唇干齿龉；肾火过旺则阴虚阳亢。

火热生风、动血、疡肿。火热之所以生风，是因为火热的上炎与散扩，改变了自身与邻近组织原有气温、气压的关系。火要消耗其周围的可燃性气体，外围气体在温差与压差的作用下流向火源所在，因此风乃发生。体内气机运行的加速，导致血液循环加快，因此容易诱发肝风内动或高热颤抽、目睛上窜、颈项强直、角弓反张；或气热胀逼所致的吐血、衄血、便血、尿血、皮肤发斑、经行崩漏等。火邪能使毛细血管伸张而破坏顺接趋势，营血的交换因之受阻，这是导致营血在局部肌肤组织中积聚为紫绀、瘀斑或血栓，成痈成疮的道理之一。

《素问·刺热篇》中："肝热者，左颊先赤，小便先黄、腹痛，多卧身热……心热者，颜先赤，先不乐，数日乃热……脾热者，鼻先赤，先头重颊痛、烦心颜青、欲呕身热……肺热者，右颊先赤，先渐然厥、起毫毛、恶风寒、舌上黄身热……肾热者，颐先赤，先腰痛胫酸、苦渴数饮、身热……"

《素问·五运行大论》中："热生火，火生苦……其在天为热，在地为火，在体为脉，在气为息，在脏为心，其性为暑，其德为显，其用为燥，其色为赤，其化为茂，其虫羽，其政为明，其令郁蒸，其变炎烁……"

《素问·六微旨大论》中："相火之下水气承之……君火之下阴精承之……出入废则神机化灭，升降息则气立孤危。""灭"者，火气受压，生发之机受阻也。

《素问·气交变大论》中："岁火太过……岁火不及……"

以上论述可以帮助我们加深对"火"的认识。

第四十章

疫疠与湿蕴（瘟疫）致病

❖ 大型传染病来自天地间的"异气"

疠气，又名戾气、异气、毒气、疫气、瘟毒等，是对自然界中对人体具有剧烈毒害及强烈传染性的外在致病因素之命名。

《温疫论》言："夫瘟疠之为病，非风非寒，非暑非湿，乃天地间别有一种异气所感。此气之来，无论老少强弱，触之者即病。"也就是说，疠气有别原来属于自然界常态的"六淫"，它是天地间的一种"异气"，因为疠气所导致的疾病，既可以大面积流行，也可以局部发生。

疠气导致疾病的最大特点，就是能够造成大面积的传染，属于流行病。这主要是因为疠气致病，主要凭借空气从口鼻而入，防不胜防，在《温疫论》中早已提及："瓜瓤瘟，疙瘩瘟，缓者朝发夕死，重者顷刻而亡。"

疠气进入身体，首先伤害人体的肺、胃；也可以通过饮食入里或蚊叮虫咬而感染。其发病趋势比"六淫"导致的疾病，来得急骤、迅猛。对"疫疠"之病应谨慎防患，但说它"触之者即病"，却又言过其实，不仅有违于"正气存内，邪不可干"的经旨，而且不符合事实。《素问·刺法论》中就曾说道："五疫之至，皆相染易……不相染者，正气存内，邪不可干，且避其毒气。"

疫疠，具有一气一病，症状相似的特点，如痄腮疫，无论患者是男是女，一般都表现为耳下腮部发肿，这说明疠气致病，具有专门侵犯某脏腑、经络或某一部位而造成"无问大小，症状相似"的特点。此外还有鼠疫、霍乱、流感等。

疠气的发生，离不开气候反常或战乱，即自然或人为因素。是与空气中的温度、湿度有利于某种菌毒快速繁衍密切不可分割。酷暑、水涝、湿雾瘴气、动植物尸体的大量堆积腐败，使空气及水源严重污染都属于重要缘因。

社会动荡不安，长期战乱，生活贫困，心里惶急、恐惧，食伤劳伤等因素，使人体的正气、抗体免疫力严重低陷，是疠气能够袭害于人的内部原因。

对付疫疠宜综合防治，对呼吸源及饮水源的监护尤其重要，通风采光务求良好，食饮劳伤自我提防。请思悟《温疫论》中所言："时疫愈后，调理之剂，若投之不当，莫如静养，节饮食为第一。"

也就是说静养和节制饮食，是能够缓解疫病病情的有效方法。根据本人的临床经验表明，这一点不但针对"疫病"有益，在医治其他疾病方面，也同样具有指导意义。

❖ 湿瘟致病简述

湿瘟，是对体内已经具有浊毒（伏湿、蕴热）为害的情况下，又遭受到呼吸源中所具有的恶性病菌、病毒的袭害时所发生的急性传染性疾病的通称。如春瘟、暑瘟、流感、乙脑、霍乱及非典型性肺炎等。

湿瘟病的最大特点是发病急、热势重、传变速、易伤人。通观古今中外已经发生过的几次所谓"瘟疫"大流行，不仅与当时的环境污染、气候湿度、温度（温湿）相对长时间持续在有助于某种恶性传染性病菌、病毒的滋生与传播有关，就罹难者而言，其人的肺卫在病发之前，或多或少已经受制于六腑胱肠的伏湿之害，而且与苦乐及饮食劳逸密切关联。即伏湿所产生的浊逆之气，客观上已经成为对肺脾肝肾等构成困扰及阻碍的内在因素。这正如《黄帝内经》中所言："正气存内，邪不可干。"

细究"湿瘟"病患者发热及咳嗽的前因后果，可以帮助我们提高对"瘟病"防治的认识——

综观 2003 年春季前后所发生的"非典"疾病之传变趋势——总体以发热伴头晕纳呆为首发症状，四肢乏力、偶有恶寒；肠滞纳呆得不到及时排除者，则高热反复，咳嗽加重；干咳少痰为多，痰中偶带血丝；继之胸闷加重、呼吸转促，窘迫难续而关节酸痛；若然再失治误治，皮下起斑疹、目赤唇暗、四肢头面湿毒瘀疮，口舌溃烂、似猪丹毒，目视昏花，语声嘶哑，呼吸窒息，撒手于人世。

从中医角度而言，上述所言的首发之症，与中下焦之伏湿、蕴火关系密切。

伏湿者，胃肠、膀胱湿浊阻滞；蕴火者，源于胱肠之湿浊久留不去所致。因此说，发热及头晕咳嗽的初始之因，百分之九十左右的患者，是先有运化失正而引起的升降紊乱、传导阻滞；是源于中下焦湿浊蕴久而产生的浊热之气，上窜逆行困阻于胸肺，乱害于咽嗌，使肺叶内的肺小泡及其微循环交换排解系统产生了局部性阻碍。这既是促成肺合毛皮系统对温度自我调节失常而反复发热的根源，又是影响自主呼吸、削弱机体之抗体免疫力（正气）的根由所在。

机体正气失于健旺，是不洁之空气中所具有的病菌、病毒能够乘虚而入，并在鼻黏膜、咽咙及肺叶内聚毒为害的道理所在，是引起呼吸之气与浊逆之气在咽咙部位构成旋转型气流，使咽喉痒痛不适而产生干咳之现象的重要因由。

解剖学角度而言，此时的咽喉及肺组织，仅仅是局部的浅表具有轻微之充水、充血或痰毒滞留之现象。此时的治疗原则，如果不借助药物通调二便、排除积滞、疏风清热、宣肺祛邪，不认识清淡食饮对轻松胃肠、振奋气机、排解痰毒的重要性，不认识肺与大肠，咽喉与小大肠、膀胱、前列腺、宫颈及尿道等之间的表里关系、微妙呼应，无视抗菌消炎、镇咳退热、抗生素等对抗治疗的过程中，如果不能促成二便畅顺、食欲好转，反而如静脉滴注等进入人体的药物，在肠道及肺咽微循环已经局部失常的部位，容易增加积淀性伤害，这也是症情之所以反复，甚至促成传变及恶化致死的道理所在。

面对接受抗菌类药物治疗三五七天后，发热不仅反复，而且因为二便更加失常、咳引胸痛、乏力气促、饱气嗳呃亦已加重的患者，如果仍然采用重标而弃本的对抗疗法，不审视既往药物的真实疗效，不追思患者接受住院治疗前后的生化现象、精神状况，不尊重患者的真实感受，不跟踪症情危重时刻（即发出病危通知后）要求转院或自行出院的患者中，有多少在接受传统中医药的治疗之后，奇迹般变化好转的事实，就难于认识反复发热的危重症患者的肺与大肠、肌肤黏膜、经脉脏腑组织中所具有的湿毒瘀聚与二便之间的密切关系。

凡发热、咳嗽、身痛恶寒之患者，如果症情多次反复，已经引起唇舌溃烂、头面四肢及胸腹出现瘀毒疹斑或疱疮等症状时，经验而言，此时的患者大多数已经因脾虚湿阻致肺部严重感染，并由此已经向尿毒症、败血症或红斑狼疮过渡。若对衰竭而亡者进行病理解剖，不仅可以发现死者之肺与大小肠、三焦之膜中已有糜溃或紫暗色毒痂，而且可以在脓腐及毒痂中检测出曾经使用过的药物之成分，及其他有损于抗体免疫力的混合物。

上述说法，是本人对医疗过程中的排解回收物，进行仔细推敲后的经验之谈。为了印证并防止非议，所以在临床过程中，本人曾建议糖尿病、红斑狼疮、药物性皮炎、脉管炎等已经多处呈现紫腐肿溃极为危重的患者，在使用纯中药内服结合外洗或湿敷的治疗好转过程中，所收集到的多种附有对抗疗法之药物所致的、粉霜样或涕膏样的各类毒痂、退脱之指甲等，交给本人收藏并保管，目的在于使持有异议者前来考证审查。

总之，对"湿瘟"的治疗，如果无视体内的伏湿、蕴火及浊毒，不是从根本上改变居住环境的呼吸源，不了解合理通风与采光的微妙作用，不重视通过调整汗泄及大小便，将体内之浊毒污秽及早驱化排除，那么，对抗疗法过程中所产生的药理及病理等有害物质，就会进一步危害其他器官组织。这就是发热反复及咳嗽之所以导致嗳呃项强、发斑起疹疮、失音、失语、失视、动风或气闭、厥冷或厥热、颤抽或痿瘫，甚至神昏、衰竭、惨死的道理所在。

2004年，本人曾接治几位重症"非典"患者，通过纯中药治疗，令其摆脱病魔，得以康复，有医案及患者的情况陈述可供资证……

防治湿瘟，从环境气候而言，应时刻防治水土之污染，房舍居室应合理采光、通风良好；

个人而言，应做到食饮有节，劳逸有度，轻松精神，解除恐惧及忧思等；

药物防治而言，要善于运用生石膏、六神曲、竹茹、防风、枳实、大黄、陈皮、甘草，或金银花、连翘、桔梗、丝瓜络，或橘络、鱼腥草、板蓝根、败酱草、侧柏叶、红茜根、前胡、土牛膝、赤芍等；僻秽可点燃佩兰、藿香、苍术、蕲艾、柏子仁等所制之蚊香，能振奋气机，并能有效化杀菌毒疫疬。

第四十一章
内伤病因

　　内伤病因，是相对于外伤病因而言的划分。是对人体因于自己对七情失于调制、过劳、过逸、饮食失宜、睡眠失常、二便失正，浊毒、痰瘀阻闭等所构成的致病因素的总名。《素问·示从容论篇》中言，八风郁热为外感，五脏消灼为内伤，内外之邪可以相互传受。请看下面分述：

❖ 七情失度

　　人体对客观事物、变化、现象所产生的喜、怒、忧、思、悲、恐、惊这七种情志，在正常情况下不会令人生病，而且有助于消除脏腑之间的不协调状态；但是当事件突发强烈或情志受超长时间的刺激，其程度超出了生理的可调限度时，上述所言的七种情志现象，就要对气血运行、脏腑功能等构成紊乱或破坏性伤害。这正如《素问·阴阳应象大论》中所言："人有五脏化五志，以生喜、怒、悲、忧、恐"，"肝在志为怒，其声为呼，在变动为握；心在志为喜，在声为笑，在变动为忧；脾在志为思，在声为歌，在变动为哕；肺在志为忧，在声为哭，在变动为咳；肾在志为恐，在声为呻，在变动为栗"，"怒伤肝、悲胜怒；喜伤心，恐胜喜；思伤脾，怒胜思；忧伤肺，喜胜忧；恐伤肾，思胜恐"。《素问·血气形志篇》中言："形乐志苦，病生于脉……形乐志乐，病生于肉……形苦志乐，病生于筋……形苦志苦，病生于咽嗌……形数惊恐，经络不通，病生于不仁。"

　　气血是神志活动的物质基础，气血充盛、运行正常、情志活动的起伏机体能自我调整。如果生化不足、运行紊乱，则情志调节受阻。如《素问·调经论》中言：

"血有余则怒，不足则恐"；《灵枢·本神》中："肝气虚则恐，实则怒；心气虚则悲，实则笑不休"；《素问·举痛论》中："怒则气上，喜则气缓，悲则气消，恐则气下，惊则气乱，思则气结"。郁症则由情志不疏、气机郁滞等促成。

怒则气上，是因为愤怒之时，肝气绷紧、毛发冲冠、胆汁外溢、血随气逆而引起肺的宣降受阻，所以面红耳赤或呈铁青、头晕胀痛甚至呕血、昏厥卒倒。

喜则气缓，是因为喜笑过度时，出气多而入气少、少气则使人周身松软，甚至站立不稳而欲蹲下。《灵枢·本神》中："喜乐者，神惮散而不藏。"

悲则气消，过度悲哀能使意志消沉、肺气受损、气短乏力、精神萎靡。《素问·举痛论》中："悲则心系急，肺布叶举，而上焦不通，荣卫不散，热气在中，故气消矣。"

恐则气下，既是对人在受惊吓后，或高处跌下时容易见到的遗尿现象的抽象，又是对身处恐怖环境时，常使人全身哆嗦、四肢无力、骨软筋痿、裹足不前、甚至遗尿等状况的抽象。《灵枢·本神》中："恐惧而不解则伤精，精伤则骨酸痿厥，精时自下。"

惊则气乱，受到突然的惊吓时常使人手足无措、心悸而慌乱，心无所倚、神无所归、虑无所定。

思则气结。思，是对前因后果、好坏损益的权衡，是对可能发生的利害之推敲，既消耗精气，又影响运化及传导，气弱则血行缓慢，缓慢则易起瘀滞、郁而凝结。

总之七情过度既要影响气机而发病，又要影响营血的生化及经络穴腧对场能聚散的调控，是导致"五志皆可化火"及产生气郁、食郁、湿郁、痰郁、血郁、火郁及诱发痿症、瘰疬或癫狂等神智有关的病疾，以及导致情绪波动、睡眠失常或急速气绝的罪魁祸首。如历史上有笑死程咬金、哭死程铁牛的记述等。

❖ 饮食所伤

生命活动所需的精微物质主要来源于呼吸和食饮，但是饮食如果失宜、不节或偏嗜，又会成为致病因素而影响人体的生理功能，导致紊乱或损伤，甚至继发其他病证。

过饥，需要进食时得不到补给，摄食不足，营养缺乏。气血生化之源得不到足够的补充，使人消瘦疲软、面色少华、心悸气短、正气不足、抵抗力弱而容易招致外邪入侵，继其他疾病。有意或无意节制食饮，长期胃腑缺少水谷充养，不仅可以损伤胃气，而且势必诱发营养不良性疾病，影响正常的生长发育及劳动运动。

过饱，是言饮食超量或暴食暴饮。脾胃因超负荷运作已可以引起脘腹胀满，甚至发生呕吐、泄泻、嗳腐吞酸、纳呆厌食、胃壁受损、食积为害的现象；食积而且可以郁而化热，聚湿为痰为积；小儿则容易导致营养过量、消化吸收不良的疳积症等。故《素问·痹论》中说："饮食自倍，肠胃乃伤"，《素问·热论》中说："病热少愈，食肉则复，多食则遗"。此外饮食过量可以影响气血流通，使筋脉郁滞而生痢霍症或痔疮。过食肥甘厚味，易于化生内热，导致浊逆上冲，或者引发痈疽疮毒等症。

饮食不洁，是指食用了不洁净、不卫生、陈腐变质或具有毒害性的食物，可以使胃肠功能紊乱或中毒而产生腹痛、吐泻或痢疾等症状或病疾。

饮食偏嗜，人体对营养物质的需求是多元化的，过分爱食或不食某些食品，势必引起营养失衡，并且导致脏腑偏胜或偏弱的病变。如《素问·奇病论》中："有病口甘者……名曰脾瘅……此肥美之所发也，此人必数食甘美而多肥者也。肥者令人内热，甘者令人中满，故其气上溢，转为消渴。"审之，慎之！营养过剩于肥甘及蛋奶等制品或寒热偏嗜者，生冷寒凉进食过多，势必削弱脾胃之阳气，导致寒湿内生，诱发腹痛泄泻等症。若偏食辛温燥热，可引起胃肠积热，目赤口渴、腹满胀痛、尿赤短或便秘甚至酿成痔疮等症。

偏嗜五味，五味与五脏，各有其亲和性。如果偏嗜于某种性味的食物，日久势必导致相应脏腑功能之偏盛而起的乘侮现象，引起生化失调的病变。如《素问·生气通天论》及《素问·五脏生成篇》中：过吃酸味食物，可致肝盛而乘脾，使皮肤变厚变皱、口唇干裂掀起；过食咸味食品，可致肾盛而乘心，发生胸闷气短、面色无华，血脉瘀滞；过食甘味食品，可致脾盛而乘肾，出现面色黧黑、胸闷气喘、腰膝酸痛、脱发；过食苦味食品，可致心盛而乘肺，出现皮肤干燥，毫毛脱落以及脾胃失调的症状；过食辛味的食品，可致肺盛而乘肝，表现为爪甲干枯不荣，筋脉拘急不利等症。临床积资表明：偏嗜肥甘厚味者，湿浊阻滞，气郁肥胖，易内生痰热、胸痹汗冷，血湿下注、足生疮痈等，这正如《素问·生气通天论》中所言："高粱之变，足生大丁。"

偏嗜于饮酒者，因酒性多热中带湿，嗜饮者伤肺胃及肝肾，可使胃纳减退、神识混沌。既可引起肝中毒于酒精，又可招致"酒膈"而噎食。嗜饮可乐者，可导致胃壁薄弱而胃出血。嗜食生硬者，可致胃溃疡。嗜食牛奶羊乳者，下焦易湿蕴、尿浊气上冲等。自我体验总结，利于体智健全。

医仙孙思邈在《食治序论》中言："不知食宜者，不足于存生也……食不欲杂"（杂，是言一顿饭中菜色过于复杂），"杂则有所犯，或言有所伤，或当时虽无灾苦，积久为人作患，食啖鲑肴、务必简少；鱼肉果实，取益人者食之，凡常饮食每令节俭，若贪味多餐，临盘大饱，食讫觉腹中彭亨短气，或致暴疾，乃为霍乱……夫在身所以多疾者，皆因春夏取冷太过，食饮不节故也。又鱼片诸腥冷之物，多损于人，断之益善。乳酪酥等常食，虽令人有筋力胆气，肌体润泽，卒多食之，亦会胪胀泄利，渐渐自己。"苦口婆心，金玉良言！

❖ 劳逸失度

正常的劳动运动能创造财富，有助于气血流通，能促进新陈代谢，能增强身体素质；必要的休息（静缓及睡眠），可消除疲劳、蓄积精气、恢复体力和脑力，所以说合理的劳逸是维持人体健康的必要条件。但是，如果长时间的过于劳累或过于安逸，又要导致体内脏腑经络、气血津液、场能活动的失常，成为致病因素。所以说劳逸失度也是引起内伤病疾的重要因素。

过劳——又名劳损、劳累，主要包括：劳力过度、劳神过度、房劳过度等几个方面。

劳力过度，是对超负荷长时间过度消耗力气对身体构成伤害或积劳成疾的合称。如过分持重、过度远行、超长时间花费力气进行劳作，都可造成伤气、伤神、伤筋、伤骨等症。

劳神过度，是对长时间用脑过度，思虑劳神而导致心血脾肺气阴两虚等积劳成疾之称谓。主要表现为纳呆乏力、腹胀便溏、头晕心悸、健忘失眠、多梦神疲等症。

房劳过度，是对房事（性生活）太过或手淫恶习、早孕多育等导致耗伤肾中精气的骨髓空虚、脑转耳鸣、腰膝酸软、精神萎靡，或阳萎早泄、月经不调、流淫恍惚、未老先衰、不育不孕等。

过逸——是指过度安逸。人体每天需要适当的活动，气血才能流畅；振奋筋骨，阳气才能舒展；若长时间不参加劳动，不进行活动锻炼，少动安闲或卧床过久，不仅影响脾胃运化，而且可使气血运行减慢，流道不畅，进而引起纳呆少气，气滞血瘀，变生它病。或形体虚肿，动则心悸、自汗气喘，或者盗汗黄瘦、食少乏力、精神不振。如《素问·宣明五气篇》中云"久卧伤气"。

第四十二章
外伤病因

外伤病因可分为刀枪伤、跌打伤、持重努伤、烧烫伤、冻伤、溺水、虫兽伤、雷击伤、事故伤、射线伤、药邪伤、医过伤等。

刀枪、棍棒、跌仆、持重，轻则引起皮肤肌肉瘀血肿痛、皮烂筋伤、脱臼或骨折；重则损伤内脏，失血昏迷、抽搐亡阳，甚至死亡。恶血内积不及时治疗化排者，可以引起多种类型的瘀痛病变。

烧烫伤，可由沸水、沸油、高温物体、高压电流、烈火或化学品等作用于人体所引起。总体属于火毒为患，受到侵害的部位可立即产生痛热起泡，重者透达肌肉、筋骨，可致焦黄或炭化、溃疡变形；若然火毒内侵于脏腑，可出现燥烦不安、发热口渴、尿少便闭，甚至亡阳亡阴而死。

冻伤，是对人体遭受低温侵袭所引起的全身或局部性伤害症的统称。如暴风雪中作业或冰天雪地行走缺乏防寒保护时，轻者寒战、气急、面色苍白、唇指青麻；重者引起手脚、耳朵、鼻子等部位的僵麻、紫肿，甚至可使耳朵或指节起疮、溃疡、脱落等。

溺水，是对不会游泳者不慎落入水中，沉溺于水中，水分入侵肺胃，使气道阻塞、呼吸窒息之伤害的称谓。轻者经过及时的抢救可使复苏；重者，每致溺死。老小尤须防患，故称"欺山莫欺水"。

雷击，是指雷电对人体造成伤害，其伤与高压电类同，轻者仅有皮肤灼伤或麻木不仁，重者内脏受损而神志不清、昏迷抽搐、焦灼于内、顷刻死亡。

过敏，是对肌肤或呼吸道之黏膜，对所接触的异气、异味、毛刺或花粉孢子等能够引起的疹毒、疱疹或气促作喷等不适之状况的命名。其治宜通宣肺卫、驱化排除、不宜留寇。

❖ 水火蛇兽

蛇兽伤——包括虫螫伤、兽咬伤、毒蛇伤等。

虫螫伤，常见有蜂螫伤、蜈蚣咬伤、毛虫伤等。其螫毒可使人皮肤过敏，局部起泡、起疹，肿胀、痒痛、麻痹等。侵淫于内者，可引起高热、寒战、肿胀溃烂甚至噤口等。

兽咬伤，主要有猪狗猫鼠、虎狮狼咬伤等，而且以狗猫咬伤、狂狗咬伤为多见。近代医学对狂狗咬伤称为"狂犬病"，其治采用"预防狂犬病的疫苗"。临床接治过几十例，被家狗或家猫咬伤后，不问青红皂白、狂或不狂之狗猫、有损或无损的恐慌者，在接受"狂犬疫苗"2~3次的注射之后，引起了头晕乏力、纳呆胸闷、神智不能集中的难受现象时，前来本所要求中药解救者，总体给予活血解毒、宣肺和营饮，以赤芍、桂枝、大黄、桃仁、甘草、防风、连翘、薄荷、枳实、麦芽、败酱草、蒲公英、葶苈子、前胡等加减。对个别已经出现伤口紫溃、高热恐水、咳声如狗吠者，酌加鬼羽箭、人中白、车前子，或加陈皮、前胡、生石膏、神曲、地骨皮、桑白皮等，总体都达到了患者痛苦解除，无副作用，亦无须恐于毒邪埋伏的不安。凡症状已经表现为"狂犬病"者，服上述咬伤化排方后，能够将聚藏于肌肤及胃肠的类柏油或溏鸡粪状积毒，通过大小便排出体外，则患者之高热或狗吠样咳及恐水等症仍可望解除，可争取康复。

毒蛇咬伤，蛇毒侵害人体后，蛇毒如果没有及时化解排除，可以致病、致残甚至死亡。其毒害分风毒（神经毒）、火毒（血循环毒）、风火毒（混合毒）。

风毒（神经毒），以金环蛇、银环蛇咬伤者多见，伤口麻木不仁为主，无明显的红肿热痛。轻者头晕头痛、汗出胸闷、四肢无力，重者流涎昏迷、瞳孔散大、视物模糊、言语不清、牙关紧闭、吞咽困难、呼吸减弱至真死或假亡（据乡村中的职业起骨师讲，在收检蛇伤致死者的骸骨时，发现有部分"死者"葬后曾复苏，表现为曾经作转身或反侧——故名"假死"或"假亡"）。

火毒（血循环毒），常见于蝰蛇、尖吻蝮蛇（五步蛇）、青竹蛇和烙铁头蛇的咬伤。伤口红肿灼热疼痛、起水泡，甚至发黑、日久溃疡。全身可见寒战发热、肌肉痛、皮下或内脏出血；可见尿血、便血、吐血、衄血，继则出现黄疸、贫血、败血等症状，严重者中毒死亡。

风火毒（混合毒），如蝮蛇、眼镜蛇、过山风蛇咬伤时，风毒和火毒的症状都可兼有。蛇毒之治应找专科医师，宜及时采用对症的抗蛇毒血清之药物治疗，或手术涤除毒素等。

❖ 寄生虫

寄生虫，既因由附有虫卵的不洁之食物入口所致，也可由外伤感染或体内之湿饮浊毒组合生化而成。常见有蛔虫、钩虫、蛲虫、绦虫、血吸虫、睾吸虫、肝吸虫、阴道滴虫、卡氏肺囊虫等。

蛔虫，常使人脐周腹痛、面色萎黄、寝时磨牙，可在腹中团结成索状，或往胆囊窜钻时可以引起脘腹剧痛、四肢厥冷等症。治宜安蛔驱虫。

钩虫，古称"伏虫"，可因食饮不洁传入体内，亦可由四肢皮肤接触虫卵或幼虫传入于脏腑。其致病，初起可见手足皮肤瘙痒、咽痒咳嗽等，继而引起脾胃运化失常、腹胀便溏、嗜于生米或泥土、木炭等，严重时可导致气血亏虚、面色萎黄或虚浮、体倦乏力、气短心悸、唇甲色淡或周身浮肿等。

蛲虫，细如白线，成虫长约1cm。喜寄宿于大肠肛门附近，常令肛门奇痒，严重时眼下睑部位亦有对应性虫卵样小结节。常使人睡不安宁，影响食饮，久之则消瘦，长期大便溏薄或虚秘者，容易引起虫毒内结为痔。

绦虫，古称"寸白虫"，多由食生或未经煮熟的猪、牛肉使食品中未煮死的虫卵或幼虫进入胃肠寄生。其症多表现为腹痛腹泻、食欲奋亢、面色萎黄、形体消瘦，重者大便中有时可发现有白色扁带状的虫体之片节，寄生部位不同表现症状不同，可合痰瘀浊毒上犯于脑，而致癫痫，寄生于肌肉筋脉，可诱发皮下结节或脂性囊肿。

血吸虫，《诸病源候论》中：名水蛊，水中毒气结聚于内，令人腹渐大。血吸虫的幼虫常存在于疫水之中，通过皮肤接触侵入人体而导致发病。初起为邪在肺卫，使人恶寒发热、身体倦怠，或发疹、咳嗽胸痛，继则可见腹泻下痢脓血，日久则脾失健运、肝失疏泄、气血郁阻、腹胀、胁下症块，晚期则脾肝肿大，肾之气化失司，肢瘦、腹大如瓮，溢血、吐血、便血等症。

睾吸虫，是指附生于睾囊或皱皮内类毛囊或如黄豆内之胚芽状的结节性寄生虫，是与忍精不放，梅毒或汗泄受阻等因素密切关联。

肝吸虫、肺吸虫、卡氏肺胞子虫是对寄生于肝、肺、大肠、膀胱、肛门或口唇内等部位，类痰、类脂、似胚芽、似细蝌蚪样之寄生虫的称谓，能消耗肝、肺、大肠等的阴精，常使人咽痒肛痒、睡眠失常，或指趾端起湿疹、湿疱。具有卡氏肺胞子虫之患者，其上唇内可呈现有鱼卵样类脓痰聚结，须防误治而生恶疾。因为据报道，有不少晚期艾滋病人都可具有卡氏肺囊虫肺炎等综合性病变等。

总之引起寄生虫致病的主要原因，一是饮食不洁物中附有虫卵或幼虫；二是机体运化偏弱，湿饮痰浊滞留于体内，为寄生虫寄生或化生提供了条件。

❖ 医祸

医祸，是对医疗活动过程中的人为贻误或过错等因素所导致的病情复杂、恶化或不幸等事故之总称。主要有医家误、病家误、旁人误、药物误、煎服误等。

医家误，又名"医误"或"医过"，是指医祸源于医生的误失。是对医生失于辨证论治，组方遣药、手术不当等原因引起病情加重、滋生它疾或不幸事故等的称谓。有语言不妥、文字不规范、诊治失误、操作不当等几方面原因。

语言不妥，是指医生所使用的言语不利于增强病人战胜疾病的信心，甚至增加病人的思想负担、加重病情、产生新症。如应该开导的未作开导，应该保密的没有保密，不应该直接告知的失策告知。造成患者因恐忌而精神迅速崩溃，导致气机郁结、食饮不下、恐慌而死等。医生对待病人，应视为父母或子女，说话应注意场合、分寸，小疾不可言大，事易不可言难，顽恶不可言速，宜说理劝导鼓舞精神，考虑患者的心理承受趋势，手术应精益求精、恰到好处等。

文字不规范，是指医生开处方时字迹潦草，或故意开些别名、僻名，有意无意捉弄于人等不负责任之行为。如《书方宜人共识论》中所举："尝见一医，方开小草，世人不知为远志之苗，而用甘草之细小者；又有一医，方开蜀漆，市人不知为常山之苗，而令加干漆者。凡此之类……致人眼生不解，危急之际，保无误事？"

论治失误，主要体现在缺乏医术的庸医茫无定见之时，借口于病情错杂、堆聚寒热温凉之药物，欺骗、糊弄、坑害病人。或者不察有邪无邪，是虚是实，泛用人参贵重药或以纯补温热之品，常将邪气（浊毒痰瘀等）尽行留住；轻则邪气更难去除，重则令人气逆痰阻即死，真可谓破家且杀人也。又如对高血压、糖尿病、脾肾综合征、尿毒症等的治疗，不少医师美其名可以控制稳定，不探究有多少患者，服药后病情的日益复杂及极为难受的副作用，此起彼伏的诸病缠身……某些手术及放化疗促成的磨难等医案中，均有不少引人深思的记述，层出不穷的惨景令人心碎！

操作不当，如不负责任或违反规程的针灸、按摩或手术切除、接驳等造成了烫疡、皮损、黏连或感染等不幸。

病家之误，主要表现在不遵医嘱的不戒口、不戒慎；染风寒、苦忧思；皂白不分轻信人言或邪巫等。

旁人之误，主要表现在不懂装懂者动摇病人的信心，道听途说视为至理，强作主张或妄加于患者；或所言虽有某些道理，但是于病情不相符，属张冠李戴，增添痛苦；亦有将装神弄鬼者美化为活神医，误导病人者。

药误，包括上述医生用药错误及药源伪劣，以次充好，如伪造牛黄、麝香、阿胶、龟胶等，或药物采收炮制失于规范；此外，还有药物煎煮或服药时间违反医嘱等。

总之，不同的医过（祸），可以造成不同的不幸。其中，语言不妥与七情致病相近；文字不规范及误治对病人造成的损害则类同于药误（药邪）；操作不当则与外伤近似。

第四十三章
病理产物形成的病因

　　人体在疾病期间或亚健康状态时生理心理等因素促成的有害物质，如气滞郁结、水湿痰饮、瘀血脓毒、精毒、便毒、药物积淀及结石等，如果没有及时化解排除就会成为诱发新病的原因。下面分述——

❖ 痰脂

　　水湿，机体内水分藏蓄过多，机体因肺失宣降或脾肾失于健运，三焦逆乱等情况下对水液及营卫的调制（同化利用、异化排除的作用）紊乱或受阻时，导致水液或营液在肌肤血脉、器官脏腑间呈弥漫性滞留或浸渍之现象的称谓。

　　饮，机体在消化吸收传送过程中，水液或营液如果在六腑胃肠等部位清浊不分、停留不行，就会造成饮浊或浊毒为害的现象。

　　痰，既源于上述湿饮对脾肺的伤害，又因于器官组织、脏腑经络对营液、津液的吸取利用、交换遣送失正受阻。津液或营液的稠滞不化或凝而不行的现象，在中医学中称为"痰"。有"脾为生痰之源，肺为贮痰之器"之说。

　　由于水湿痰饮的形成及为害，总是与脾、肺、肝、肾、三焦、膀胱的气虚或阳虚关系密切，因此称它们属阴邪。

　　湿为水之聚，脾肺失于正；饮为营水积，关系于胃肠脾；痰为津失正，营津不化神，其害最多端，脾肺肝肾联。

　　形态而言，稠滞为痰，重浊为湿，混悬为饮，清冷为水；四者之间常合杂，同为津液异常现象，故有"水湿痰饮同源而异流，分之为四，合而为一"的说法。

亦有"湿聚为水，积水成饮，饮凝成痰"等说法，临床以水湿、浊毒、痰饮、痰瘀等合杂为害多见。

仅痰而言，计有寒湿白痰、燥热黄痰、胆火绿痰、血丝赤痰、菌毒丝样痰、气郁泡样痰、虫毒卵核样痰、脓腐蚬肉状痰、湿蕴羹粉样痰……有形或无形之痰，寒痰、热痰、湿痰、脓痰等之分。

外感六淫、内伤七情、饮食劳逸等都可以是水湿痰饮的病因，但更须究识外因必须通过内因才能起作用。至于体内是否形成水湿痰饮之害，体内肺、脾、肾、肝、三焦、膀胱对水液津精代谢是否正常关系最为密切：因肺为水之上源，主宣降，散布精液，通调水道；脾主运化水湿，津液输布；肾阳主水液蒸化；肝气疏泄有利于气机调达，水液散发；三焦乃水液通行之机枢；膀胱为州都之官，主贮尿排尿，调节三焦之气液等。所以，湿浊主要困阻脾肺肝肾；浊饮则常留滞于胃肠、胸胁、腹腔；而痰湿则常随气血的升降流行，可内伏筋骨脏腑，外窜毛皮肌肤，无处不到，无恶不作，可现可隐，怪病之因。

水湿痰饮的致病特点是：变化多端、千奇百怪。盖因水可气化，痰可散聚，故其害可时隐时现，起伏不定；因此称怪病多因痰与逆乱之气。

痰饮停于肺，宣降受阻碍，胸闷咳嗽，喘促等；

水湿困阻于中焦脾胃，可见脘腹胀满、恶心呕吐、大便溏薄；

痰饮流注于经络，气血运行不畅，肢体麻木，屈伸不利，甚至半身不遂；

痰饮若聚结于局部，则可以形成瘰疬或阴疽流注；

饮浊逆于上则可见眩晕，留于肌肤则无汗水肿，注于下则足肿；

湿在表可身重，湿在中里碍脾胃；

痰湿上阻清窍，头昏身重，精神不振；

痰迷心窍则神智失常，阻于心包则背心不适；

痰气凝结，则癥瘕梅核，或肿痛于关节。

因此，"痰"不仅是咳嗽及肿痛的重要缘由，而且是引起怪病的重要因素。

❖ 浊毒

浊毒——是本人对其内含有能够对健康构成伤害的气态、液态、颗粒态或微生物态以及体内失于常态的病理产物的总名。

浊，分为内浊与外浊。

内浊，是指机体内部因食伤、劳伤、情志郁结、药毒或病理产物等因素促成的，能够对五脏六腑的运化传导、生化生殖构成阻碍与伤害的失常之液、有害之气。如尿糖血糖、蛋白尿、痰涎酒湿、恶臭之屁矢等，是促成内科诸多疑难恶病的重要因素。

外浊，所处环境中的烟尘、蒙雾、沙尘暴，飞机船舶、机动车等所排放的尾气，导弹火箭、发射卫星时燃放的有害物质，生活垃圾，工业废气、废液，动植物腐烂过程释放的腐臭之气等，都属于构成外浊的因素。外浊通过肌肤或呼吸道侵害机体，是促成肌肤及呼吸道疾病的重要外因。

毒，是对动物植物、矿产及菌藻类等可具有的、以及人为制造的能够对被接触受攻击对象产生伤害性、致残性、致死性的自然物、合成物、微生物、衍生物、病理产物、病菌、病毒等的统称。

例如，蛇毒、蜂毒、虫毒、尿毒、便毒、精毒、淫毒、热毒、寒毒、痰毒、瘀毒、冻毒、湿毒、药毒、箭毒、冰毒、大麻毒等。

依据毒性伤害的强烈程度，有剧毒、大毒、小毒、微毒等划分；依据中毒后的主要症状，有神经性毒、血循环毒、窒息性毒、腐溃性毒等。

人类在探索防患"毒"害的过程中，同时认识到某些动植物、虫菌、矿产物具有的毒素，对人体内的致病因素具有良好的攻逐或化解作用，因此起用了以毒攻毒治疗疾病的方式。如利用蜈蚣、全蝎或蛇毒等治疗风湿性关节炎；以白鲜皮、狼毒、露蜂房、蚁巢合连翘、甘草、苦参等治疗浊毒所致的顽癣恶疮；以制水蛭、虻虫、马钱子或土鳖虫等合蒲黄、田七，或合大黄、桃仁治疗恶血顽痹等。但是，在使用过程必须谨守"大毒治病，十去其六；常毒治病，十去其七；小毒治病，十去其八；无毒治病，十去其九……无使过之，伤其正气……无致邪，无失正"的原则。

人类在追求便捷与享受过程中所伴生的废气、废液，客观上加剧酿造引起"非典"、"甲流"、"狼疮"、"艾滋"等令人恐怖的发热咳嗽、麻痹痒痛之浊毒。治疗过程如果没有促诱浊毒解排于体外，则药物对抗所致的残留之浊毒，势必聚积于肺脾及肝肾，祈盼读者能够提前防患及深思！

❖ 瘀血

瘀，是对体内血液运行受到破坏或阻碍时，所引起的血液在局部段域滞留停聚，能引起该处红肿或青紫、赤黑等现象之命名。

《说文解字》曰："瘀，积血也"。瘀，既指阻滞于血脉或脏腑内的运行不畅之血，又包括体内离经郁积之血。它既是疾病过程中的病理产物，又是引起许多继发性疾病的致病因素。

《灵枢·百病始生》中已认识到忧怒可以引起"凝血蕴里而不散"的瘀聚现象。《景岳全书》中又提出风邪可致血气闭郁，寒邪可致血气凝涩，热邪可导致血气干涸，湿邪可以使血气雍滞不行。至于外伤棍棒刀枪等引起的运行破坏、血瘀现象，更是众所诸知。

因"气为血之帅，血为气之母"，气行则血行，气滞血亦滞，血滞则易凝。气虚则统摄无能，无能则容易离经外溢，外溢则可致血瘀，故称气滞可致血瘀；

因血得热则畅流，得寒则凝固，凝固则血瘀成，所以说血寒可致瘀；

因血液受火热煎熬时所引起的汗泄要消耗血中之水液，血中之水液的大量耗损，可使血液黏滞而不行，故称血热可使血液干涩而瘀。

此外，血热可使毛细血管末端膨大破裂，破裂则血溢于外，溢于外则成赤斑、紫癜、紫绀，或牙衄、鼻衄、肌衄，或痣疣等。

所以说：气滞、气虚、气郁、气闭、血寒或血液过热及久病耗伤气血等，都可以导致血瘀的形成。

血瘀一旦形成之后，不仅失去了正常的荣养濡润作用，还阻碍相邻或相关段域对血液的需求，所以说瘀血如果得不到及时的化解排除，不仅血瘀处会诱发肿痛、紫疳、血栓、痈疽、疮疗等，而且要引起相关段域的供血不足等症状。

血瘀病症的共同特点：①疼痛多呈刺痛，痛处固定不移，拒按及夜间痛情更甚。②瘀血所在呈青紫暗，肿聚不散则成癥积。③血色多呈紫暗并伴有血块。④久瘀可见面色黧黑、肌肤甲错、唇甲青紫、舌质紫暗、瘀点瘀斑等。⑤舌下经脉曲张，脉象多见细涩，沉结或结代等。

❖ 脓毒

脓毒，是痰涕痈疽或疮疔的病理产物。状如奶油、黄白带绿、气味腥臭，是营卫津气血液的交换循环受阻或遭到破坏、正气奋起抗御病邪、正邪相搏而成的腐败物质。主要成分为坏死细胞及腐败蛋白等。

毒，具有毒害性的物质——如药物中的水银、砒霜、斑蝥素、吗啡、蛇毒、杀鼠药、磷化锌、农药、滴滴涕，肝炎、脑炎、非典型性肺炎、艾滋病病毒等，或能够引起乘侮之害的菌类及活性物质——如人体内有助于消化吸收的大肠杆菌、酵母菌，肺脾肾所释放的生长素、胰岛素、肾上腺素等，正常情况下是有益无害的，但是如果受到不良因素（生冷寒凉，燥辣酸碱或外来菌毒等）的刺激作用时，也可以转化为有碍于消化吸收的毒害性物质等。

上述所言脓毒滞留于肌肤或脏腑、胃肠或膀胱时，如果不能及时将其化解，通过二便或汗泄排除出体外，就有可能酿成病毒性肝炎、病毒性肺炎或病毒性脑炎等。此外肠痈之脓毒日久不解，疔疮之脓毒如果内陷（疔疮陷毒、疔疮走黄），则可以酿成急性或慢性败血症。慢性综合性肾炎（脾肾综合征）患者的乳糜尿或血尿，如果长期得不到化解，亦可以向尿毒症及脓毒败血症转变。所以说脓毒是引起多种类型之败血症的重要缘由。

❖ 结石

结石，既因湿浊或瘀脓及酸碱失衡日久得不到合理化排，又因备受煎熬（即蕴热熏蒸，火旺灼阴）所逐步凝炼而成形似泥浆、似砂团或类矿石状的病理产物。

泥浆状者，慢性胆囊炎之胆内较为常见（阴虚火旺或尿浊血湿患者胆内之结石则多呈砂石样）。

砂石样结石，其主要成分为硅酸盐、氧化钙合胶状类蛋白物质，有坚实及松脆几种类型，发生于胃、肾、膀胱内者为多见。

类矿石状结石，其主要成分为瘀血及胶样蛋白质、钙、硅、硫、磷、铁等，此类结石以肝、肾、齿缝等营血交汇处为多见。

脓毒型结石，其主要成分为脓毒合对抗疗法过程中使用的消炎及抗菌类药物残余。多见于口腔或阴埠内慢性脓毒性疾病，反复使用消炎抗菌药物后，致使在腭下腺或前庭大腺内脓毒聚成团块并逐渐变硬，转化为结石。

结石不仅要阻碍胆汁、尿液、唾液、阴液等的正常排放，而且当结石作窜动或移动时，可以引起相关管道的剧烈收缩、异常疼痛，甚至引起损伤性出血或血瘀现象。对于结石的化排必须依据部位及其成分，选择具有能够促使结石溶化，能够提高器官组织的能动作用，以能够促使消溶及排解作用的药物及能够奋起器官组织能动作用的引药，疏理扩张管道，以及能够缓解紧张的药物，使化解与遣送紧密结合。

综上所述，痰饮、瘀脓、结石等病理产物的形成虽然有所不同，但是它们对人体的致病往往相互影响——痰饮内停、阻滞气机、营血滞聚则瘀脓、结石可以形成；瘀脓或结石亦可影响津液的代谢，代谢失常则痰饮由生。因此称它们都有阻滞气机、病程较长及致病广泛的特点。尤其是痰饮，随气流动、变幻无常；瘀脓、结石则按部位不一而表现不同的症状。瘀脓刺痛胀痛、结石则创痛、引痛或绞痛，所以说各具特征，却又不可执一。

❖ 精毒、便毒

精毒——是本人对男性精液（如冷精、死精、精子畸形、忍精不放）病变及前列腺炎引起积毒的患者；或女性具有子宫、阴道、卵巢毒聚和由此引起自身及性伴侣产生各种具有感染性或遗传性疾病之诱因的并称。

如女性阴道、宫颈的慢性炎症，可以促成咽炎梅核、声带水肿、声带息肉；卵巢受阻的毒素可以引起乳腺肿结、黄淫、白淫等。

男女艾滋可通过精液、淫液互相传感或遗传给后代。青春期伴随"春梦"所排泄的精液、淫液如果与湿郁之汗合杂，润附于大腿内侧，可以滋生阴毒湿癣等……

便毒——是对忍耐大小便排放或长期大小便失正，可以对健康构成的损害。

如长期大便如溏鸡粪可引起肛肠痔疮、息肉囊泡；

尿液中酸碱性失正、蛋白或糖类偏高可以成为酿成多种综合性疾病之诱因。

❖ 其他

所谓其他致病因素，是对难于启齿的近亲乱伦、嫖娼奸淫、恐惧私生或环境色素、景致布局、放射性物质等致病致残之因素的总揽。其主要临床表现有精神或肉体两大类。

精神属于场能情志问题，表现为智力及感观的低陷或紊乱。

肉体属器官组织的形体构造问题，如聋哑痴呆、器官缺陷及生理变态，隐睾、肛闭或唇裂多指等。

近代高科技产品中的荧光屏辐射、激素、转基因食饮品及保鲜剂的伤害，空调及暖气的长期使用等，都将给人类带来新的致病因素……

中华医学对基因缺陷的认识，是以宏观为总则，结合时空的动迁为主要内涵，是以其人出生所在对应的年柱、月柱、日柱、时柱为参数所构成的生命基因方程式为主要依据，以阴阳为纲、五行为目、纳音为用，推算缺少何类参变数，依据其人之运行趋势，度量疾病缘由、趋避吉凶，而且应用耐人寻味的命名构词，过房寄养或移迁方位及十二生肖等方法，去弥补四柱及运行的不足。

嫖娼乱性、精毒、便毒等对人体生理与病理的影响一言难尽。必须补充的是中华易文化《历书》、"春牛图"中关于神煞及胎犯等问题，其实是时空动迁粒子波长等所具有的丰富内涵的揭示——它总结了色素及景物、时空动迁等可以引起胎孕及传导病变的多种参变因素……

《黄帝内经》中关于色素、气味等物具有的质能，可以制约影响生理心理的论述是具有一定科学依据的！

5年前的医案中，记录着兴宁某银行副行长及同来求诊者3~5人（刁坊镇人），所讲述的其堂兄弟之妻，因触犯民历中所载的所谓丧葬神煞之冲，送葬回来后怪病缠身，急送兴宁市某医院住院治疗。

在诸药不效，命若悬丝，众医生束手无策之时，经探病者提醒"询问于村野的"奇人，依嘱遣人至死者坟地，用阴手在坟头及坟尾各抓3撮黄土，用黄纸或言"草纸"包妥带回患者家中，用半脸盆水煮3沸，预留200~300ml让患者清醒后欲饮时口服。家人依言将坟头土煎对患者进行从头面至脚逐步往下抹，抹完头面3遍后，患者的眼睑开始摄动，抹至胸腹后患者开始清醒，令患者喝下上述所备之"地浆水"及抹至双脚后，患者开口闹着要回家……

言之凿凿，故录此以供读者参考，及日后若遇此类患者，束手无策时不防以此试于救人……上述摘引印证了古医籍中关于"地浆水"有醒脑及清理肺胃肠道之功的记载。

小结

综上所述，中医的辨证论治（即诊断及治疗）这个概念，不仅具有医者运用所学服务于临床的内涵，而且具有医务工作者接受具体人、具体事、具体病员之考核（即接受近期与远期之疗效的检验以及诊断是否与患者病况及感受相符）等多方内涵。

注意，治疗过程中，精神因素的积极作用切切不可低估。

要想唤起患者精神力量，使之消除恐惧，积极配合治疗并且遵嘱劳作食饮，最有效的振作剂，其实是医者对患者的病况、病因、病机的捕捉分析能恰到好处；对患者及其家属所提出的相关问题，尽可能作出依情合理的答复，并且告知手术或服药后可能出现的好转或恶化的情况……使患者及其家属心里有底，促成患者及其家属对呼吸、食饮、睡眠等方面的改善状况学会感受；对可捕可视之排解物，如大便、小便、月经、白带、痰瘀、脓毒等的排解状况的改善有所印证；让患者及其家属启开利用心、脑、眼中的"镜子"、"尺子"及"天平"，对病况的变化进行观察……

若然如此，患者及其家属会心悦诚服地配合治疗，甚至能帮助捕捉和记录相关的医学资料，进而有助于医者的经验总结及疗效提高。

总之，传统中医的诊断及治疗是有声有色的，更不会让患者及其家属蒙在鼓里；是医者接受患者的考核、患者接受医者的援助，而决非医者对患者单方面的裁决！只有这样，而且必须这样，患者及其家属的"知情权"、"自主权"及"选择权"等才能逐步落实与体现——这是未来医学人性化与法制化的重要内涵。

上述所言所引，是本人以"和人和，同不同"的视觉与触角，对自我经验饱蘸心血的升华！能否传世，取决于效益及众评。对于不妥之处，敬请同道同仁给予宽恕教正，避免贻误后人。

★ "中医人沙龙"系列图书

启动"中医民间行动"，以专号形式连续出版的文化读物。中医文化传播人田原女士寻访民间中医人现场的真实记录。民间中医首次集体发声，来自乡野的中医智慧和现世关怀。

本系列图书旨在挖掘、展现民间中医人在中医思想、理论和方法上的独特建树，展示当下中医民间文化生态。为解决国人的身心问题提供了一个客观、多元化的视角，从而实现对中医的再发现和再认识。

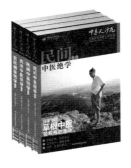

★ 中医非物质文化遗产临床经典丛书

越千年　集大成　扬华夏璀璨文明

承正统　聚经典　展中医智慧之光

国家非物质文化遗产保护工作委员会、国家中医药管理局联合中国医药科技出版社，于2008年始组织全国中医权威专家与中医文献研究的权威机构推荐论证，按照"中医非物质文化遗产"分类原则组织整理了本套丛书。

本丛书包括两个系列：中医非物质文化遗产临床经典读本（70种）、中医非物质文化遗产临床经典名著（30种）。所选精当，涵盖了大量为历代医家推崇、尊为必读的经典著作，也包括近年来越来越受关注的，对临床具有很好指导价值的近代经典之作。

本套丛书的特点如下：

①准确，每种医籍均由专家遴选精善底本，加以严谨校勘，为读者提供准确的原文；

②服务与临床，在书目选择上重点选取了历代对临床具有重要指导价值的作品；

③紧密围绕中医非物质文化遗产这一主题，选取和挖掘了很多记载中医独特疗法的作品，尽量保持原文风貌，使读者能够读到原汁原味的中医经典医籍。

● 中医非物质文化遗产临床经典读本 – 书目（70种）：

素问玄机原病式 / 内经知要 / 三因极一病证方论 / 十四经发挥 / 黄帝内经素问 / 灵枢经 / 难经集注 / 华氏中藏经 / 医林改错 / 外经微言 / 诊家正眼 / 四诊抉微 / 脉经 / 望诊遵经 / 脉诀阐微 / 汤液本草 / 本草新编 / 神农本草经百种录 / 本经逢原 / 伤寒来苏集 / 温热经纬 / 温病条辨 / 瘟疫论 / 感证辑要 / 医门棒喝 / 兰室秘藏 / 脾胃论 / 内外佐辨惑论 / 阴证略例 / 此事难知 / 石室秘录 / 辨证奇闻 / 儒门事亲 / 血证论 / 医门法律 / 笔花医镜 / 医醇賸义 / 辨证玉函 / 洞天奥旨 / 外科精要 / 外科正宗 / 妇人大全良方 / 经效产宝 / 女科经纶 / 傅青主女科 / 沈氏女科辑要 / 小儿药证直诀 / 格致余论 / 局方发挥 / 医学源流论 / 先醒斋医学广笔记 / 寓意草 / 读医随笔 / 针灸甲乙经 / 理瀹骈文 / 串雅内外编 / 养生四要 / 饮膳正要 / 卫生宝鉴 / 医宗必读 / 医学三字经 / 伤寒瘟疫条辨 / 时病论 / 经方实验录 / 重楼玉钥 / 神农本草经读 / 兰台轨范 / 扁鹊心书 / 松厓医径 / 杂症会心录

● 中医非物质文化遗产临床经典名著 – 书目（30种）：

诸病源候论 / 证类本草 / 千金要方 / 千金翼方 / 外台秘要 / 幼幼新书 / 世医得效方 / 医方集解 / 类经 / 神农本草经疏 / 医宗金鉴 / 张氏医通 / 类证治裁 / 冯氏锦囊秘录 / 玉机微义 / 医学真传 / 验方新编 / 医学纲目 / 杂病源流犀烛 / 医学入门 / 赤水玄珠 / 寿世保元 / 薛氏医案 / 遵生八笺 / 沈氏尊生书 / 景岳全书 / 临证指南医案 / 本草纲目 / 辨证录 / 名医类案 / 医学衷中参西录